# もっと！らくらく動作介助マニュアル

## 寝返りからトランスファーまで

**監修**

中村惠子　札幌市立大学看護学部教授・副学長

**著**

山本康稔　元江戸川医療専門学校・副学校長

佐々木良　東京天使病院リハビリテーション科・科長
　　　　　町田福祉保育専門学校・非常勤講師

医学書院

## 著者紹介

### 山本康稔 (Yasutoshi Yamamoto)
1948年　東京都生れ　理学療法士
社会医学技術学院卒
東京都立広尾病院・三愛会伊藤病院・多摩丘陵病院リハビリテーション部副部長
東都リハビリテーション学院・東京天使病院リハビリテーション科部長・江戸川医療専門学校副学校長を経て，
(株)トーワシステム代表取締役
元　社団法人東京都理学療法士会　理事　広報局長
1997年より，動作介助研究会を主宰
2007年1月死去

### 佐々木良 (Ryo Sasaki)
1977年　千葉県生れ　理学療法士
東都リハビリテーション学院卒
東京医科歯科大学附属病院を経て，
現在，東京天使病院　リハビリテーション科　科長
町田福祉保育専門学校非常勤講師(兼務)

### 中村惠子 (Keiko Nakamura)
北海道生れ　看護師
北海道立衛生学院卒
弘前大学大学院人文社会科学研究科文化科学専攻修士課程修了
杏林大学医学部付属病院看護部長，同医学部付属看護専門学校副校長，杏林大学保健学部教授，
青森県立保健大学教授を経て，2006年より札幌市立大学看護学部教授・副学長

---

もっと！らくらく動作介助マニュアル—寝返りからトランスファーまで

| 発　行 | 2005年　4月15日　第1版第1刷 © |
|---|---|
|  | 2022年　5月15日　第1版第7刷 |
| 監　修 | 中村惠子 |
| 著　者 | 山本康稔・佐々木良 |
| 発行者 | 株式会社　医学書院 |
|  | 代表取締役　金原　俊 |
|  | 〒113-8719　東京都文京区本郷1-28-23 |
|  | 電話03-3817-5600（社内案内） |
| 組　版 | さくら工芸社 |
| 印刷・製本 | 三美印刷 |

本書の複製権・翻訳権・上映権・譲渡権・貸与権・公衆送信権（送信可能化権を含む）は株式会社医学書院が保有します．

ISBN 978-4-260-33402-0

本書を無断で複製する行為（複写，スキャン，デジタルデータ化など）は，「私的使用のための複製」など著作権法上の限られた例外を除き禁じられています．大学，病院，診療所，企業などにおいて，業務上使用する目的（診療，研究活動を含む）で上記の行為を行うことは，その使用範囲が内部的であっても，私的使用には該当せず，違法です．また私的使用に該当する場合であっても，代行業者等の第三者に依頼して上記の行為を行うことは違法となります．

JCOPY〈出版者著作権管理機構　委託出版物〉
本書の無断複製は著作権法上での例外を除き禁じられています．複製される場合は，そのつど事前に，出版者著作権管理機構（電話03-5244-5088, FAX 03-5244-5089, info@jcopy.or.jp）の許諾を得てください．

# 監修のことば

　2002年3月に発刊した「腰痛を防ぐらくらく動作介助マニュアル」を全面的に書き改め，「もっと！らくらく動作介助マニュアル―寝返りからトランスファーまで」として刊行することになりました。

　世の中は高齢社会，医療保険制度の改正，介護保険の導入そして改正は，入院期間の短期化や寝たきり者の減少，在宅介護の推進，身体拘束ゼロへなど医療・福祉従事者と患者・在宅療養者や家族を取り巻く環境は大きな変化のうねりが押し寄せています。

　私たちが日常生活を営むとき，寝返る・起き上がる・立つ・動く・移動することは一連の動きとして重要です。しかし，このような移動は病気や外傷（けが）あるいは移動への不安によって制限されると生活圏を縮小してしまいます。高齢者はもちろん自分で移動するのが困難な人へ安全で安楽な動作介助は生活圏を拡大し，生きる意欲にも繋がります。

　看護職や介護職は日常生活援助のなかで多くの時間を患者や利用者の動作介助に費やしています。ある調査によれば看護師の19％が腰痛を訴えており，外科系病棟では28％の看護師が，老人病棟で働く従事者は92％が腰痛を訴えているとの報告もあります。看護・介護者が抱える腰部の障害がどれだけ仕事に起因しているかは定かではありませんが，最も危険な労働災害としての腰痛を起こしかねないと不安を抱きながら仕事に従事している諸氏は，意外に多いのではないでしょうか。私は看護実践活動において，もっと患者や利用者に，そして自分に楽で安全な介助法はないのだろうか，と常に考えていました。そのような折に，本稿の執筆に携わった山本さんたち，動作介助研究会の方々と会い，実際に体験し，これらの技術を看護師の皆様や介護をしている皆様にお知らせしたいと考え，本書の出版にいたりました。

　今回は構成も一新し，より活用しやすく組んであります。例えば従来の方法とどこが異なるのか，下肢の支持性がある場合とない場合，介助者と対象者の位置関係などのほか，これら動作・動作介助のエビデンスも入っています。エビデンスは本書に基づく動作介助を進めることによって，今後さらにその精度を高めることを追求していきたいと考えています。

　前書の発刊以来，理学療法士はもちろんのこと看護師が行う動作介助について疑問視していた多くの実践看護師の支持と応援のメッセージをいただいてきました。また，対象者の方からは「こんなに楽な方法があるのに，今までなぜ使ってくれなかったのだ」との厳しいご意見も頂戴しました。ですから私も，これまでの看護実践で無理な移乗や立ち上がり介助をしていたことを反省しつつ，本書の監修に携わりました。

　しかし，新しい技術を安全に提供するには教育や研修が必要になります。研修時に本を読んでも連続写真を見ても修得が難しく，グループ学習・自己学習も進みません。そこで，動作介助法がよく分かるようにDVDを付録につけることになりました。本よりも付録が活用されるかもしれませんが，これらを活用し，看護師，保健師，理学療法士，作業療法士，介護福祉士あるいは介護ヘルパーの皆様とその利用者に安全で，安心で，腰痛を起こさない介助のお役に立つことを願っています。

　基礎教育や実践活動に取り入れていただき，忌憚のないご意見を賜れば幸いです。

2005年3月

19年振りの大雪を経験した青森にて　中村惠子

# まえがき

　介護保険制度も導入され，さまざまなサービスが提供されるようになったが，寝たきりをゼロにするだけでなく，さらなるQOLの向上を目指して，医療・福祉の分野では家族をも含めて奮闘が続いている。

　トランスファー，最近では略してトランスとも呼ばれている移乗動作をはじめとして，寝返り，起き上がり，立ち上がり，歩行などの動作は，日常生活活動のなかで，移動動作という項目に分類されている。この移動動作の特徴は，毎日暮らすうえで必ず行われる食事，排泄，更衣，整容，入浴などの身の回り動作や，家事動作などの生活関連動作にいたるさまざまな動作を行う際に必ず必要となることである。毎日頻回に行わなければならないことから，この移動動作が不安定になったり困難になると，本人の生活空間が著しく制限されるだけでなく，介護する家族への負担も増大する。

　最近，施設に働く看護・介護職員の労働災害として，腰痛が大きな問題として取り上げられているが，この原因の1つにトランスファーへの介助がある。トランスファーの特徴は，介助が頻回に行われること，そして介助の量が大きいことの2つが挙げられる。疲れたら車いすからベッドに移り，少し休んだらまた車いすに乗る，こんなこまめなサービスが寝たきりの予防に大きくかかわってくるのではないだろうか。介護負担の大きさが頻回な介助を阻害しているのであれば，寝たきりではなく寝かせきりこそが問題なのではないだろうか。

　介助をする方だけでなく，介助を受ける方々が苦痛を感じているのもまた，このトランスファーの介助である。苦痛が大きいため少しでも回数を減らして欲しいといった声を聞くが，これでは頻回に離床を勧めるといっても画餅と化してしまう。そこで，介助する方，介助を受ける方々の双方が楽に，安全・確実にできる介助法を知りたいというニーズが高まってきていた。

　2002年に上梓した「腰痛を防ぐらくらく動作介助マニュアル」は，1997（平成9）年に発足した動作介助研究会で紹介したさまざまな技法を網羅したものである。内容は動作が中心であり，どうしても動きをみて欲しいということから，当時としては珍しいCD-ROMでの動画を添付したが，時間が短いことやナレーションが入っていないなど，まだまだ満足のいくものではなかった。また，多くの技法を掲載したため，各技法の使い分けが分かりにくいという声も多かった。

　そこで，今回はさまざまな障害のタイプに幅広く用いることができる汎用性の高い技法のみに絞り込む一方，練習法や対象者役の力の入れ方まで詳細な説明を加え，より実用性の高いマニュアルを目指した。添付する映像もDVDを使用してナレーションを入れるなど，教材としても十分に利用できるような構成とした。また，新しい技法を導入するにはどうしても理論的な裏付けが必要となるため，前書で理論的な根拠として記載されていたテコの原理やバイオメカニクスといった内容については削除する一方，新たに三次元動作解析装置による検証を行い，それらの結果をエビデンスへの取り組みとしてまとめた。理学療法士や作業療法士などの養成校で学んでいる学生諸君にとっても興味ある内容だと思う。

　介助の方法についてはさまざまな考案がなされてきている。本書では従来からの方法との対比にも触れているので，本書が紹介する技法を位置付けるために，動作の介助方法を次のように分類した。

> 1. 不足した能力を補う方法
>    不足した機能をなんらかの外力を用いて補い，目的を達成しようとする方法
>    ・介助方法
>      膝の固定のように，下肢の支持性をテコの原理を用いて代償するなど，なんらかの方法によって不足した機能を補うもの
>    ・介助力依存
>      介助者の身体的努力に依存して介助する方法。いわゆる全介助
>
> 2. 残存する能力を引き出して利用する方法
>    残存した機能を利用して，目的を達成しようとする方法
>    ・代償運動
>      対象者の残存した正常機能を利用して動作および介助を行う方法
>    ・運動誘導
>      正常な反応を誘導して動作および介助を行う方法。言葉による誘導も含まれる
>
> 3. 代替手段を用いた方法
>    ・代替手段
>      器具や道具を利用して動作を達成する方法

　本書ではトランスファーの分類を，下肢の支持性があるタイプとないタイプとに大別して紹介しているが，支持性があるタイプへの技法は運動誘導という方法に，一方，支持性のないタイプへの技法は介助方法という方法に分類される。1つの考え方や方法だけで行うのではなく，介助を受ける方の個々の障害や能力に応じた適切な技法を選択することが必要であろう。本書でも膝のロックを用いた方法と前方への誘導を共存させた技法を紹介しているが，従来からの方法にも応用することでさらに楽にできるようになることも期待できると思われる。

　これからもさまざまな方法が開発され続けることと思うが，介助される方，介助を受ける方々の双方が動作を楽に行い，毎日を楽しく暮らして頂く一助となることを祈念して，本書を世に送り出したいと思う。
　本書が看護・介護・リハビリテーションの養成校で教育にあたっておられる方々，また現場で日々の看護や介護にあたっておられる多くの方々にお読み頂き，ご意見を頂戴できれば幸いである。
　2005年3月

著者を代表して　　山本康稔

# もくじ

監修のことば　iii
まえがき　v

## Ⅰ. 動作介助の意義と原則　1
### 1．動作介助総論　1
1）ADL における移乗介助と QOL　1
2）現在行われている介助の現状　1
3）現在多く用いられている介助方法　1
4）適切な動作介助とは　2
5）これからの動作介助　2
### 2．従来の介助法の開発過程と結果　2
### 3．本技法の特徴と動作介助の原則　4
1）動作介助の要素　4
2）動作方法（パターン）選択の原則　6
3）安全な動作の成因　7
4）人の体への触れ方と動かし方　7
5）動作介助と力学　8

## Ⅱ. トランスファーの分類　10
### 1．トランスファーが要介助となる原因による分類　10
### 2．トランスファーパターンの選択＝対象者の立ち上がり動作能力の見分け方　12

## Ⅲ. トランスファーの基礎　14
### 1．トランスファーの3相　14
### 2．立ち上がり動作（重心移動）の基礎　17
1）立ち上がり動作を構成する要素　17
2）肩の軌跡から見た立ち上がり動作　19
3）立ち上がり動作における健常人と障害者や高齢者との違い　20
4）従来の立ち上がり動作の介助法と問題点　21
5）動作訓練と ADL の違い　23

## Ⅳ. トランスファー（移乗）1：下肢の支持性があるタイプへのトランスファー　25
### 1．自立パターン1：健側回り (DVD) [1]　25
### 2．自立パターン2：患側回り (DVD) [2]　30
### 3．両手腋窩パターン：基本パターン (DVD) [3][4][5][7]　32
### 4．両手腋窩パターンの補助的な技法　48
1）回転する方向と反対側の膝が外側に開かないように抑える技法 (DVD) [9]　48
2）両手腋窩で膝ロックを伴う技法 (DVD) [10]　49

5．両手腋窩・頭部固定パターン （Hold & Cover 法） (DVD)[11][12] 51
   6．両手腋窩・頭部固定パターンの補助的な技法 (DVD)[13] 62
   7．片手頭部・片手腋窩パターン (DVD)[14][15] 64
   8．両手肩甲パターン：両肩甲部を前方へ引き出す技法 (DVD)[16] 71

## Ⅴ．トランスファー（移乗）2：下肢の支持性がないタイプへのトランスファー 79
   1．1人で行う全介助パターン：スライド法 79
      1）体幹の前傾ができる対象者に用いるスライド法 (DVD)[17][18] 79
      2）体幹の前傾が困難な対象者に用いるスライド法 (DVD)[19] 91
      3）いすを用いたスライド法 (DVD)[20] 95
   2．2人で行う全介助パターン (DVD)[21][22][23][24] 98
   3．床 ⇔ 車いすのトランスファーパターン (DVD)[25] 113

## Ⅵ．寝返り　Roll over　120
   1．正常な寝返りのパターン 120
      1）寝返り動作自立群の動作の特徴 120
      2）自立での寝返りのパターン 121
   2．介助による寝返りのパターン ［背臥位→側臥位］ (DVD)[27] 124
   3．その他の寝返りのパターン 130
      1）膝窩を持ち上げる技法 (DVD)[28] 130
      2）股関節の内転・内旋を用いた技法（誤った例） 132
   4．布団での寝返りのパターン 133

## Ⅶ．起き上がり　Sit up　135
   1．ベッド上での起き上がりのパターン 135
      1）自立での起き上がりの技法（側臥位→長坐位） 135
      2）介助による起き上がりの技法 (DVD)[29]（側臥位→端坐位） 137
   2．布団での起き上がりのパターン (DVD)[30] 141
      1）自立での起き上がりの技法 141
      2）介助による起き上がりの技法［側臥位→片肘立て背臥位（On Elbow）→長坐位］ 142

## Ⅷ．立ち上がり　Stand up　145
   1．立ち上がり動作のポイント 145
   2．両手腋窩パターン (DVD)[31] 145
   3．両手肩甲パターン (DVD)[32] 148
   4．床からの立ち上がりパターン 150
      1）膝立ち位を使用して立ち上がる技法 150
      2）膝立ち位を使用して座る技法 156
      3）そのほかの立ち上がる技法：自立パターン 159
      4）そのほかの座る技法：自立パターン 163

## IX. エビデンスへの取り組み (DVD)[33]　166

1. はじめに　166
2. 立位姿勢の安定性　167
3. 従来の方法との違い　168
4. 立ち上がり動作　169
5. 立ち上がり動作速度の違いによる軌跡の変化　172
6. 座面の高さの違いによる軌跡の変化　174
7. 座面の高さの違いによる各関節角度の変化　175
8. 立ち上がり動作と着座動作の軌跡の違い　176
9. 本書が紹介している技法の特徴　177
　　1）両手腋窩法による引き出しの特徴　177
　　2）両手腋窩法による回転の軌跡の特徴　177
　　3）両手腋窩法による着座の軌跡の特徴　178
10. 坐位姿勢を修正するときの特徴　179
11. 資料：各種動作軌跡の比較　180

## X. まとめ　182

1. 特徴　182
2. 成因　183
3. 効果　183
4. ADLにおける動作介助の位置付け　184
5. 最後に　186

あとがき　189
DVDについて　191

注：目次および本文内にある[DVDロゴ]と番号は，DVD目次の映像番号と連動しており，該当番号に本の内容に関連する映像が入っていることを示す。なお，[6][8][26]は，映像のみの内容である。

# I. 動作介助の意義と原則

## 1 動作介助総論

### 1）ADLにおける移乗介助とQOL

　　一般にADL（日常生活活動）は，身の回り動作・生活関連動作・コミュニケーション・移動動作に大別されている。移動動作は，寝返り・起き上がり・立ち上がりなどの床上動作や，歩行や車いすなど身体を移動するのに必要な動作で，トランスファーもこの移動動作に含まれる。ADLにおける移動動作の特徴は，動作の遂行自体が目的ではなく，ほかの動作群を行うときの手段として用いられることである。したがって，移動動作が要介助になると，介助へのニーズは1日中絶えることがなく，介護の負担を増加させ，ほかの多くのADLに影響を及ぼす。生活活動空間を拡大することは介護の大きな目的であり，QOLが指向する人間らしい生活を送るうえでの最重要課題である。移動動作はこの活動を拡大する際の重要な動作である。

### 2）現在行われている介助の現状

　　移動動作の介助は，頻度や介助量が大きいことから，家族の負担も大きく，家庭で介護をする際に大きな問題となっている。また，専門職である施設職員においても，移動動作の介助によって腰痛などの障害を起こすことが多く，最近は労働災害の1つとして問題視されている。介護福祉士の学生が実習において最も辛かった動作として，この床上動作や移乗動作の介助を挙げているが，これも床上動作や移乗動作に対する介護上の負担の大きさを示している。

### 3）現在多く用いられている介助方法

　　現在行われている床上動作や移乗動作の介助方法は，テコの原理で構成されており，重心を近くにおいて容易に人を動かそうとする。しかし容易さを求める手段として用いられる反動や衝撃的な力は，介助者（以下，介助する方を介助者，介助を受ける方を対象者と呼ぶ）の負担を増大させている。さらに，これらの技法は介助者の視点で組み立てられており，対象者の負担を軽減させる視点では組み立てられていない。また残存能力を適切に活かすことができないため，対象者の動作能力が低下し，それが新たに介助量の増加を招いている。
　　立ち上がり動作を例に挙げると，立ち上がり動作は重心を坐骨から足部へ移動する相と上へ持ち上げる相とに大別され，対象者個々の能力によって介助を必要としている部分は異なっている。しかし，従来の介助法ではこれらの分類をせずに，すべて上に持ち上げるといった同一の方法で介助を行っているため，できる部分にも介助を加え，対象者が持っている能力を十分に引き出すことができなくなっている。さまざまな研究から，立ち上がり動作では重心を前に出すことが必要であることは広く知られているが，今までのトランスファー技法

にはそれらの原理が活かされていない。

### 4）適切な動作介助とは

障害度に応じた適切な介助とは，量の変化ではなく，質の変化によって対応するべきである。「重度な障害＝重介助」と捉えてはならない。

介助者にとって大切なことは，どの部分がどの程度できないのかを正確に把握し，そのできない部分のみを適切に補うことである。そして，容易に介助でき対象者も楽であること，さらには，現在の能力を維持できるような介助が，真に適切な介助であるといえよう。そのためには，疾患や障害の程度や種類および残存能力を適切に把握し，個々の対象者の動作能力に適した介助方法を用いることが重要である（表1-1）。

**（表1-1） 介助者・対象者双方にとって優しい動作介助法**

| | |
|---|---|
| 1．残存能力を適切に利用できる<br>・正常な運動パターンの再現（重心・軌跡など）<br>・健側の利用<br>・対象者への説明と協力<br>2．最小限の介助量で行える<br>・対象者の残存機能を正確に把握している<br>・合理的な介助方法（体の動き）<br>・適切な器具や道具の選択・使用<br>3．安全性<br>・リスクの把握<br>・衝撃的な外力を加えない<br>・適切な介助パターンの選択 | 廃用性症候群の予防<br>介助者の負担軽減<br>対象者の負担軽減<br>リスク管理 |

### 5）これからの動作介助

今後，対象者の身体機能の維持や，対象者および介助者双方の負担軽減のため，障害像に合わせた適切な動作介助の提供を行う時代へと推移することは必須である。

そして，これらの幅広いニーズを満たすことができる介助法の開発と，それらを適切に提供することがいま望まれている。本書では障害の程度に合わせて行える各種の技法を紹介しているが，注意点や練習方法，対象者役の力の入れ方など，正しく学べるための工夫を随所に取り入れ，確実に修得して使えるマニュアルを目指した。

介助をする側，介助を受ける側の双方が，楽に介助をできる，介助を受けられる介助法を提供すること，そして，動作の安全性を常に確保しつつ，「動作＝行為」に自らの能力を活かすことができたときの喜びを対象者と共有することが，真の人に優しい動作介助であるといえよう。

## ❷ 従来の介助法の開発過程と結果

　車いすを中心としたトランスファーの開発は，脊髄損傷型の疾患から始まり，徐々に片マヒや老人へと移行してきた。両者を比較すると開発のコンセプトに大きな違いがあることが分かる。脊髄損傷型では自立を前提とし，残存機能（主に上肢）を最大限に利用するような方法が開発されている。介助はできない部分のみに加えられる。ところが片マヒ型ではマヒした側を補うことを前提とした（膝の固定など）ため，正常な動作から導き出される残存機能の利用が困難になり，介助量の増加を招いている。両者の比較を**表1-2**にまとめる。

（表1-2）　トランスファー開発の違い

|  | 脊髄損傷型 | 片マヒ型 |
|---|---|---|
| 特　徴 | 残存機能を利用させる | マヒ側の能力を補う |
| 技　法 | 上肢を中心とした技法 | マヒ側の支持性を補う技法 |
| 介助法 | できない部分のみ介助 | マヒ側を固定する→持ち上げる |
| 結　果 | 自立性が向上 | 残存機能（健側）の利用が困難 |

　片マヒ型のトランスファーの特徴の1つは，立ち上がり動作の延長として捉えたことであろう。トランスファーはADLの1つであり，安全性・確実性・自立性などがニーズとして挙げられる。実際に片マヒ型のケースでも自立している方は，健側を利用して行っており，動作を自立して行うポイントは，残存機能＝健側をいかに利用するかである。
　片マヒや老人でも自立できるケースでは健側を利用する指導がなされており，**表1-3**のような問題は生じていない。しかし，片マヒ型の介助パターンは残存機能を活かすのではなく，その活用を困難にしている。これがトランスファーの介助量を増加させている最大の問題点であろう。

（表1-3）　問題となる介助方法の特徴

①正常な立ち上がり動作の原則を用いていない
　・前方への重心移動を行っていない
　・上に持ち上げる介助を行っている
②高齢者の特徴を捉えた技法ではない
　・高齢者は前傾相，前進相，伸展相が混在した動作は困難である
　・多くの研究は，正常者群のデータであるため，老人には必ずしも適していない
③残存機能の利用困難
　・膝の固定，介助者が前方で密着する，上に持ち上げるなどのため，重心の前方への移動が困難となり，残された健側の機能も活かすことができない

　なお，②の高齢者の特徴に関する内容については，Ⅲ章トランスファーの基礎（14頁）を参照されたい。

## 3 本技法の特徴と動作介助の原則

　われわれが提唱する介助法（以下，本技法と言う）は，人間の正常な動作やその要素を基本としている。そして障害があっても，残された能力（残存能力）が発揮できるように介助することを可能にするのが特徴である。

　従来の技法と本技法の特徴を**表1-4**にまとめる。

**（表1-4）　従来の技法と本技法の比較**

```
従来の技法
　・対象者の能力にかかわらず，同一のパターンで介助を行う
　・残存能力の利用が不十分
　・持ち上げるために介助者の負担が大きい
　・介助者中心の視点で作られている
                    ↓
   ┌─────────────────────────────────────┐
   │ 廃用性症候群の予防・機能維持に適さない            │
   │ 介護者への負担が大きい・衝撃的な力を利用しないとできない │
   │ 勢いをつけた動作による事故                    │
   └─────────────────────────────────────┘

本書で紹介している技法
　・正常な動作パターンを利用する
　・残存能力の利用
　・持ち上げる介助が少ないため介助者の負担が少ない
　・対象者の協力と理解が得られやすい
                    ↓
   ┌─────────────────────────────────────┐
   │ 廃用性症候群の予防・機能維持・訓練効果が望める      │
   │ 介護者の負担が少ない・衝撃的な力を必要としない      │
   │ 勢いを利用しないので，対象者へ余計な負荷が加わらない  │
   └─────────────────────────────────────┘
```

### 1）動作介助の要素

　　①正常な人の動作パターンの応用（運動方向）
　　　・対角線の方向に，回旋を伴った動作
　　　　　頸や体幹の屈曲・伸展に，回旋の要素を組み合わせる。
　　　・重心の移動を伴った動作
　　　　　前後・左右に重心を正しく移動し，最適な支持性を得る。
　　　・身体各部の連動した動作…動作の順序を正しく行う。
　　　　　寝返りでは，頭部→肩→腰→足の順に動かす。
　　　　　寝返りには，頭部からと腰部（足部）から運動を開始する方法がある。足部から動かす方法では頭部が最後に動かされるため対象者に不快感を与えてしまうので，通常は頭部からの方法を用いるべきである。
　　　・寝返りでは頭部と肩，立ち上がりでは腋窩または肩甲骨部など，個々の動作によって介助

を加える部位は異なる。それぞれの動作に合わせて正しい部位に介助を加える必要がある。

### ②適切な介助量（加える力）

できない部分のみ介助する。

頸の屈曲ができる対象者は自分で頭部を持ち上げてもらうよう口頭で指示するなど，細かな能力の把握と介助が必要である。できる部分にまで介助を加えると訓練効果を減少させてしまい，自立への意欲を低下させてしまう。

そこで，できる部分は自分で行うことが可能で，できない部分のみ適切に介助を加えられるような方法を選択することが重要である。さらには対象者の能力を細かく把握することができる方法を選択することが併せて必要となる。

### ③動作の速度

一定の速度で行い，緩やかで滑らかな動きを保ち，決して反動をつけたり，急激に力を加えない。

動作を楽に素早く行おうとするために急激に力を加えるような介助は，対象者に痛みや異常な緊張を起こして苦痛を与える。一部の対象者では瞬間的に脱力して崩れてしまい，本来は可能な動作さえも困難となってしまうことがある。また，急激に力を加えることは皮膚や関節の障害などを起こし，最悪の場合は骨折させてしまう危険性もある。

多くの介護の場面で「いち，にぃの，さん」などと掛け声を掛けて行っている場面を見かけるが，これも衝撃的な力を加える方法を用いていることを表わしている。

### ④口頭指示

どのような動作をするのかを対象者に正しく理解してもらうために，十分なコミュニケーションを図るべきである。ただし，動作を行ううえで"適切な口頭指示"は重要だが，「がんばって」といった声掛けなどは口頭指示とは大きく異なるものである。

### ⑤介助方法

#### a）介助者の動き方

介助者は自身の腰や膝など，全体を動かして介助を行うようにする。

下半身をがっちりと固定して上体を反らせたり，肘を曲げるだけの動作で介助をすると，動作が早くなったり，急激に力が加えられてしまい，対象者の滑らかな動作を引き出すことができなくなってしまう。

また，介助者の体の動きが対象者に動く方向を示したり誘導するなど，視覚的な介助を行うことも重要な要素である。

#### b）対象者と介助者との距離

従来はテコの原理から，対象者になるべく近づくことが奨励されてきた。しかし，対象者に近づき過ぎる介助は，次のような現象を引き起こし，介助動作をより困難にしている。

・両者が密着すると，対象者の体の各部分がどのようになっているかが介助者に見えないため，異常が生じても分からなくなる。例えば，トランスファーの際に，車いすのフットレスト（足を乗せる台）に，対象者の足が引っ掛かってしまう，などである。

・立ち上がり動作などでは，両者の距離が近づくと支持基底面が狭くなるため，安定性が失われる。

・動く方向を介助者の体の動きで示すことができず，視覚的な誘導をすることができなくなる。

そこで，両者は一定の距離をとり，その距離を保つような介助法が望まれる。

[介助者の肘が開くような構えでアプローチする]
　肘を開いて構えると，介助者が自身の体全体を使って大きく動くことができるため，対象者に安定感を与える。（図1-1，1-2）

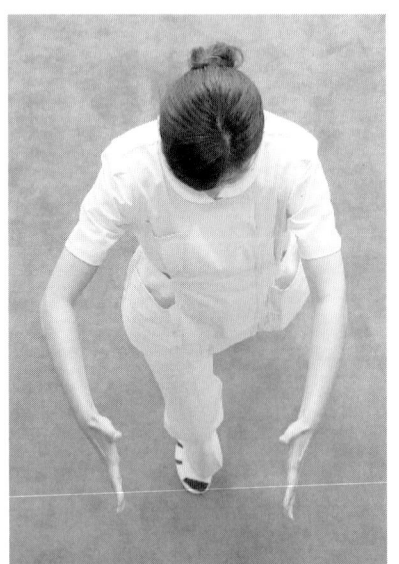
（図1-1）

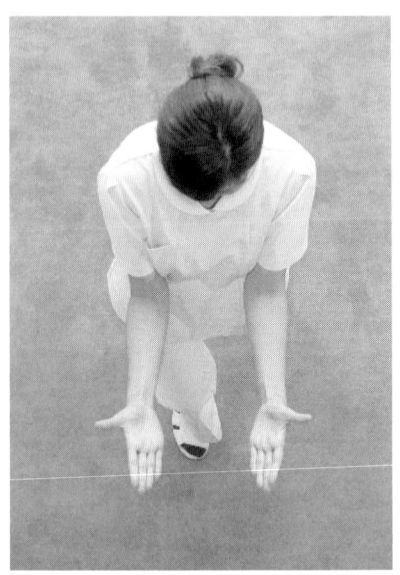
（図1-2）

　肘が内側に入るような構えは体全体を使った動き方ができないため，肘の屈曲のみで介助を行うことになり，動作が早くなったりぎこちなくなる。

c）福祉用具などの利用
　使用するベッドや車いすのほか，福祉用具の使用にあたっては，障害や残存能力に合わせた種類の選択・適合・調節などが不可欠である。また，住宅改修の実施などによっても，対象者の動作能力や介助量は大きく変化する。したがって，これらの機器の活用や環境への働きかけを併せて考えることが重要である。

## 2）動作方法（パターン）選択の原則

### ①安全・確実な方法を選択する
　ベッドからの転落，移動時の転倒，関節の痛みや骨折などの事故は絶対に避けなければならない。これらを予防するために，個々の対象者の動作能力に適した安全なパターンを選択することが最も大切である。
　介助者自身が慣れているパターンを，すべての対象者に安易に使用することは避けなければならない。

### ②介助者にとって，楽なパターンを選択する
　介助者にとって負担の少ない楽なパターンを選択することにより，急激に力を加える必要

がなくなるため，腰痛などの介助者の負担が軽減される。しかし，従来行ってきた急激に力を加えるだけの介助では，介助者にとっては楽であっても，介助をされる方には苦痛が生じてしまう。介助者にとって楽に行える方法が，同時に，対象者にとっても楽な方法となるような動作方法（パターン）を用いるべきである。

### ③対象者にとって，楽なパターンを選択する

対象者に痛みや不快感などを起こすような介助を行うと，動作に介助を必要としている方は活動への意欲を減退させ，結果として動作を嫌がり，寝たきりを助長させてしまう可能性もある。

対象者にとって優しい介助とは，やさしい声掛けなどではなく，対象者にとって苦痛の少ないパターンで介助を提供することである。

### ④訓練効果のあるパターンを選択する

毎日，動作を繰り返して行っているうちに，対象者が自立して行えるようになる，介助量が減少する，現在の動作能力が長く維持されるなどの，訓練効果が期待できるパターンを適切に選択して用いるべきである。

## 3）安全な動作の成因

### ①対象者の障害や残存能力を適切に把握する
・可能な動作能力を適切に引き出して利用する。

### ②健側を最大限に利用する
・重心を正しく健側に移動させる。

### ③強い力を加えない
・特に初動時に急激な力を加えない。
・手指で対象者の体をつかまない。

### ④バランスを維持する
・重心の移動と介助者のポジショニングを適切に行う。
・両者の足部が狭い範囲に集中すると，支持基底面が狭くなり，バランスを崩しやすい。

### ⑤器具の適切な使用と配置
・器具（ベッド・車いす・手摺り・スライドボードなど）を適切に配置し，正しい方向からアプローチする。

### ⑥対象者の理解と協力
・適切な口頭指示を行う。
・繰り返し実施されること…1人の対象者にかかわるすべての介助者が統一して実施することが望ましい。
・行う動作方法の説明と，十分なコミュニケーションを図ることが必要。

## 4）人の体への触れ方と動かし方

### ①下から受けるようにする

接触による不快感を与えないためで，上方からつかんで引き上げることは避け，極力下方から受けるようにする。

②対象者に触れる手の部位（図1-3）

　人の体に触れて動かそうとする場合はなるべく手掌（手のひら）を用いる。

　手指を使用するとどうしても相手の体をつかんでしまい，それにより対象者の体に与える力＝刺激は，介助者の想像を超えたものとなる。このような介助は，対象者に不快感や不安感を与え，残されている能力が発揮できないばかりか，正しい介助が行いにくく，さまざまな支障を生じやすい。

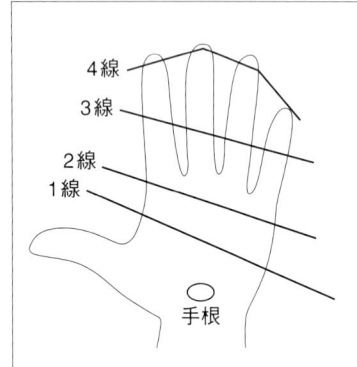

- 手根　　　　　　　　…強く押す際に用いる部位
- 1線…手掌中央　　　…通常の接触部位
- 2線…MP関節部　　　…1線からずれた際の接触部位
- 3線…PIP関節部　　　…接触面が狭く，力が入りにくい部位
- 4線…指先　　　　　…つかむための部位で，接触面は点となっている
  （MP関節：中手指節間関節，PIP：近位指節間関節）

○1線で，ずれた場合でも2線までを限度とする。
●4線の指先の介助では，対象者の体をつかんでしまう。

（図1-3）　対象者に触れる手の部位

③力を加える部位への手の置き方
・運動方向に正対（正反対）する部位に正しく手を置いて押す。

　人の身体はすべて曲面で構成されており，動かしたい方向と異なった部位に置きがちである。

　斜めの位置に手を置くと，正しい方向に力を加えることができず，皮膚を擦ったり，手が外れたりする場合もある。

④対象者が痛みなどを起こしやすい位置や角度のときに，介助者が最も安定した構えになるようなアプローチをする

　無理な姿勢では介助者の動きが制限されているため，対象者がバランスを崩したり痛みを起こしたときなどに，介助者が迅速に対応することが難しくなる。そのような状況が想定される肢位（姿勢）のときに介助者が最も安定して構えられるような動作を行うべきである。

## 5）動作介助と力学

　いろいろな動作や介助には力学が応用されており，広く用いられている。しかし，人の体は1つの塊ではなく，多くの骨や関節によって構成されており，単純な力学的な方法論で必ずしも容易に行えるとは言い難い。例えば，背臥位（仰向け）から起き上がる介助を行う際に頭の後ろを介助者が持ち上げると，支点となる腰部からの距離は最も長くなり理論的には正しいことになるが，対象者の背中が大きく曲げられて丸くなり，介助を行いにくいばかりでなく，対象者も苦痛である。

　先に述べたように，「いち，にぃの，さん」や「せーのっ！」といった掛け声を掛ける行為を実際の介護場面で見受けるが，これは勢いをつける合図である。力は質量（kgなど）

と加速度（1秒など単位時間当たりの速度の増減）の積なので，加速度を大きくするほど発揮される力は大きくなり，介助者は楽に行えると感じる。しかし，止まった状態にある対象者の体を勢いよく一気に動かすことは，静止慣性の働きによって体が動く瞬間に衝撃的な力が対象者に加わり，苦痛や不安を与える可能性があることを考慮しなければならない。また，介助者の身体へも反力が加わっており，結果として介助者・対象者双方へ相当の負担が強いられている。

　ただし，われわれが提唱している技法においても力学は応用されており，対象者に衝撃的な力を加える可能性がないとはいえない。そのため，これらの技法を正しく用いることが大切である。

# II. トランスファーの分類

　トランスファー（Transfer）とは，ベッド⇔車いす，車いす⇔便器などの移乗動作をいう。
　ベッド上で寝ている方を車いすに乗せるまでの一連の動作をトランスファーと考えるならば，VI〜VIII章で紹介する寝返り動作，起き上がり動作，立ち上がり動作はいずれも，トランスファーを構成する動作であり，それらの連続した動作である。しかし移乗動作＝トランスファーは，転倒・骨折などの事故を起こす危険性がほかの床上動作群とは比較にならないほど大きい。介助者にとって介護上の負担が最も大きいのがこのトランスファーであるといっても過言ではない。
　本書が紹介する技法は，自立して行える方はその能力が維持され，介助を受けて行っている方も，動作を継続して行うことにより，介助量の維持や軽減，さらには動作の自立が可能となるための訓練効果が期待できる。
　トランスファーの介助方法は立ち上がりと同様に，横方向への介助（重心の移動＝Shifting）と，縦方向への介助（重心の挙上＝Lifting）とに大別されるが，対象者の能力に応じた最適な方法を選択することが望ましい。
　対象者の能力を最大限に引き出して利用するとともに，対象者が楽に移乗できるようにすること，さらには介助者自身が楽にできることが本書の大きな特徴であり，各々の障害の程度に合わせた多くの技法がある。

## 1 トランスファーが要介助となる原因による分類

　自立度から見たトランスファーパターンは**表2-1**のように，トランスファーに介助を要する対象者は，**表2-2**のように分類できる。
　本書では，これらの分類に従って，下肢の支持性があるタイプと支持性がないタイプ，さらに強制把握などで介助を阻害するタイプに大別して紹介する。
　1）のタイプは自身の体重を支える支持性（筋力）はあるにもかかわらず，その能力を有効に使うことができないため，介助を必要としているケースである。従来はこのタイプに全介助型の持ち上げる技法を用いたため，介助の負担が増大する一方，対象者の残存能力が活用できず，残存能力の低下を招いていた。IV章（25頁）でこれらのタイプへの技法を紹介する。
　2）のタイプは体幹や両下肢の支持性が全くなく，自身の体重を支えることができないタイプで，全介助を必要としているケースである。対象者の協力が得られないため介助者の腰痛を引き起こすなど，介助の負担が大きいほか対象者の苦痛も大きかった。V章（79頁）でこれらのタイプへの技法を紹介する。
　3）のタイプは支持性の問題ではなく，外力が加えられたり目に映ったりしたものをつかんでしまい，ベッド柵や車いすを離さなかったり，力を入れて介助に抵抗をする現象である。

この現象は1）2）の両タイプに出現し，介助を著しく阻害している。

(表2-1) 自立度からみたトランスファーパターンの分類

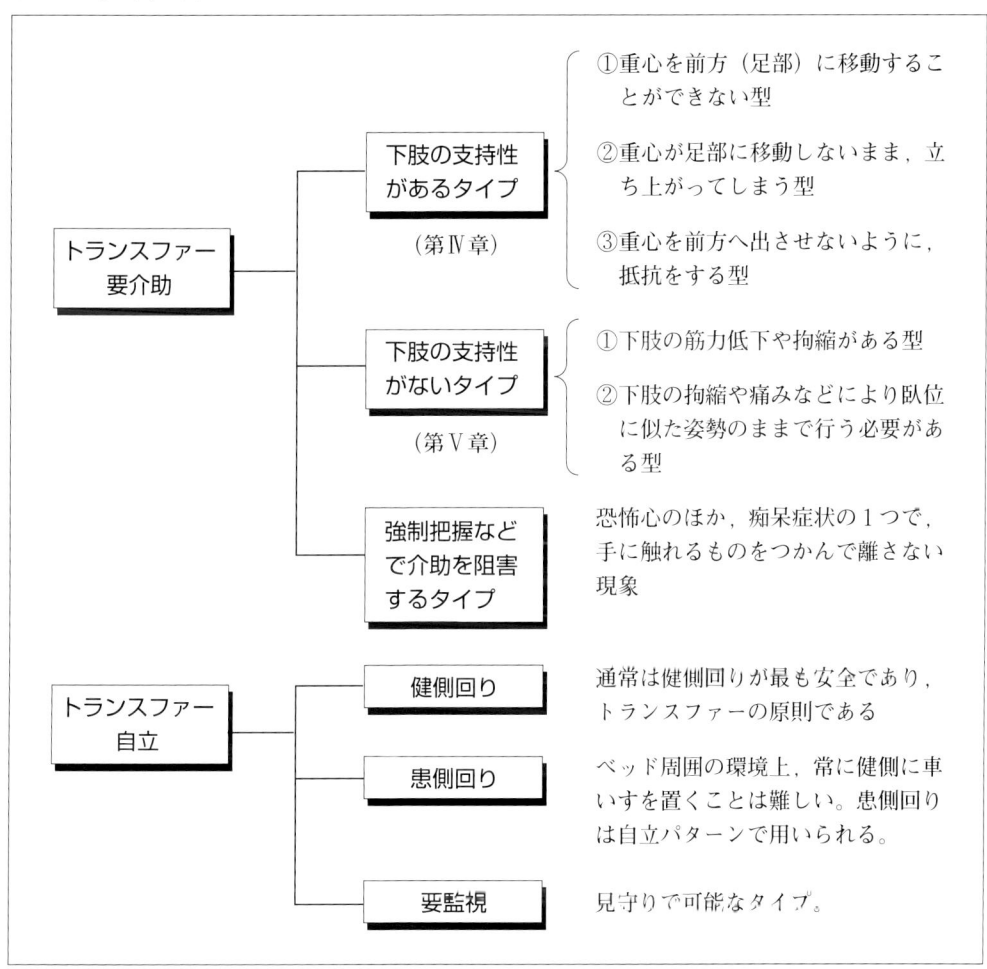

(表2-2) トランスファー介助の対象者

1）一側または両側で体重を支えられるが，立ち上がれないタイプ
　　（下肢の支持性はあるが，立ち上がれないタイプ）
　①重心を前方（足部）に移動することができない型
　②重心が足部に移動しないまま，立ち上がってしまう型
　③重心を前方へ出させないように，抵抗をする型

2）両側でも体重を支えることができないタイプ
　　（下肢の支持性がなく，全介助を要するタイプ）
3）強制把握などにより，介助を阻害するタイプ

また，自立して行えるタイプを3種類に分類したが，動作の確実性から，トランスファーは健側回りが原則である。しかし，車いすからベッドに移乗したあとに再び車いすに戻るとき，車いすは患側に残っている。車いすを処理できる対象者は完全な自立者だが，車いすを自身で移動できなかったり，そのスペースを十分に確保することが難しい場合があり，その時に患側回りでも自立して行うことが可能ならばそれが真の自立といえよう。

　なお，要監視のグループは自立群のなかに含まれることが多い。動作自体は自立して行えるが，いつ転倒などの事故を起こすか分からないため，監視という介助を必要としている。したがって，これらのタイプは基本的には要介助の群に含まれるべきであろう。動作の自立とは，常に安全かつ確実に行えることであり，動作自体ができるかどうかだけで判断することはできない。

　そして動作ができるかだけでなく，どのように行っているかを分析して，改善できるのか，または，どの点が不足していて時には介助を必要とするのかを確実に把握して対応することが望まれる。最近では近位監視，遠位監視などのほか見守りという言葉も用いられているが，遠位監視などは緊急な対応は当然困難であり，安全性の確保については全く効果が得られない。また，一見自立していると思われる対象者についても，安易に監視レベルで行わせることは重大な危険性を含んでいることを忘れてはならない。

## ❷ トランスファーパターンの選択＝対象者の立ち上がり動作能力の見分け方

　トランスファーのパターンを選択する際は，まず，下肢の支持性があるタイプか下肢の支持性がないタイプかを分類し，さらにそれぞれ能力に適したパターンを選択する必要がある。立ち上がり動作に関する感覚や支持性（筋力）などの残存能力の判定（評価）は，理学療法士・作業療法士などの専門スタッフが行うことが望ましい。しかしそれらの専門スタッフではなくても判定は可能なので，これらのスタッフがいない場合でも安全性を確認しながら判定し，常に適切なパターンを選択して用いたい。

　図2-1のように，平行棒で行うことが望ましいが，廊下の手摺りなどを用いても，評価は十分に可能である。図2-1のように，体幹が後方に反り返ってしまったりバランスに欠ける状態でも，とにかく立位が保持できれば，支持性のあるタイプとして見なすことができる。（図2-1，2-2）

　手摺りを使用しても立位が保持できない，体重の支持に痛みを伴う，両足部の尖足などにより，床に足をつくことができないなどのケースは，全介助のタイプと判断する。

　本書では，上記の分類に従って，支持性のあるタイプと支持性のないタイプに大別して各技法を紹介する。

　また，本書では下記のように説明および記載をする。

- 原則として「ベッド→車いす」を先に説明し，「車いす→ベッド」については異なった部分のみ説明を加える。また，ベッドをいすやトイレなどさまざまなものに置きかえて利用して欲しい。
- 介助する方を介助者，介助を受ける方を対象者と呼ぶ。
- 一部を除いて，障害側は左片マヒを想定して説明する。
- 便宜上，マヒ側を患側，非マヒ側を健側と呼ぶ。

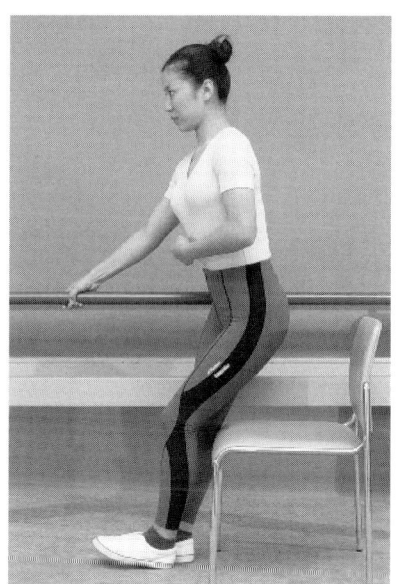

(図2-1)

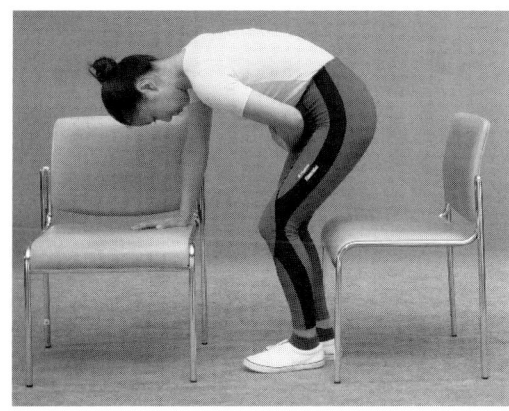

(図2-2)

・頭部・腹部・下肢などの専門用語は，なるべく頭・腹・足などの一般的な用語で記載している。

　対象者と離れて動作を行うなど，従来の技法とは大きく異なるため，初めて実際に対象者に用いるときは，転倒などへの不安感がある。しかし，健常者相手の練習だけでは対象者に用いる自信はいつまでも生まれない。第三者のサポートを受けながらも，動作を完成させる経験が修得の早道である。本書ではサポート役の位置やさまざまな練習方法についての記載を加えた。是非試してほしい。

# III. トランスファーの基礎

## 1 トランスファーの3相

　従来の技法では、「立ち上がる・回転する・座る」の3相に分けるとされていたが、実際は対象者を一気に持ち上げて、そのままベッドや車いすに倒れ込むように座らせている。この方法では、対象者自身が有する支持性（体重を支える能力）を用いることができない。そのため全介助となってしまい、介助量が増すばかりか、急激に力を加えることで骨折などの事故を起こすことも少なくない。従来のてこの原理を用いた方法では、対象者に近づくことがよいとされており、慣れている介助者ほど密着して行ってきた。本書が紹介する技法は、Hold & Cover 法のように密着して行う技法もあるが、基本的には動作能力が高まるにつれて介助者との距離が離れた技法へと代わっていく。介助者と対象者との距離が離れるほど、介助は軽く容易になり、自立度が高まっていくことが特徴である。

　本書では、トランスファーは表3-1のように、「重心を足部に移す・回転する・重心を坐骨に戻す」の3相に分けて考えている。

（表3-1）　従来の技法と本技法の比較

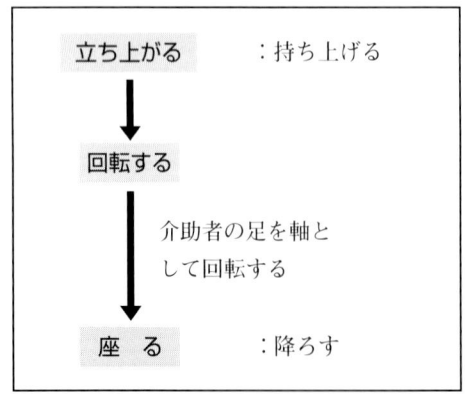

●従来の技法

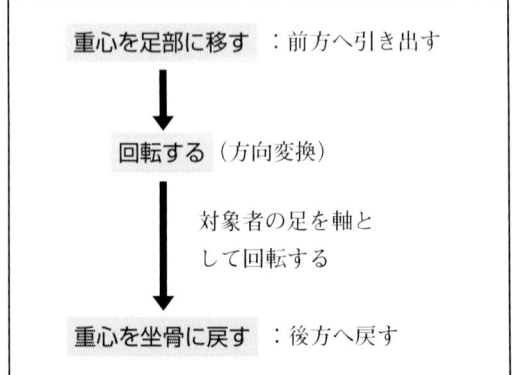

●本書が紹介する技法

①第1相＝重心の移動（立ち上がり動作）

　下肢の支持性がある方では、重心を足部に移す点では、立ち上がり動作とほぼ同一である。野澤らによると（Ⅸ章116頁参照）、人は座位では体重のおよそ80％を坐骨で支持している。そしてその全体重を足部に移動しなければ、立ち上がることができない。しかし、トランスファーでは立ち上がり動作とは異なり、重心を足部に移したときの姿勢（体幹は前傾姿勢のまま）で回転するほうが介助は容易である。また、自立している方も回転しながら倒れ込むことを避けることができる。斜め前方へ上に凸のカーブを描くようにして引き上げると、最

も楽に重心を足部へ移動することができる。そして，その前傾姿勢のまま回転するようにする。

なお，この重心を足部に移す相では，車いすやベッドの柵を持つと自然に体幹を前傾することになるので，重心を前方に移動させやすく容易に行えることが多い。

②第2相＝方向変換

方向変換は，体の柔軟性やバランスの維持能力が必要であり，自立している方でも，体幹の回転が不十分なまま車いすやベッドに倒れ込むように座ってしまうことが多い。これは回転の軸が，座る物に向かってずれているためであり，回転が終了するまで軸がずれないように保つことが重要である。腰が浮いて重心が足部に乗った姿勢＝体幹を前傾したままのいわゆる中腰の姿勢で，腰を車いす方向に回転させるほうが介助は容易に行える。また，自立した方では完全な立位まで立ち上がり，そのまま倒れ込むように座る方をよく見かけるが，前述したように適切ではない。

[回転の軸]

従来の方法では，介助者が対象者の両足の間に一側の足を差し込んで，対象者の体を持ち上げたのちに回転していた。つまり，対象者は介助者を中心として大きく振り回されていたが，これは介助者の足部を回転するときの軸としているためである。この方法では立つ位置を大きく移動しなければならないため，対象者は自身の体重を支えることができず，介助量が増加してしまう。（図3-1，3-2）

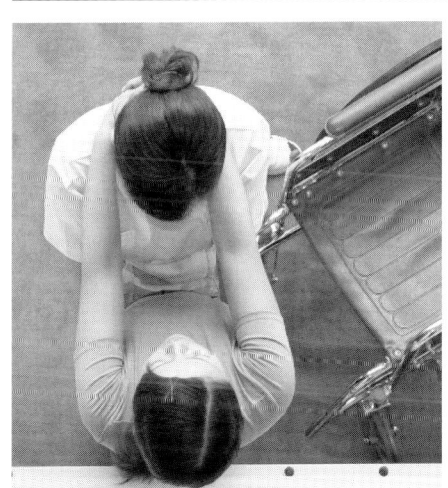

（図3-1）

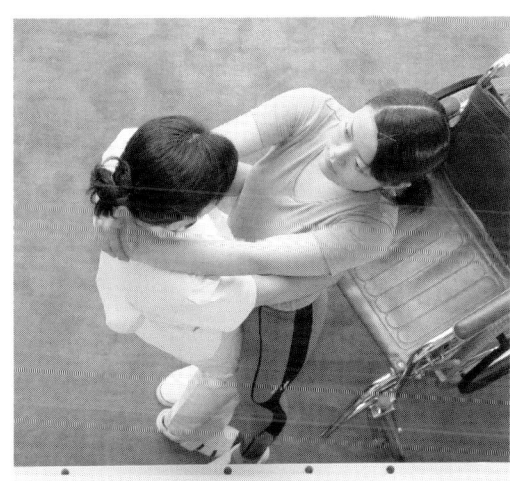

（図3-2）

本技法は対象者の足部を回転の軸とし，介助者が軸（対象者の足部）を中心に弧を描くように回転することが大きな特徴である。これにより，対象者は自身の体重を自分で支えることができるようになり，介助者の介助量も軽減される。(**図3-3，3-4，3-5**)

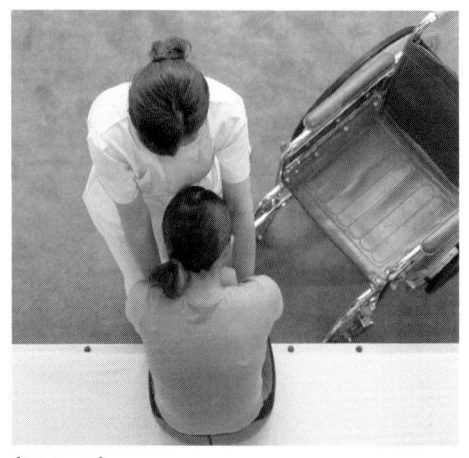
（図3-3）

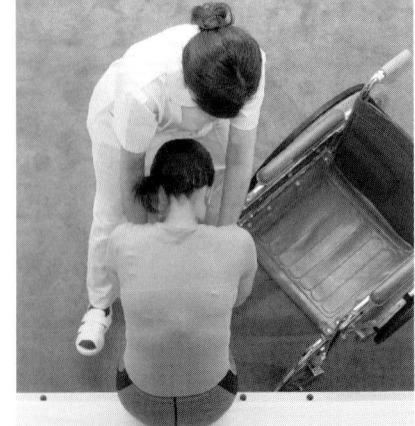
（図3-4）

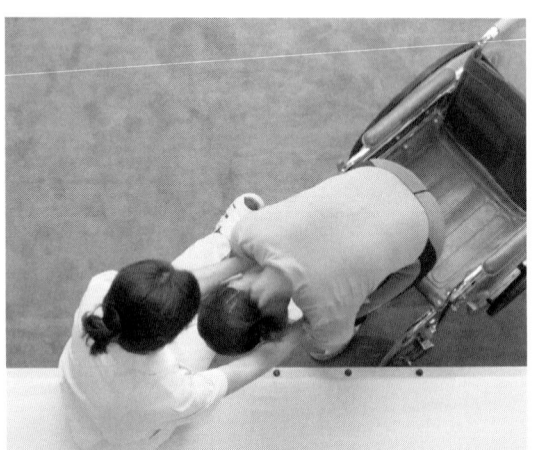
（図3-5）

　なお，対象者とは一定の距離をおき，ゆっくりと回るようにすることが大切である。
③第3相＝重心を坐骨に移す（座る）
　従来，座らせる方法についてはほとんど述べられていない。上から下に降ろすことから比較的介護の負担が少ないためと思われるが，車いすへ倒れ込むように座る行為は打撲や脊椎の圧迫骨折を起こす危険もあり，ゆっくり座れるような介助パターンの利用が望まれる（座るときの軌跡についてはⅨ章166頁参照）。

## 2 立ち上がり動作（重心移動）の基礎

### 1）立ち上がり動作を構成する要素

　　立ち上がり動作はトランスファーの前提となる動作である。立ち上がり動作とは，重心（体重）を坐骨で受けている姿勢から足で受ける姿勢へと変化することである。一般に体を上に持ち上げる動作と考えられているが，立ち上がり動作とは重心を真上ではなく，斜め前方に持ち上げる動作といえよう。

　　人は重心を足部に移動できないと，立ち上がり動作に必要な筋肉に力が入らず，したがって，重心を持ち上げる（立ち上がる）ことは絶対にできない。そこで立ち上がり動作は，重心を前に出す相（屈曲相）と，重心を持ち上げる相（伸展相）の2つに分けて考えられている。

　　屈曲相では重心を前に出すため，頸や体幹を屈曲させる。伸展相では重心を持ち上げるため，頸や体幹を伸展させる。しかし健常者の場合，屈曲相の最後では屈曲しているのは体幹下部のみとなっており，頸や体幹の上部などは伸展を始めるなど，滑らかな動作をするために両者の要素が混在している。そして，重心はこの屈曲相の最後の部分で坐骨から足部への移動を完成している。

　　ところが，介助を必要としている方の動作を見ると，頸や体幹の屈曲はできるにもかかわらず，立ち上がれない対象者が多い。これらの対象者は，屈曲相の最後に出現するべき頸や体幹上部の伸展に伴う重心の前方（足部）への移動ができないため，立ち上がり動作に介助を必要としている。これらの対象者は，重心を前に引き出す介助のみを必要としており，重心を上に持ち上げる介助は不要である。

　　そこで，加速度をつけずゆっくりと立ち上がり動作を行ったときの肩の軌跡を見ると，図3-6のようになる。表3-2にまとめたように，屈曲相はさらに2相に分かれており，立ち上がり動作は全体では3つの相から成り立っていることが分かる。

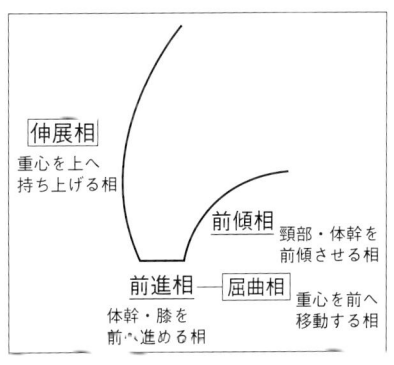

（図3-6）

（表3-2）　立ち上がり動作の3つの相

①屈曲相…重心を足部へ移動する相
　a）前傾相〈仮称〉
　　　　頸・体幹を屈曲する。（図3-7，3-8）
　　　　［重心を約1/2程度足部に移動する相］

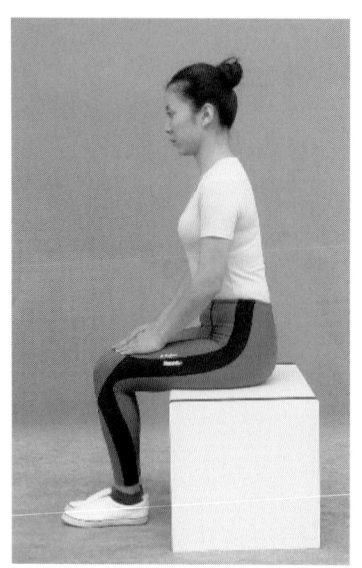
（図3-7）

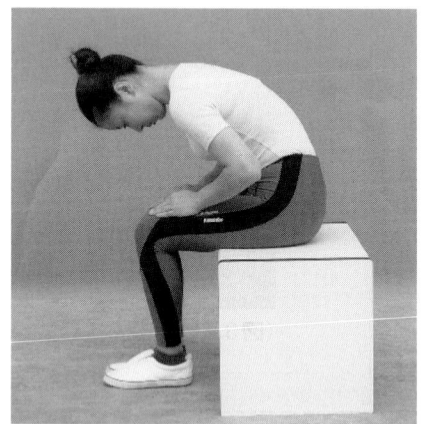
（図3-8）

　b）前進相〈仮称〉
　　　　体幹を前に引き出す。同時に膝が前に滑り出る。
　　　　［残された重心を完全に足部に移動する相］（図3-9）

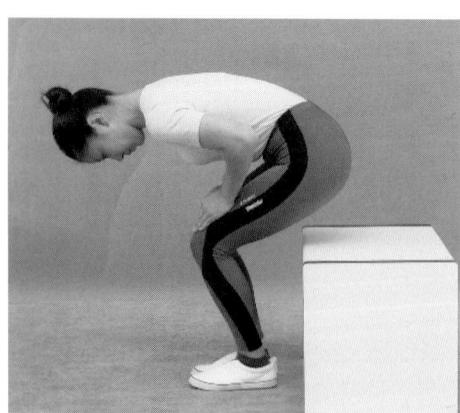
（図3-9）

②伸展相…重心を上に持ち上げる相（図3-10，3-11）

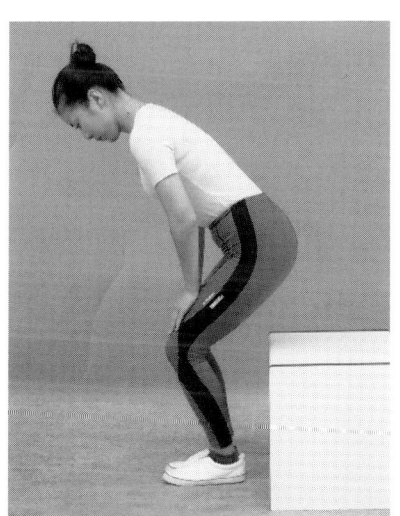
（図3-10）

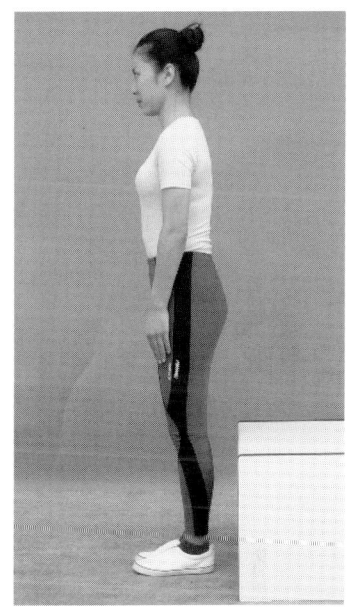
（図3-11）

　人は屈曲相（前傾相と前進相）で重心を前に出して足部に移し，伸展相で重心を上に持ち上げて立ち上がっている。重心が足部に乗らないうちに伸展相に入ると，後方に転倒してしまい，立ち上がることはできない。このように，立ち上がり動作は，①の重心を前方（足部）に移動させるシフティング（Shifting：移動）と，②の重心を上に持ち上げるリフティング（Lifting：挙上）との2つの相に大別される。

## 2）肩の軌跡から見た立ち上がり動作

　実際の立ち上がり動作における肩の軌跡を見ると，**図3-12**のような軌跡で動作を行っている。
①立ち上がり動作時の基本的な肩の軌跡で，詳細は第Ⅸ章（169頁）を参照されたい。
　ただし，この軌跡は最大限に下へ降りているため，伸展相の負担もまた大きくなるので，介助の場面では実際に用いることはない。
②介助によって立ち上がった場合の軌跡で，前傾相と前進相が合成されている。
　実際の介助は，この軌跡を基本として動作を行う。
　前傾相・前進相は，上に凸のカーブを描くことが最大の特徴であり，介助するうえで不可欠な要素である。

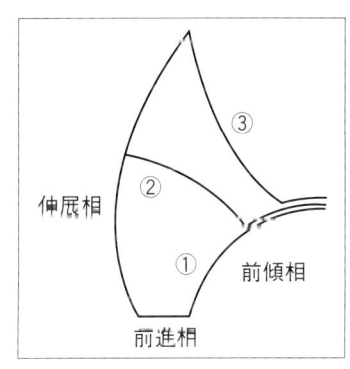
（図3-12）

**2** 立ち上がり動作（重心移動）の基礎　19

③健常人の場合の軌跡で，前傾相・前進相・伸展相の3相が巧みに合成されている。前進相は伸展相と合成されるため，下凸のカーブを描く。

このように肩の軌跡の特徴は，屈曲相では，足部を中心として円を描くように，上に凸のカーブを描いている。重心を前に出すときには必ず上に凸のカーブとなるようにしなければならない。しかし前述したように，前傾相・前進相を正確に求めると，下肢の屈曲角度が大きくなり，伸展相への負担も増大する。そこで，②に示した軌跡のように前傾相と前進相を併せた動作として，斜め前方へ上凸のカーブを描くようにして引き出すと，重心が足部に移動して伸展相への移行も容易となる。このラインで重心を斜め前に引き出すと，膝関節の動き（屈曲）が少なく，下肢の支持性（立ち上がりに必要な筋力）も得やすい。なお，下肢の支持性が比較的保たれている対象者ではラインは高めに，支持性が低下している対象者では膝の動き（伸展）が得にくいため，低いラインを描くように介助するとよい。（**図3-13，3-14**）

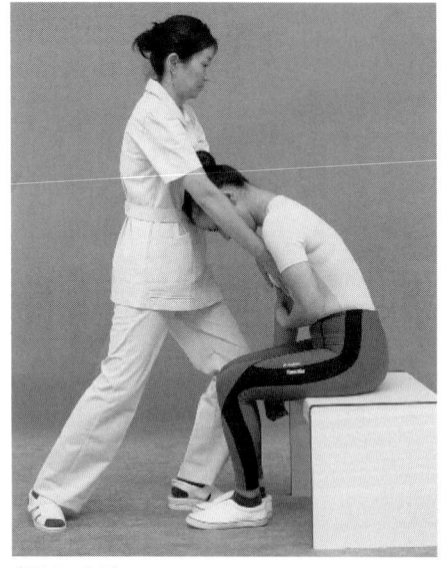

（図3-13）

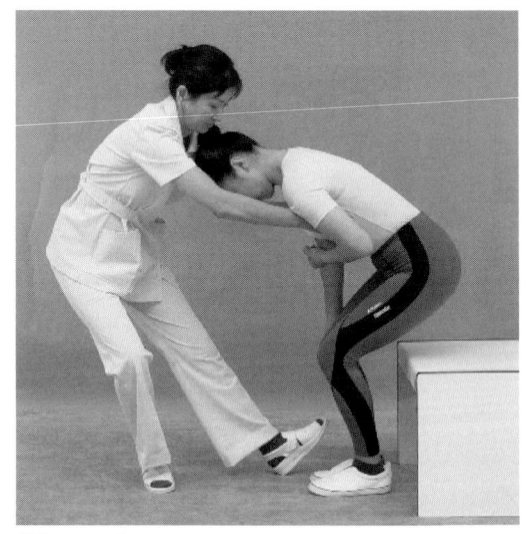

（図3-14）

## 3）立ち上がり動作における健常人と障害者や高齢者との違い

健常人は前述したように，これら3つの要素をそれぞれ分解して個別に行ってはいない。屈曲相の後半（主に前進相）では頸部などの体幹上部は伸展し始めるが股関節などの体幹下部は屈曲しつつ膝が前に滑り出すなど，各要素を巧みに織りまぜて行っている。また，足を後方に引いたり，手で手摺りを押したり，反動を利用したりして効率化を図り，大変滑らかな動作となっている。

ところが筋力が衰えた高齢者や障害を有する対象者ではこれら3つの要素を同時に織りまぜて行うことは困難であり，各相を1つずつ個別に行わなければ，立ち上がり動作を完成することは難しい。

伸展相の能力は有しているにもかかわらず前傾相・前進相ができないため，立ち上がり動作を自立して行えない対象者が多い。また，前傾相はできても前進相ができなかったり，前傾相からいきなり伸展相に移行する対象者も少なくない。**表3-3**に両者の比較をまとめる。

(表3-3) 起き上がり動作における健常者と対象者

| 健常人 | 障害者・高齢者群 |
| --- | --- |
| 前傾相・前進相と伸展相が混在している | 前傾相・前進相と伸展相が混在した動作は困難 |
| 加速度（反動など）を巧みに利用している | 加速度（反動など）を利用した動作は困難 |

**図3-12**の③の健常人と同じ軌跡で，重心を前に引き出さずにいきなり上に持ち上げるような介助では，重心を足部に移動することはできない。その結果として，対象者が持っている伸展相の能力を十分に引き出すことができないため，全介助となってしまう。そこで介助を必要としている方の立ち上がり動作の介助では，②に示した軌跡で介助をすることが望ましい。

このように，立ち上がり動作の介助では，どの相ができないのかを適切に把握して，その部分のみ補うような介助を行う必要がある。

## 4）従来の立ち上がり動作の介助法と問題点

介助者が対象者の前方から背中や腰に手を差し込んで持ち上げる方法が一般に用いられているが，背中に回した手によって体幹が伸展されてしまう（**図3-15**）。

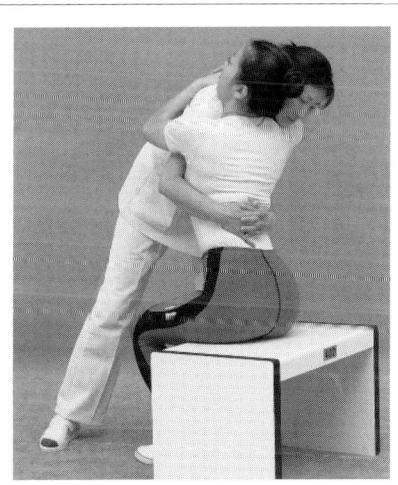

(図3-15)

このときの運動のカーブは下に凸となっているので，体幹が伸び上がってしまい（図3-16，3-17），後方に伸びようとする動きが起こる。そのため重心を足部に乗せることができず，本来残されている立ち上がる力（伸展相）さえ発揮できなくなり，結果として介助の量を増大させている。従来から用いられているこの方法は，残存能力を最大限に発揮させる（健側を利用する）という視点ではなく，失われた能力を補うという視点から構成されており，残存能力の活用をも阻害する技法である。

　また従来より，介助者の膝で対象者の患側の膝関節をロック（固定）する方法が用いられているが適切な方法ではない。その理由を以下に記載する。

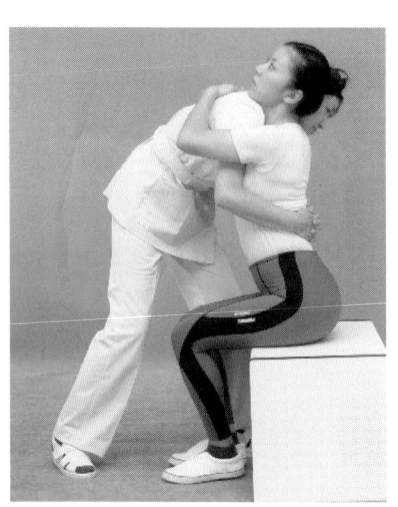
（図3-16）

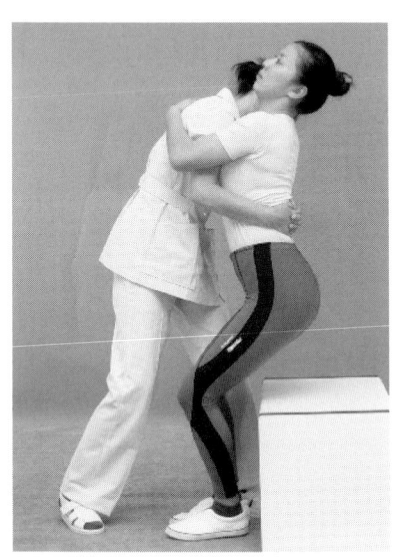
（図3-17）

①前方への重心移動が不十分となる。
　膝の前方への移動が妨げられるため，立ち上がり動作に必要な屈曲相，なかでも前進相を十分に引き出すことができない。
②介助動作が行いにくい。
　介助者が膝を固定に用いるため体全体を使って介助することができず，介助動作が行いにくい。
③バランスを崩しやすい。
　両者の体が密着するため対象者の状況を把握しにくく，またバランスを崩した場合の対応も難しい。
④膝痛を起こしやすい。
　膝関節を伸展させてロックするため，対象者の膝を痛めやすい。
　ただし，体幹や下肢の支持性が著しく低下している場合では膝をロックする方法を使用することがあり，その技法については後述するが，この技法は両下肢の支持性がほとんどない対象者にのみ用いられるべきであり，一側でも下肢の能力が残されている対象者には用いて

はならない。また対象者の膝を痛めやすいこともあり、あくまでも補助的な技法として捉えたい。

### 5）動作訓練とADLの違い

リハビリテーションでは平行棒などを用いて、立ち上がり動作や立位保持の訓練を行っている。これは患側の機能を高める（支持性を引き出したり正常なバランス能力を回復させるなど）目的で行う場合と、ADL訓練（立ち上がり動作を獲得する）として行っている場合とがある。立ち上がり動作訓練として一括して計画されることが多いが、機能の回復を目的としている場合は患側に重心を乗せるようにし、動作能力の獲得を目的としている場合は健側に重心を乗せるようにしなければならない。このように立ち上がりなどの動作訓練を行うときはその目的を正確に分類する必要があろう。

立ち上がり動作ができない原因には、筋力低下、立位感覚の低下、バランス能力の低下などのほか、立ち上がり動作に不可欠な重心を足部に移動する能力の低下が挙げられる。このなかで、重心の移動ができないため立ち上がり動作が自立していないケースは、平行棒などを引いて（pull up）立ち上がることが多いが、この方法では足部への重心の移動を促すことができず、立ち上がり動作を自立させるためのADL訓練としては不適切である。また、患側への荷重の是非が問題となるが、動作を獲得するためのADL訓練としては健側の利用が中心となろう。そこでどうしても重心の移動ができないケースでは、柵などを引いて、能力の低下を補う方法を用いる場合もある。（図3-18）

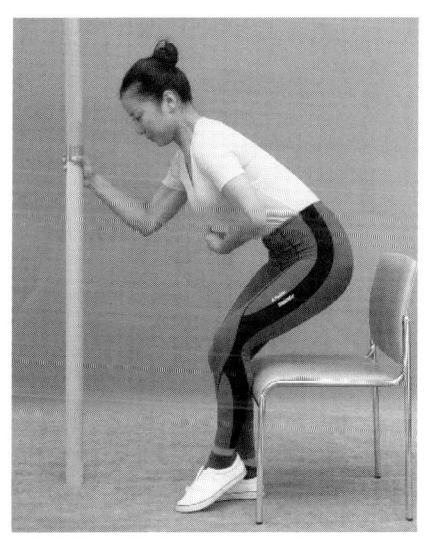

（図3-18）

日常の生活場面での動作に患側に重心を乗せるなどの機能回復をも含めた動作を求めることは、結果として不安定な下肢に荷重させることになり、当然安全性は得られない。ADLでは安全に行えることが最優先されるべきであり、生活場面での動作のなかに、機能の回復を目的とした訓練的な手法（患側に重心を乗せるようにするなど）を持ち込むことには慎重

な対応が必要であろう。
　訓練の進行状況によっては，ケースに訓練と実際の ADL では正反対のことを要求することになる。患側の機能を求めるのか，動作の能力を求めるのか，2者を同時に求めるのか，訓練の目的を明確にするとともに十分な説明や指示が必要であろう。**(図3-19，3-20)**

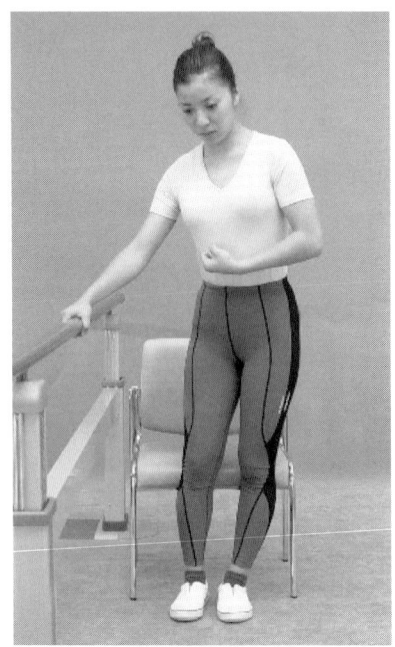

（図3-19）

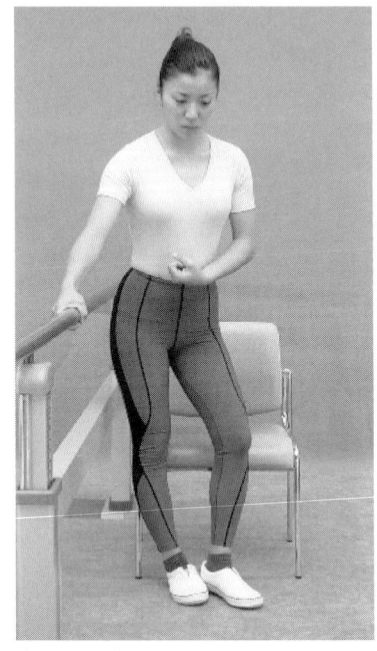

（図3-20）

# IV. トランスファー（移乗）1：
## 下肢の支持性があるタイプへのトランスファー

### 1 自立パターン1：健側回り [1]

　自立してトランスファーを行えるが，車いす側へ十分に回転しないまま，倒れ込むようにして座る方が多い。前述したが，真の自立とは安全・確実に行えることであり，現状では介助を受けずに動作を行っている方のなかにも，確実性に欠ける方が少なくない。できるからといってすぐに真の自立者とは決めつけず，より安全な方法で行えるように指導したい。

#### 適応
　立ち上がり，回転，座るの各動作が自立して行える対象者。

#### 本技法の特徴
　自立して行うだけでなく，安全性や確実性とともに，能力を維持することができる。

#### 技法
［ベッド→車いす］のトランスファー
❶健側上肢で反対側の肘掛けを図のように把持する。（図4-1）

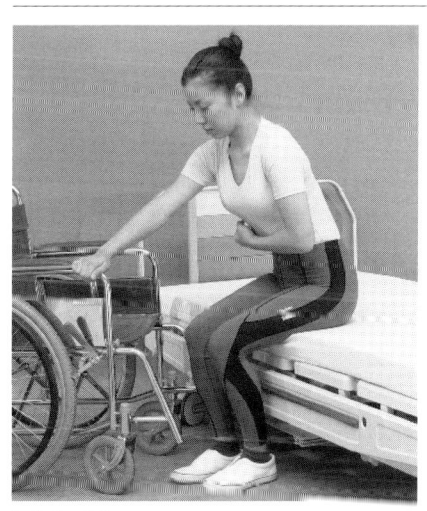

（図4-1）

❷肘掛けを押し下げるようにして支え，体を前に出しながら立ち上がる。(図4-2，4-3)

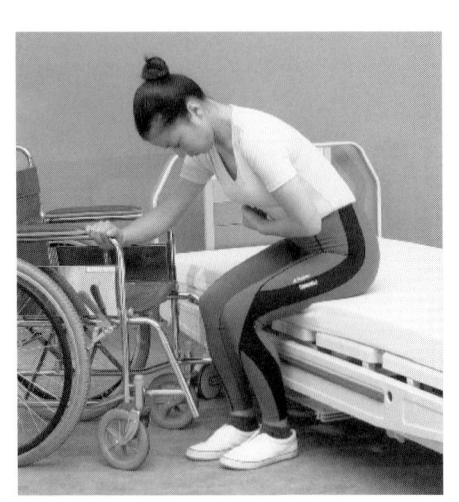

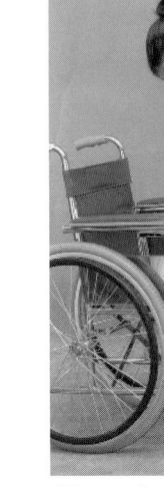

(図4-2) 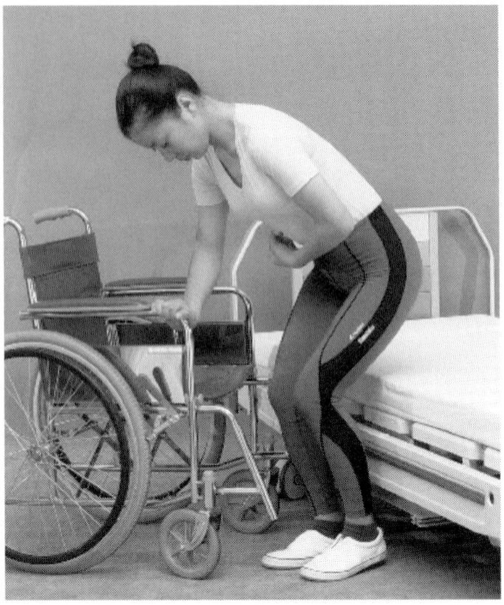　　　　　　　　　(図4-3)

●指導上の注意点
　このとき，対象者は肘掛けを引いて体を前に出そうとすることが多いので，押し下げるように指導する。

❸健側の足で回転して向きを変える。(図4-4，図4-5)

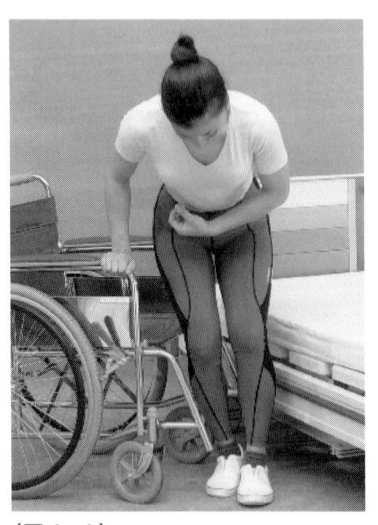

(図4-4) 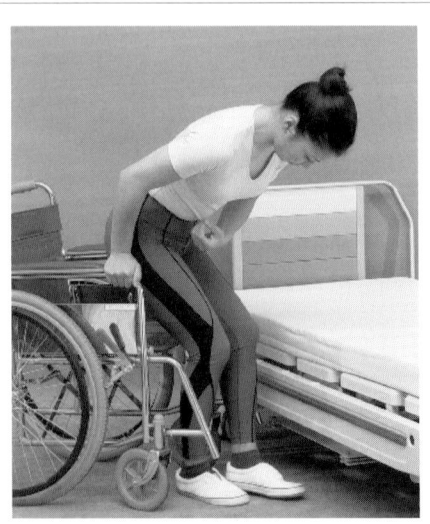　　　　　　　　　(図4-5)

❹車いすに座る。(図4-6〜8)

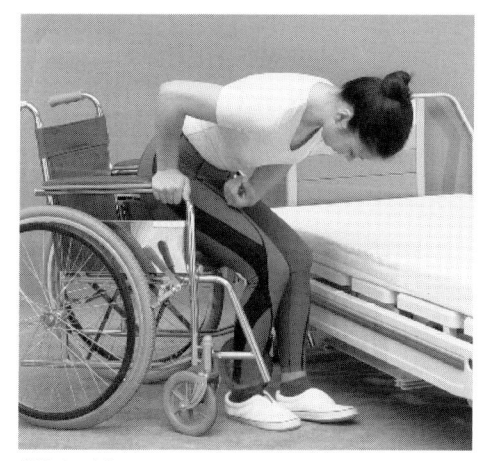

（図4-6）

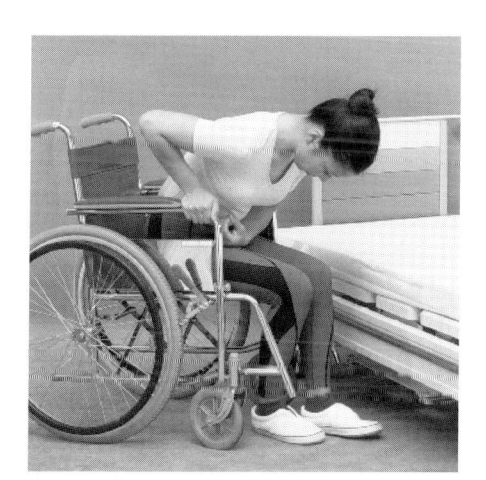

（図4-7） 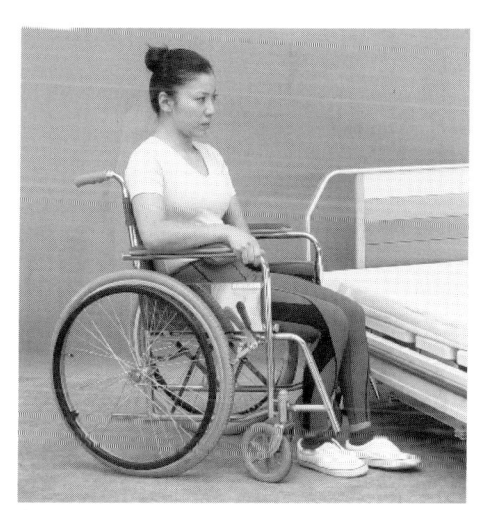　（図4-8）

●指導上の注意点
　座るとき，一気に倒れ込むように座ってしまうことが多い。体幹を十分に前傾させてから，ゆっくりと座るようにする。

[車いす→ベッド] のトランスファー
❶健側上肢でベッド柵を把持する。(図4-9)

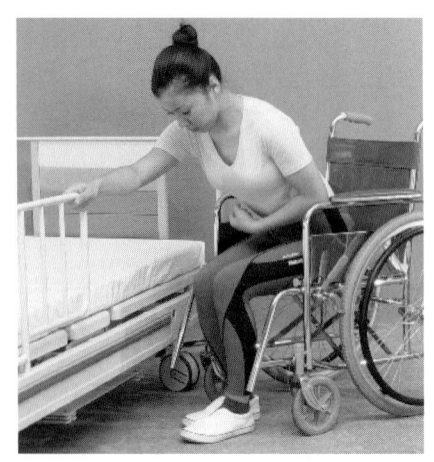

(図4-9)

❷柵に体幹を預けるように体を前に出しながら立ち上がる。(図4-10, 4-11)

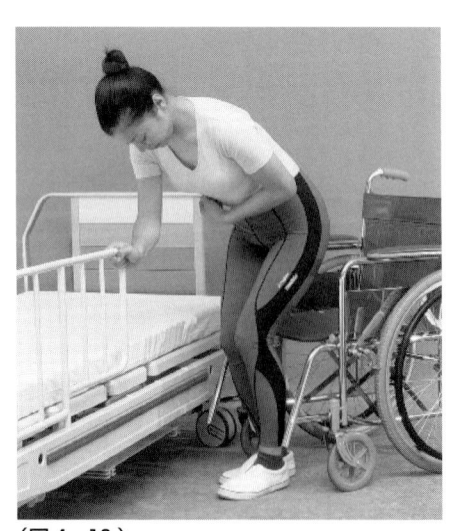

(図4-10) 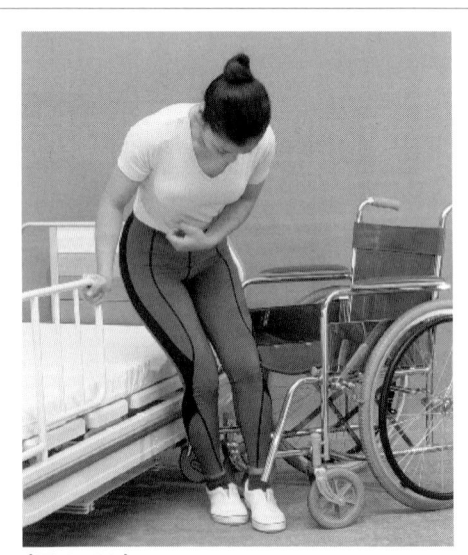　(図4-11)

●注意点
1．握り方は順手。
2．体を前へ引き出すために，無理に柵を引かないようにする。

❸健側の足で向きを変えながら回転し,ベッドに座る。(図4-12,4-13)

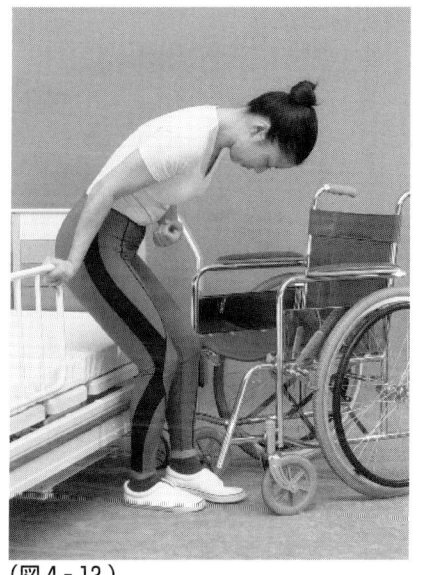

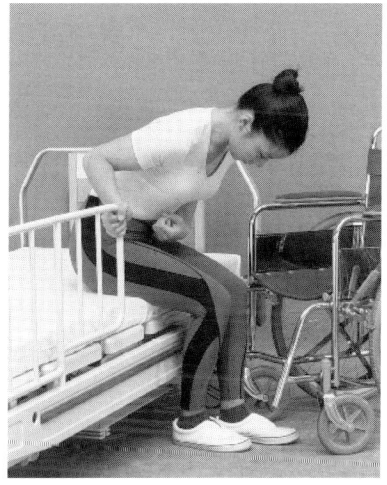

(図4-12)

(図4-13)

●注意点
　ベッドに浅く腰掛けると滑り落ちる危険性があるので,なるべく深く座るようにする。
(図4-14)

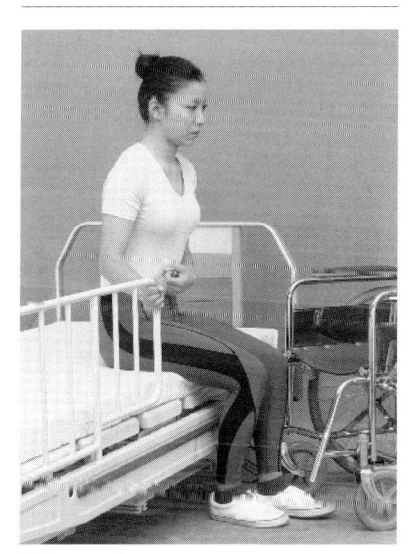

(図4-14)

❶自立パターン1:健側回り

## 2 自立パターン2：患側回り (DVD)[2]

　日常の生活では，車いすとベッドの間を何回も往復する必要がある．しかし，常に健側回りをするためには，ベッドに移った後，車いすの位置を健側方向に移動させなければならない．車いすを移動することも介助の一部であり，これではたとえトランスファーの動作自体は自立していても，ADL上完全な自立とはいえない．

　本当に動作が自立するためには，車いすを降りたときの位置に置いたまま，また車いすに乗ることができるような動作パターンが望ましい．

　対象者が自ら車いすを移動させている姿を見受けるが，ベッドの周囲は狭く，頭部と足部（以下，足と呼ぶ）の両方に45度の角度で車いすを置くことは難しい．「ベッドから車いすへの移乗 ⇒ 患側回り」，「車いすからベッドへの移乗 ⇒ 健側回り」とすると，車いすの向きを変えたり移動する介助が不要となり完全な自立が達成される．

### ◉適応
　体幹のバランスや患側下肢の支持性がある程度保たれている対象者．
　患側回りはバランスを崩しやすいため転倒を起こす危険性もあることを熟知しておかなければならない．

### ◉本技法の特徴
　ベッド⇔車いすのトランスファーを自立させるだけでなく，トイレやそのほかの場所への移乗動作がすべて自立してできるようになり，行動範囲の拡大を図ることができる．

### ◉技法
[ベッド→車いす] のトランスファー
❶ベッドの柵を設置し，患側約45度に車いすを置く．
●注意点
　車いすを45度より浅く置くと，回転する軸がずれ，座るときに一歩足を踏み出さなければならない．

❷ベッド柵を順手で把持しながら立ち上がる。(図4-15, 4-16)

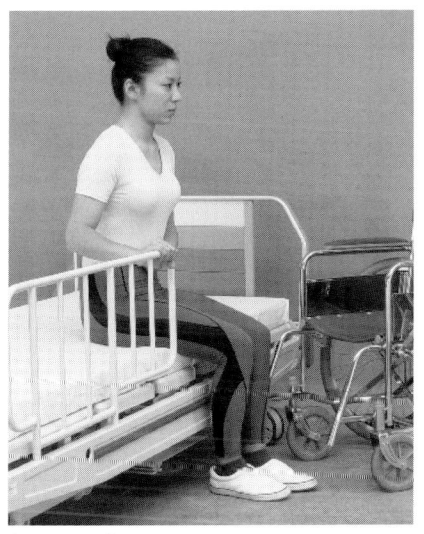

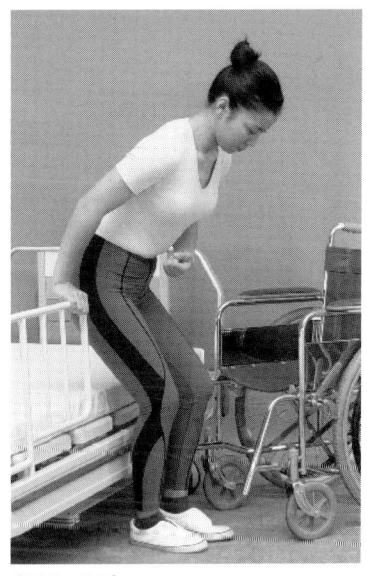

(図4-15)　　　　(図4-16)

❸柵を把持した手を逆手に持ち替える。
(図4-17)

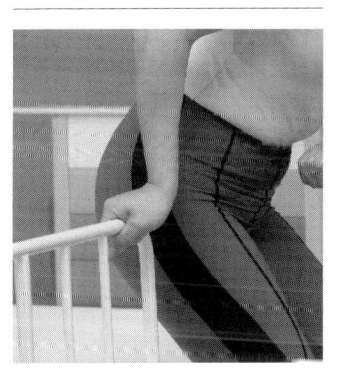

(図4-17)

❷自立パターン2：患側回り

❹車いすに座れるような位置まで体を患側に回転させる。（図4-18，4-19）

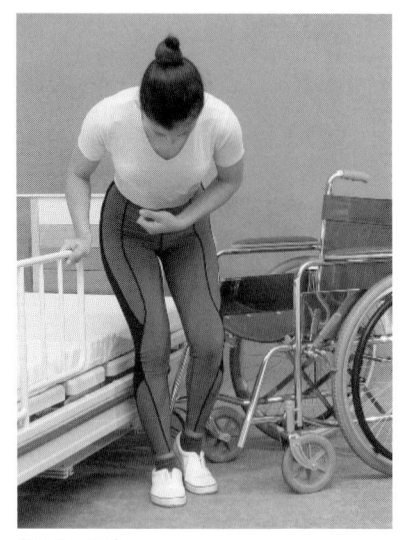

（図4-18） 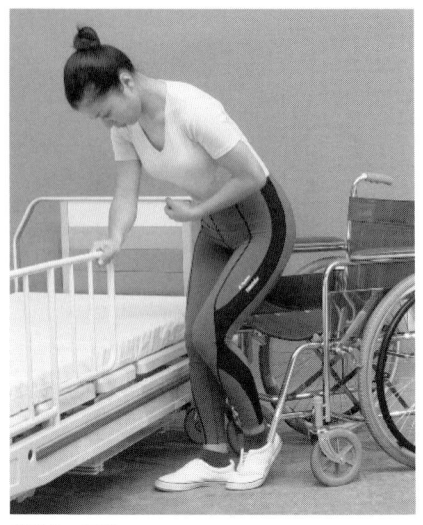　　　　　　　　　（図4-19）

❺柵を持ち体幹を前傾させながら車いすに座る。（図4-20，4-21）

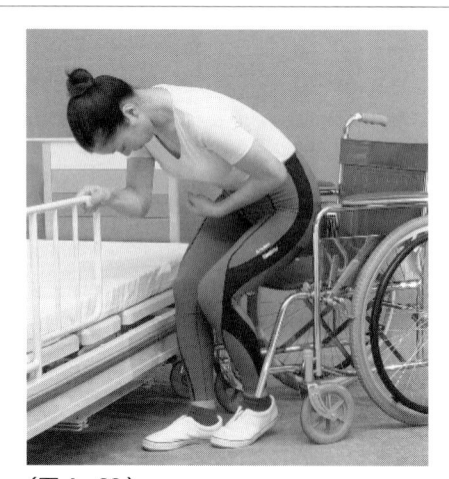

（図4-20） 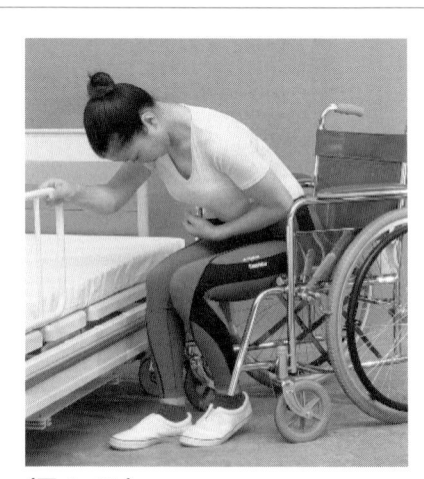　　　　　　　　　（図4-21）

[車いす→ベッド] のトランスファー
　自立パターン1の「車いす→ベッド」と同じ方法で行う。

## ❸ 両手腋窩パターン：基本パターン [3]

　両手で腋窩を斜め前方へ引き出す技法：一般的な対象者用

トランスファーのなかで最も一般的な方法であり，多くの対象者に用いられる。上に凸のカーブを描きながら斜め前方へ引き出すことが重要なポイントであり，対象者も抵抗なく重心を前方へ移動することが可能となる。

### 適応
両下肢または一側下肢および体幹の支持性があり，体幹の前傾（前傾相＝お辞儀）はできるが，さらに重心を前に出して足に重心を乗せることができない(前進相がない)型の対象者。

### 本技法の特徴
最も基本的なパターンであり，ほかの技法を修得する場合も，まず本技法を修得することが望ましい。

### 介助者の動き方と車いすの設定　[4]
[介助者の動き方と回り方]
❶膝の屈伸を用いて介助者は腰を大きく移動させながら，対象者を引き出す。

◉ポイント
1．体を後方へ引くとき介助者は体幹を反らさず，常に前傾姿勢を保って動くようにする。
　人は，倒れることを避けるため，重心＝腰が自分の両足部の間より外へ出ることを嫌がるが，体幹を前傾させてバランスを維持し，腰を大きく動かすことが最大のポイントである。
（図4-22，4-23）

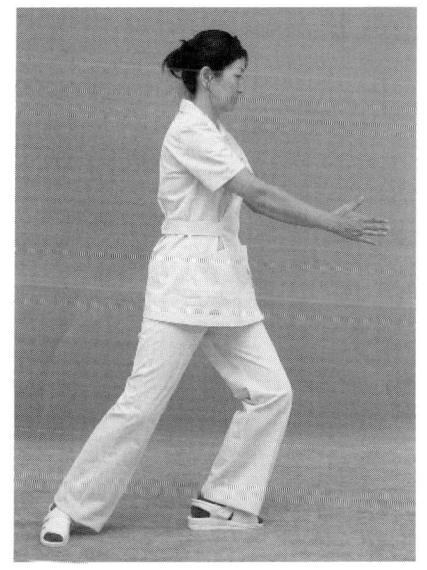

（図4-22）　　　　　　　　　　（図4-23）

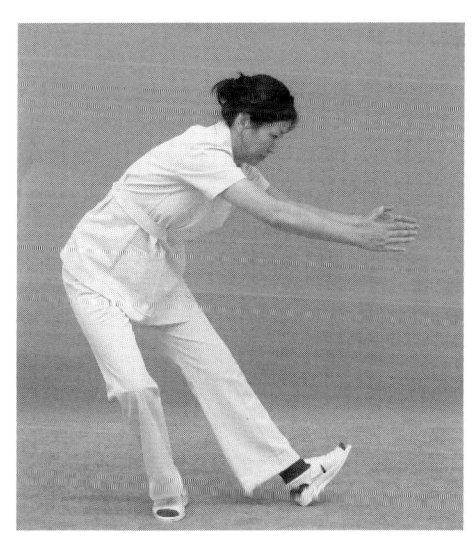

2．膝を伸ばして行うと体全体を動かすことができないため，手で引くか体幹を後方に反らせて行うことになるが，これでは動きがさらに制限され，安定した誘導が困難になる。(図4-24)

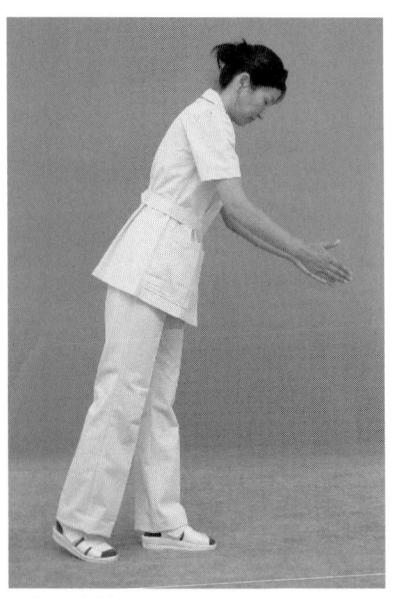

(図4-24)

❷介助者の両足部は，踵かつま先のどちらかを上げて，大きく移動できるようにする。
❸回るときは，必ず対象者の足を中心にして回り，対象者とは同じ距離を保つようにする。介助者の足を中心にして回ってはならない。(図4-25〜29)

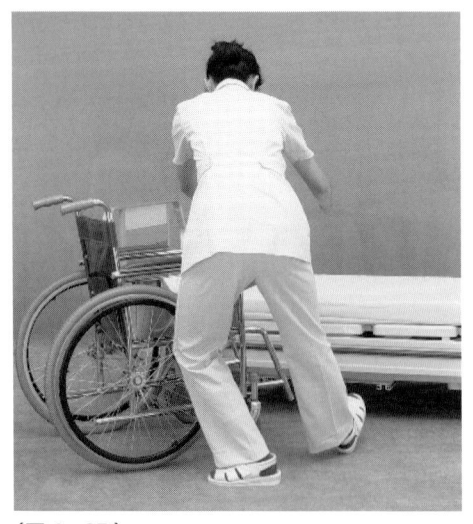

(図4-25)

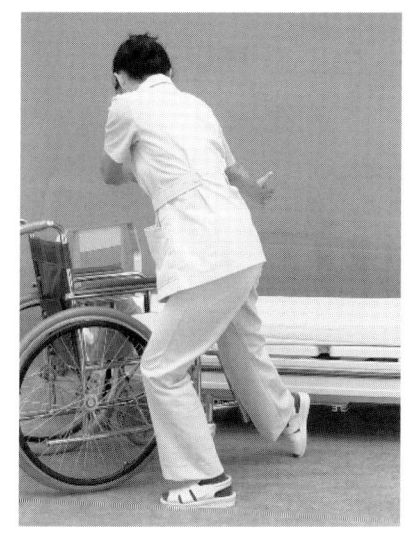

（図 4 - 26） 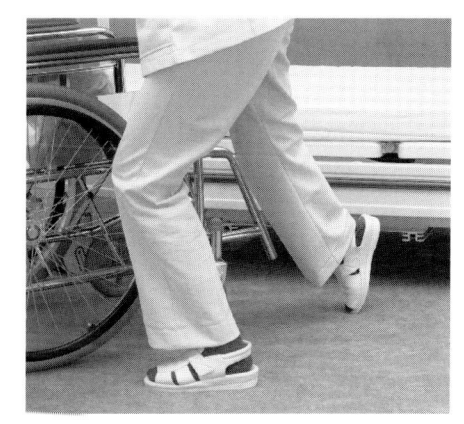　　　　　　　　　　　（図 4 - 27）

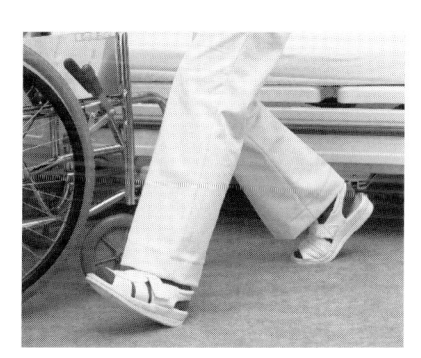

（図 4 - 28） 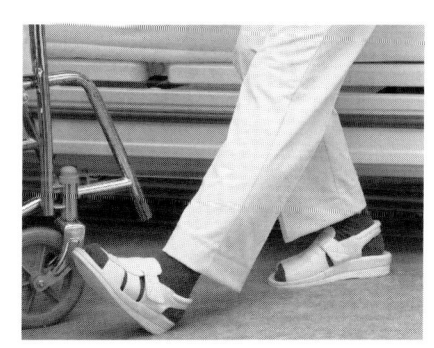　　　　　　　　　　　（図 4 - 29）

●ポイント
　介助者は右のつま先をつけて，車いすと向かい合うように足の向きを変え，回転したのち左の踵を引いて，徐々に右足に重心を移す。また，介助者はなるべく対象者と正面から向かい合うように回転する。介助者は1カ所で構えるのではなく，左右の足に交互に重心を移動してステップするようにして滑らかに動く。

3 両手腋窩パターン：基本パターン　　35

[車いすの置き方と回る方向]
❶車いすはベッドと約45度の位置に置く。（図4-30）

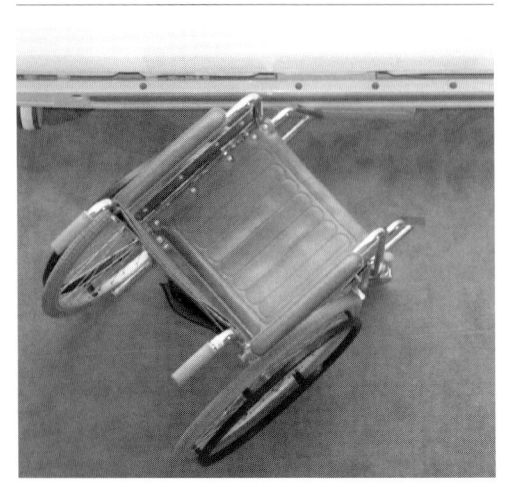

（図4-30）

・適切な回転軸を捉えるには？
　移動する側の足を軸として回転するが，車いすをベッドと平行に置くと足部＝軸の位置がずれてしまい，立ってから回転するときに一歩踏み出す必要が生じる。
　車いすを約45度の位置に置くと，立ってからも足を踏み出す必要が全くなく，そのまま回転して座ることができる。（図4-31〜33）
・肘掛けに当たらないようにするには？
　回転する際に，ベッド側の肘掛けに腰や尻をぶつけてバランスを崩すことが多い。
　45度の位置に置くと，肘掛けにぶつかることなく回転することができる。

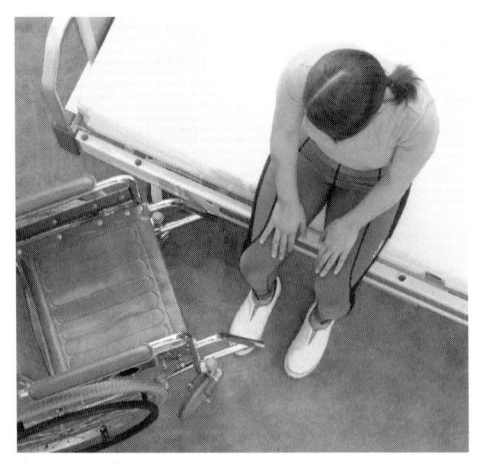

（図4-31）

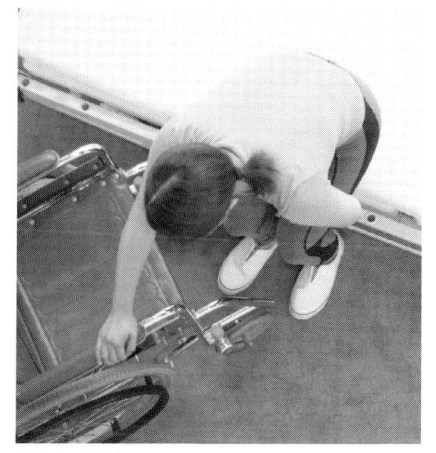

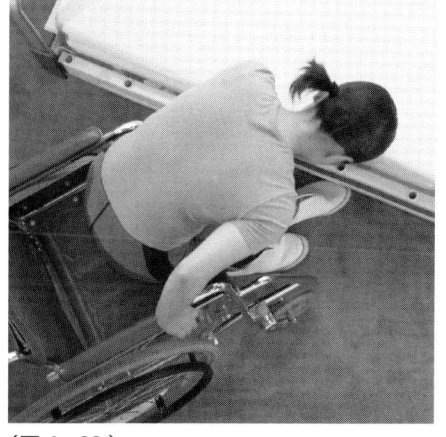

(図4-32)　　　　　　　　　　(図4-33)

❷健側回りを原則とする
　片マヒや骨折などの疾患で左右の下肢の支持性に差があるときは，原則として健側方向に回るようにする。特に片マヒでは，完全自立や全介助の一部のパターン以外は健側回りにすると安全かつ容易である。

　以上から，室内が狭く斜めに車いすを置けない場合や一部のパターンを除き，車いすを置く位置は，健側約45度が基本となる。

**技法** [5]
[ベッド→車いす] のトランスファー
❶介助者は回転の軸となる対象者の足（車いす側の足で，写真の場合は右足となる）の前方に左足を横に向けて置く。
　介助者の右足は，斜めに構えるように対象者の足の左脇に置く。**(図4-34)**
　対象者に反対側の肘掛けを把持させる。

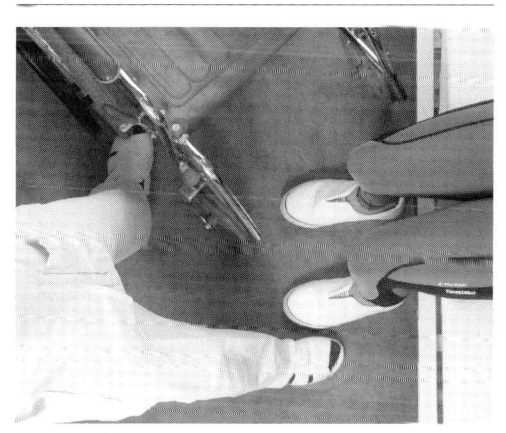

(図4-34)

❸両手腋窩パターン：基本パターン　37

●介助上の注意点
1．右足と同様に左足も対象者側に向きやすいが，両足の向きが揃うと腰や膝を用いた滑らかな引き出しができなくなるので，左足を横向きに置く。
2．右足は，対象者の左足に半分くらい重なる程度とする。
3．対象者に把持してもらう肘掛けの位置は，回転や座る際に後方へ倒れ込まないようにするため，なるべく先端を持つ必要がある。したがって，デスク型の車いすのように先端が下がっている型の車いすは，このパターンでトランスファーをする場合には適切ではない。また，フットレストのベルト（レッグレスト）は外しておいたほうがよい。
❷介助者は両手を対象者の腋窩に差し込む。上体を伸ばし，腰を前に出して対象者に近づける。（図4-35）

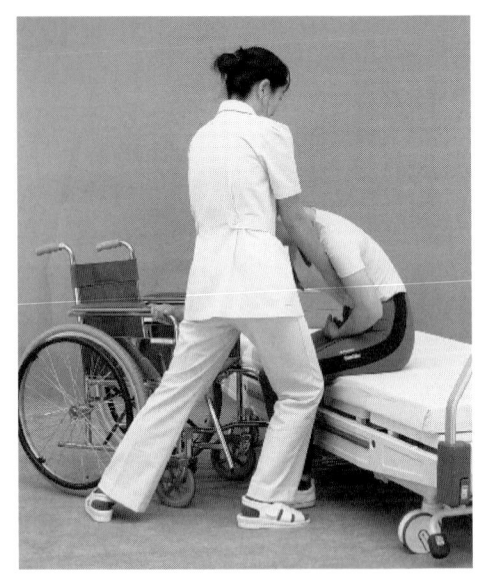

（図4-35）

●介助上の注意点

　介助者の四指が背に掛かると体幹に伸展方向の力が働いてしまう。母指の背側を腋窩に当てるだけで、ほかの四指は背側をつかまないように浅く差し込む。(図4-36, 4-37)

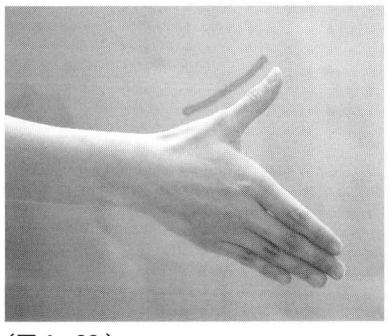

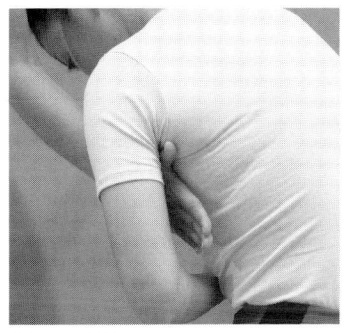

(図4-36)

(図4-37)

❸上に凸のカーブを描いて、車いす側の斜め前方に引き出す。(図4-38～41)

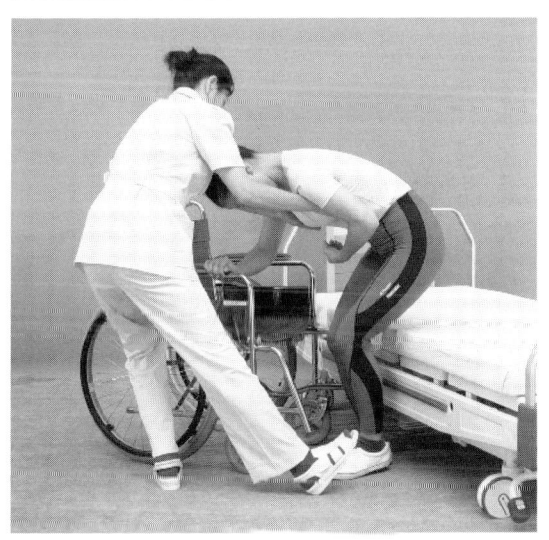

(図4-38)

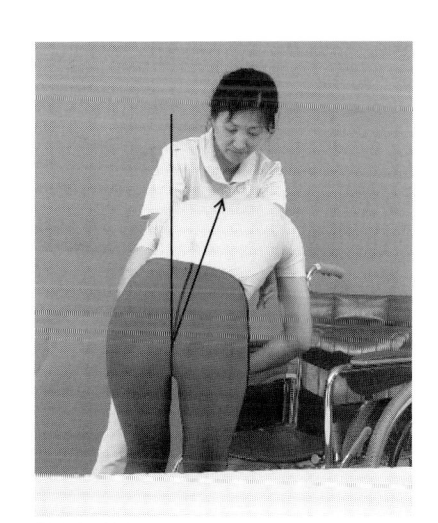

(図4-39)

❸両手腋窩パターン：基本パターン　39

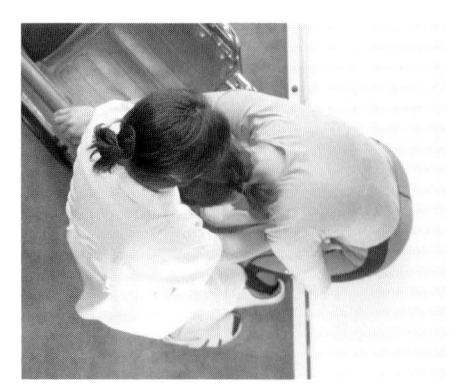

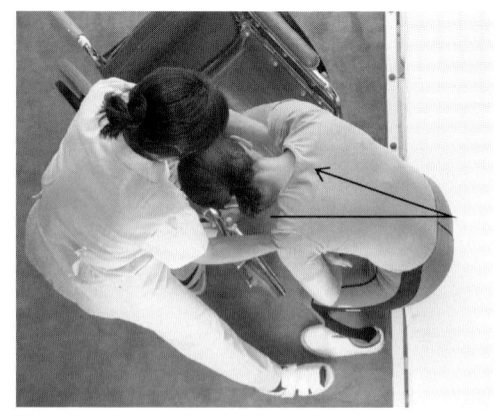

（図4-40）　　　　　　　　　　　　　　（図4-41）

●介助上の注意点
1．側方から見た基本的なラインは，前傾した対象者の体幹のカーブを延長したラインとする。
2．上方から見た引き出す方向は，右足に重心を適切に乗せるため，車いす側の斜め前方となる。
3．このとき対象者の下肢の支持性によって，引き出すラインの高さは変化する。支持性の高い対象者は高めに，低下している対象者では低めに引き出すと，重心を前方に引き出しやすく支持性も得やすくなる。
4．引き出すときは腕で引き出すのではなく，介助者は腰を中心として体全体を大きく後方へ引くようにする。
❹対象者の足（この場合は右足）を回転の軸として，対象者・介助者は一体となって回転する（図4-42～44）。

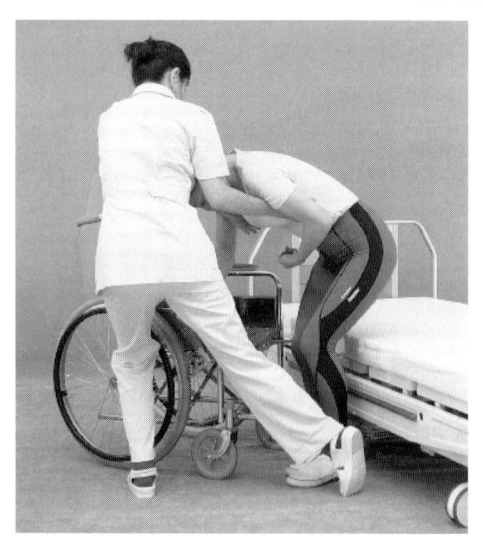

（図4-42）

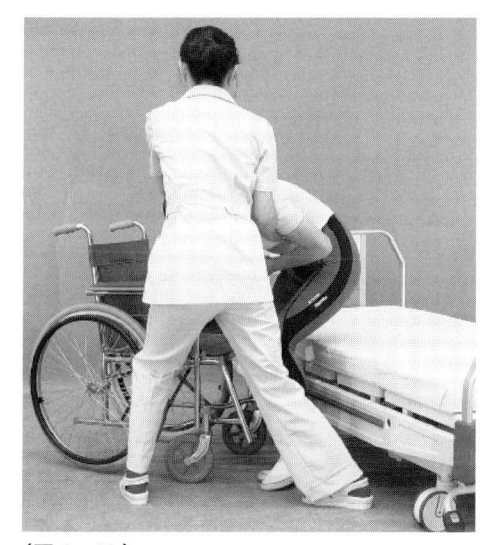

（図4-43） 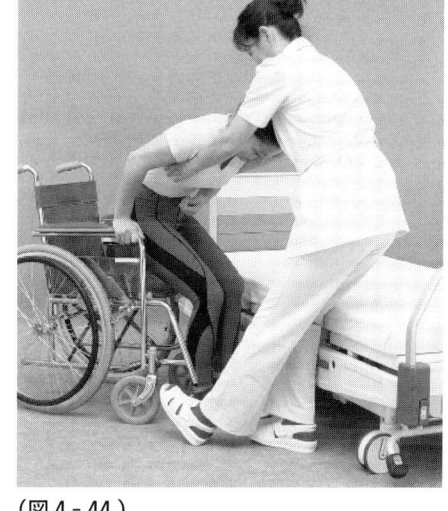　（図4-44）

● 介助上の注意点

　回転しながら座らせてしまうことが多い。回転が終わるまで，対象者の重心が車いす側に偏らず，右足に残っているようにすると，車いすに倒れ込むことはない。

❺ 重心を足に残したまま，ゆっくりと座らせる。（図4-45，4-46）

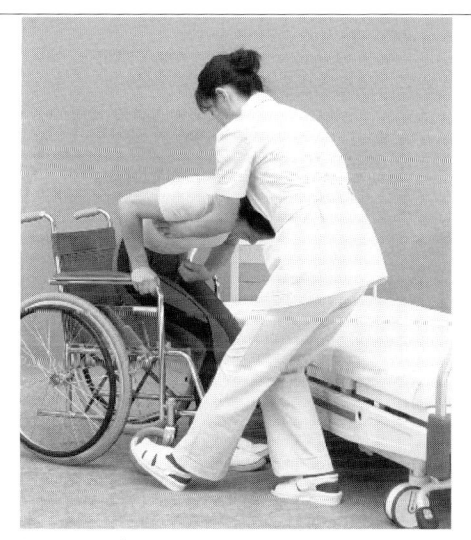

（図4-45） 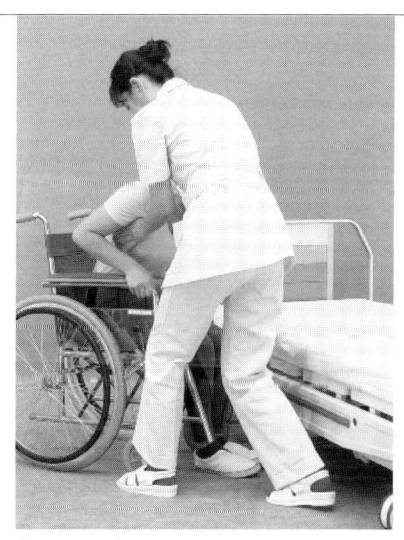　（図4-46）

● 介助上の注意点

　体幹を前傾させながらゆっくり腰を降ろさせる。重心を最後まで足に残したまま，深くお辞儀をしてもらうようにするとよい。

3 両手腋窩パターン：基本パターン　41

[車いす→ベッド] のトランスファー
❶対象者にベッド柵を把持させる。
　介助者は対象者の左足前方に左足を置く。
　右足は車いすのフットレスト（足を乗せる台）付近に置く。（図 4 - 47，4 - 48）

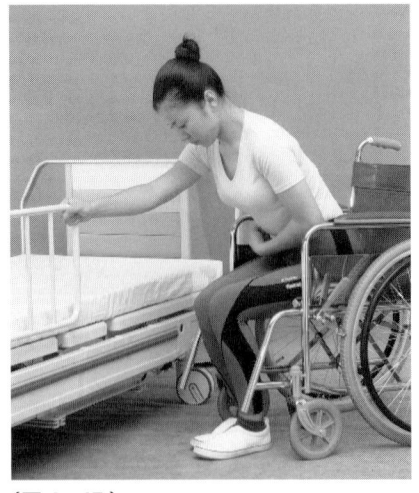

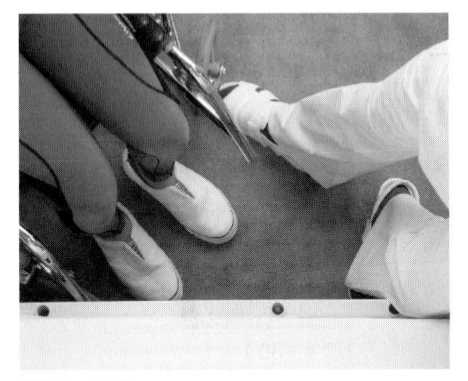

（図 4 - 47）　　　　　　　　　　（図 4 - 48）

❷介助者は両手を対象者の腋窩に差し込む。（図 4 - 49）

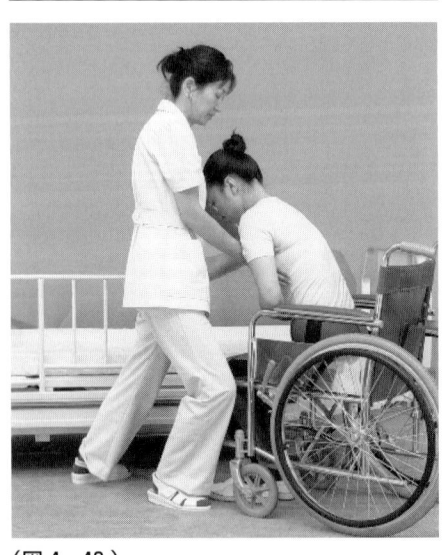

（図 4 - 49）

❸上に凸のカーブを描いて，ベッド側斜め前方に引き出す．(図4-50，4-51)
引き出すラインの高さも「ベッド→車いす」のトランスファーと同様である．

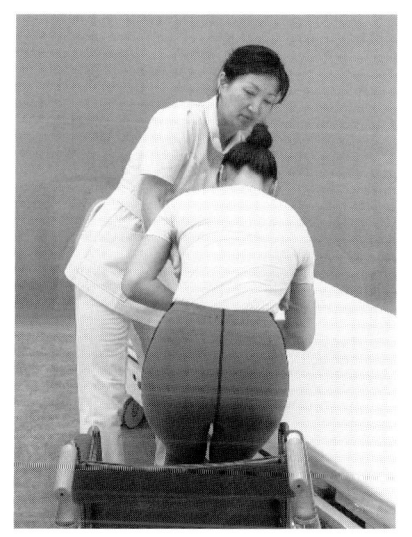

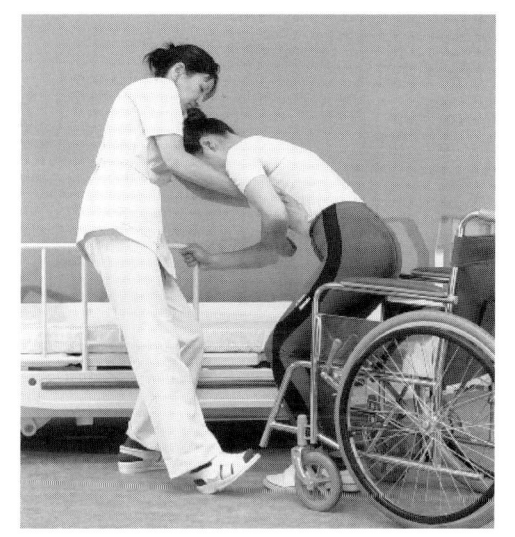

(図4-50)　　　　　　　　　　(図4-51)

●介助上の注意点
　この場合は，ベッドがあるため「ベッド→車いす」のトランスファーと異なり，介助者は対象者の前方に位置することが困難で，対象者を介助者側へ引き出してしまうことが多い．
　介助者はベッドのフレームなどに左の下肢で寄りかかるようにして体重を支えると容易である．

❹対象者の足（この場合は右足）を回転の軸として，対象者・介助者は一体となって回転する。（図4-52，4-53）

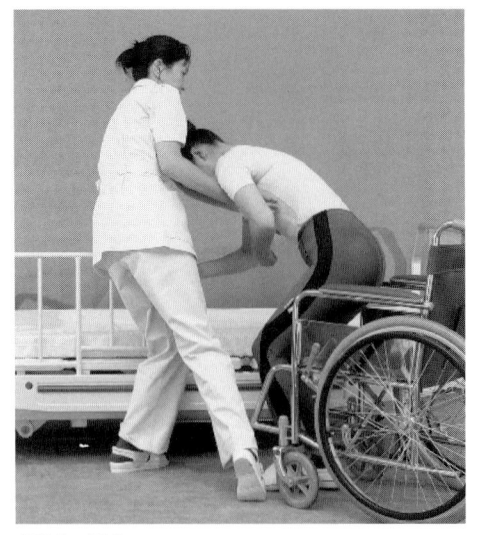

（図4-52）

（図4-53）

●介助上の注意点
　対象者は一気にベッドに倒れ込もうとすることが多いので注意する。
❺重心を足に残したまま，ゆっくりと座らせる。（図4-54）
　体幹を前傾させながらゆっくり腰を降ろさせる。

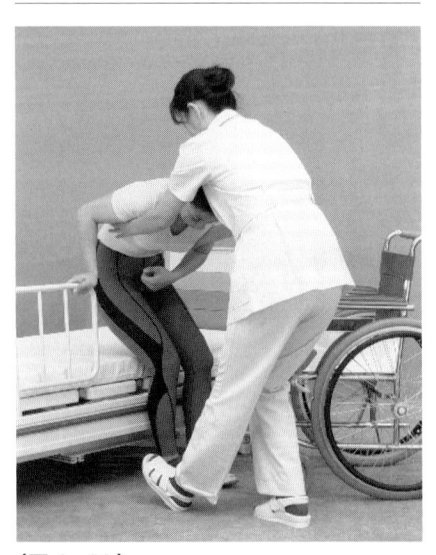

（図4-54）

●実施する際のサポート方法　[7]
　補助者は図4-55，4-56のような位置に立ち，引き出す方向を誤ったり，回転時にぶれたりしたときに補助をする。(**図4-55，4-56**)

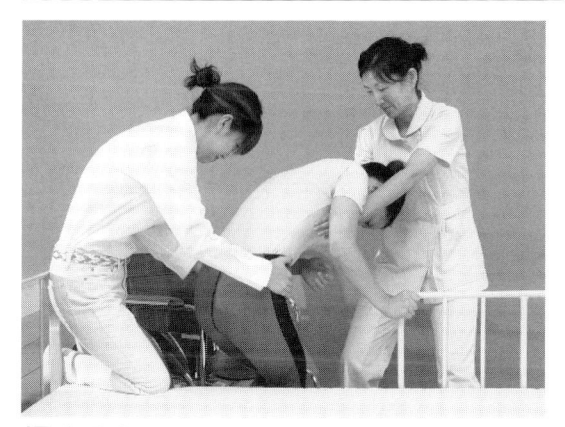

（図4-55）

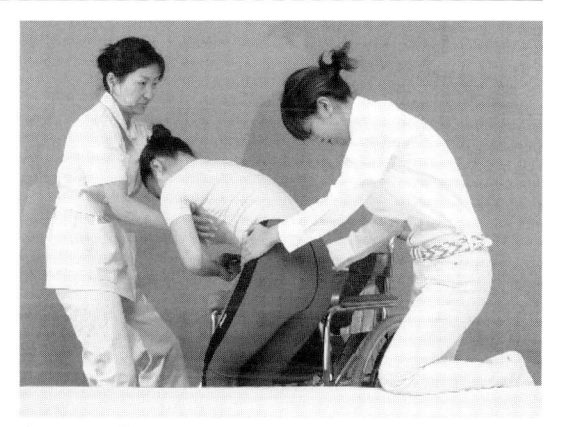

（図4-56）

●練習のポイント
1．対象者役の力の入れ方
　図4-57のように，座った姿勢で固まったように力を入れてもらう。前に引き出されたときも中腰のままの姿勢を保つ。膝を伸ばして立ち上がってしまったり，逆に膝の力を抜いたりすることが多いので，注意したい。(**図4-57，4-58**)

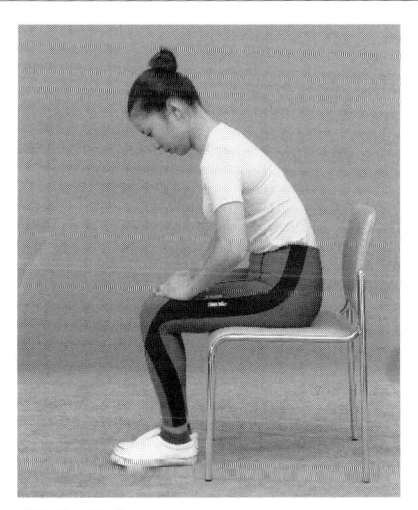

（図4-57） 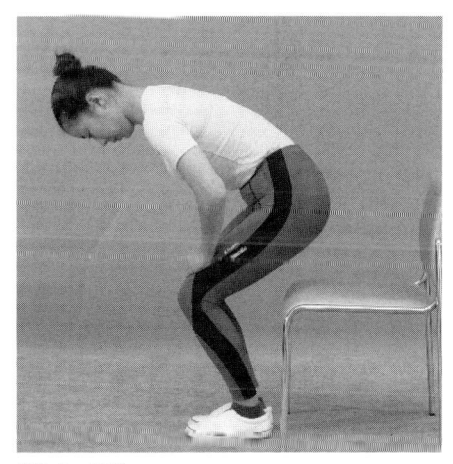　　　　　　　　　　　（図4-58）

2．前方への引き出しの練習法
　人の身体を前方へ引き出す感覚を身につけることが最も重要な課題となる。

❸両手腋窩パターン：基本パターン　　45

❶介助者の動き方

　対象者に力が加わる指から腕も身体と一体になって，介助者の身体全体を後方へ引くこと。どうしても手だけで引いてしまう場合は，図4-59のように適当な箱や硬めのボールなどを上腕と身体の間に挟み，落ちないようにしながら対象者の身体を引き出してみる。（図4-59）

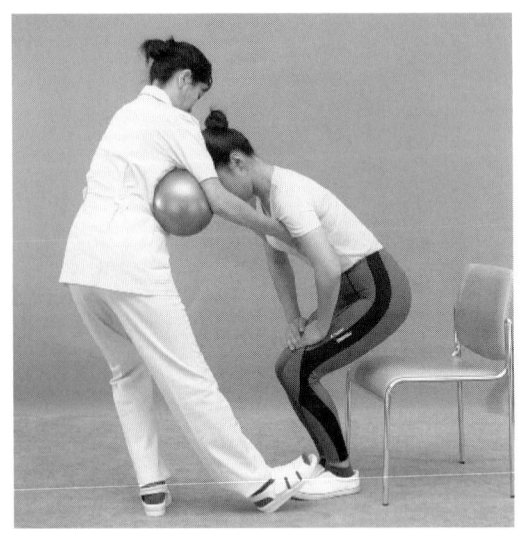

（図4-59）

❷上に持ち上げないための練習

　腋窩へ指を差し込むと，従来の習慣からどうしても上に持ち上げてしまう場合は，逆に上から指を1本（中指が適当）腋窩に差し込み，前方へ引き出す練習を試みるとよい。慣れたら，下から腋窩に母指を差し込んで引き出してみる。指を上から差し込むときは前方へ引けるが，下から差し込むと持ち上げてしまう方も多い。そのときは腰を動かさずに上体を反らして手で持ち上げているので注意したい。（図4-60～62）

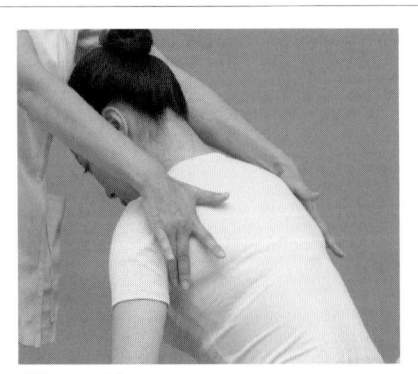

（図4-60）

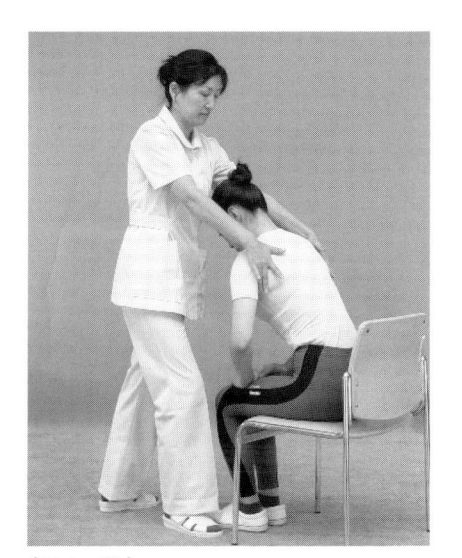

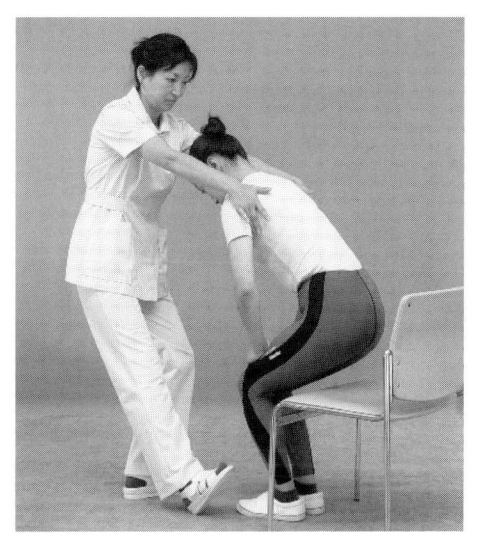

(図4-61)　　　　　　　　　　　(図4-62)

3．回転の方法について
　対象者の足を軸として介助者が回るのは本技法の大きな特徴の1つである。右の足尖（つま先）を床について足の向きを車いす側に変え，同時に左踵に乗っている体重を右足に移しながら回転する。慣れてくると，介助者は足をステップすることで位置を変えながら回転できるようになる。

## 4 両手腋窩パターンの補助的な技法

### 1）回転する方向と反対側の膝が外側に開かないように抑える技法　[9]

　　　健側の支持性は保たれているが，患側のコントロールが不良で，立ち上がり動作時に膝が外へ開いてしまい（股関節が外転・外旋する），重心を前に引き出したとき患側にバランスを崩す型の対象者。
　　　この方法は膝のロック（固定）とは異なり，膝が外へ開くのを防ぐことでバランスや支持性が得られるような対象者で，下腿を軽く添える程度で十分に可能な型である。
（図4-63～65）

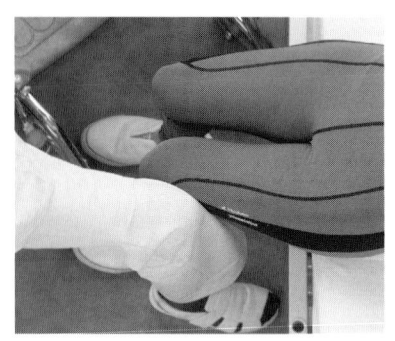

（図4-63）

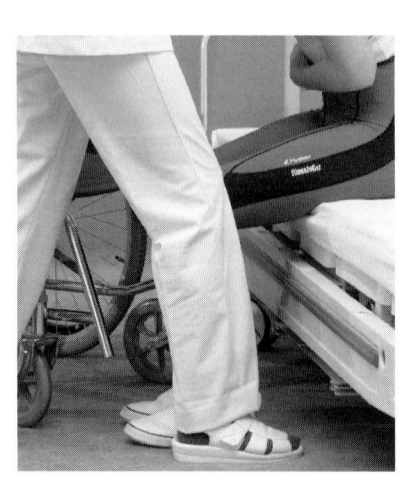

（図4-64） 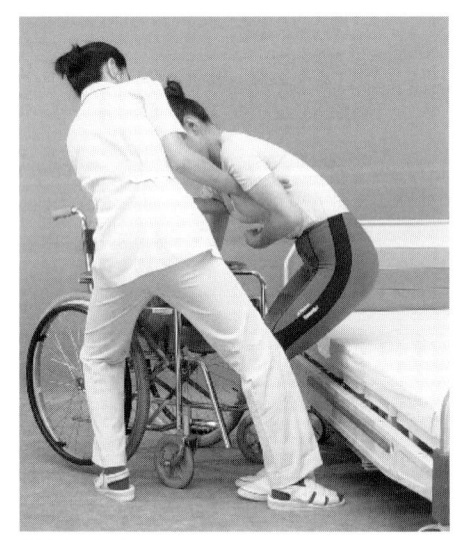　　　（図4-65）

●介助上の注意点
　　　体幹を反らせて行うため上方に持ち上げてしまうことが多い。引き出すときのラインはあくまでも上に凸のカーブで行うようにする。
　　　回転する段階では健側の足で体重を支持できるので，下腿への保持は不要となる。

◉練習のポイント
1．対象者役の力の入れ方
　車いすと反対側の膝を外側へ開いて，側方へ崩れるようにする．力を入れて開くのではなく，脱力して崩すようにする．

## 2）両手腋窩で膝ロックを伴う技法　　(DVD)[10]

　膝を固定する技法は従来より片マヒの対象者などに対して，マヒ側の支持性を補うために用いられていた．しかし，片マヒや骨折などで一側の支持性が低下している場合は，健側で支持すればトランスファーは十分可能であり，膝を固定するとかえって重心を前に出すことができなくなってしまう．したがって，本技法は，両下肢の支持性がない対象者に限定して用いるべきである．

　1）の技法とは異なり，対象者の膝を軸として前方に引き出す．対象者の膝関節にかかる負担が大きいので，膝関節に痛みのある対象者に行ってはならない．1人の介助者で行うことができるため業務上も便利な技法だが，基本パターンで行った際に急に脱力して支持性が低下したときなど，臨時に用いる技法として紹介する．

### 適応
　両下肢・体幹ともに支持性がない型の対象者．

●介助上の注意点
❶本技法では，車いすとベッドの角度を，45度より浅い角度におく．
❷介助者は対象者の腋窩に両手を差し込む．介助者の膝で対象者の膝を固定する．なお，原則としてロックする側の足は移乗する側と反対側で，本書でもその方法を紹介している．
❸対象者に車いすの肘掛けを把持させると，立ち上がらせないように力を入れてしまうことがあるので，不要なことが多い．

**技法** 膝関節の固定について

　図4-66は対象者の膝，図4-67は介助者の触れる部位を示している。（図4-66，4-67）

　膝をロックする方法は，対象者の足よりややベッド側に介助者の足を置き（図4-68），下腿の外側を抑えながら膝蓋骨の下（膝蓋腱部）に介助者の膝蓋腱部を当てる。（図4-69）

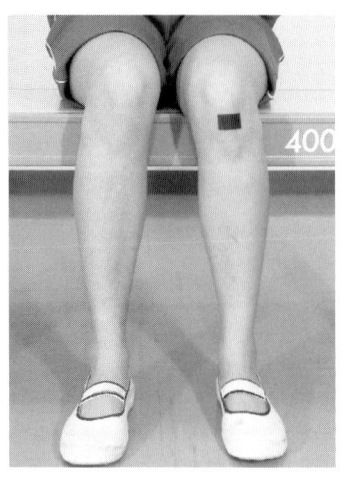

（図4-66）

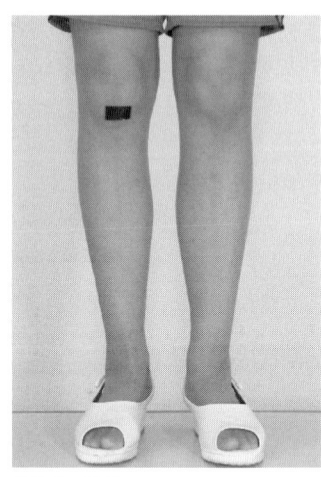

（図4-67）

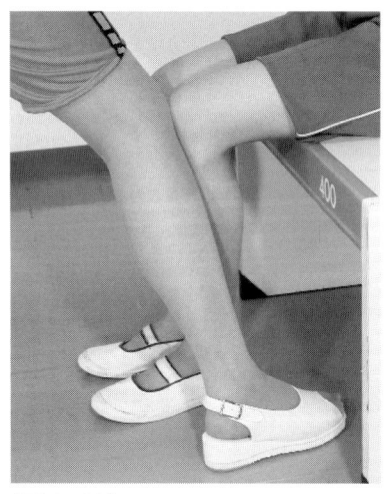

（図4-68）

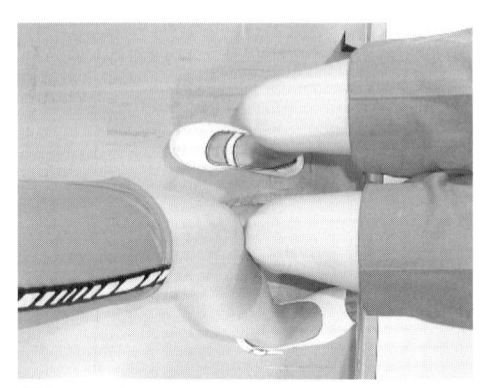

（図4-69）

●練習のポイント

1．対象者役の力の入れ方

　両足ともに力を抜き，膝のロックがなければ下に崩れ落ちるように脱力する。

## 5 両手腋窩・頭部固定パターン（Hold & Cover 法）🅳🆅🅳 [ 11 ] [ 12 ]

　　下肢の支持性がある多くの型の対象者に用いることができる技法である。
　　したがって，両手腋窩・両手肩甲・片手頭部片手腋窩（後述する）などのパターンで行う対象者はいずれも適応となる。
　　自分で立ち上がろうとする型の対象者は，頸・体幹を伸展してしまうことが多く，この現象が重心を前へ出す介助を阻害している。そこで，この現象を抑制することがトランスファーにおける最も重要なポイントとなっている。また頭部の動きは体全体の動き方を引き出すという役割を担っている。本技法は介助者の腋窩を用いてこの問題を解決するもので，下記のような特徴を持っており，家庭で介護を行っている一般の介助者にも容易に行える技法である。
　　なお本技法も，健側回りを原則とする。

### 適応
　　両下肢または一側下肢および体幹の支持性がある型の対象者。

### 本技法の特徴
[利点]
1. 初心者や一般の介護者でも行える，容易な方法である。
2. 下肢の支持性があるタイプのほぼすべての対象者に用いることができる。
3. 密着して行う。
   ・密着して両腋窩を抱えるので，バランスを崩した際の対応も容易であり，不慣れな介助者でも安全性が高い。
   ・従来の介助法を行っている介助者でも，不安感を持たずに行うことができる。
   ・抱えてもらうので，対象者のトランスファーへの不安を解消できる。
4. 正しい方法が自然に行える。
   ・構え方から必然的に重心を前に引き出すようになるので，重心を対象者の足に移すことが容易に行える。
5. 修得が容易
   ・ほかの方法と異なり，介助者の動き方に対する注意点が少ないので，簡単な指導で修得が可能。
   ・筋力的な負担が少ないので，非力な介助者でも可能。

[欠点]
1. 密着して行う。
   回転時に対象者の全身，特に足が見えなくなるので，回転の軸がぶれやすいほか，足がフットレストに引っ掛かるなどの異常の確認が難しい。
2. 強制把握などにより，動作中に柵やアームレストを握ってしまって動けなくなる対象者では，対象者の体が見えないため確認が難しい。これらの対象者については，6 両手腋窩・頭部固定パターンの補助的な技法の項（62頁）を参照されたい。

技法

[ベッド→車いす] のトランスファー

❶車いすは健側45度に置く。

❷介助者は，回転の軸となる対象者の足（車いす側の足で，写真の場合は右足となる）の前方に左足を横に向けて置く。

　右足は，対象者の足の左脇に置く。**（図4-70）**

　対象者には反対側のアームレストを把持させる。

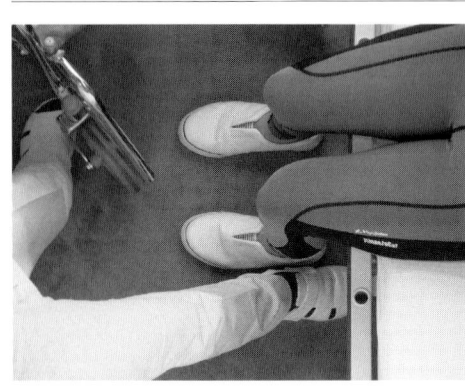

（図4-70）

●介助上の注意点

1．左足も対象者側を向きやすいが，両足の向きが揃うと腰や膝を用いた滑らかな引き出しができなくなるので，必ず横向きに置く。

2．右足は，対象者の左足のすぐ横に置く。両手腋窩パターンよりは深めとなる。

❸対象者の体幹を前傾させ，介助者は対象者の後頭部に左腋窩をかぶせるようにする。その後，両手を対象者の腋窩に差し込む。(図 4 - 71 〜 73 )

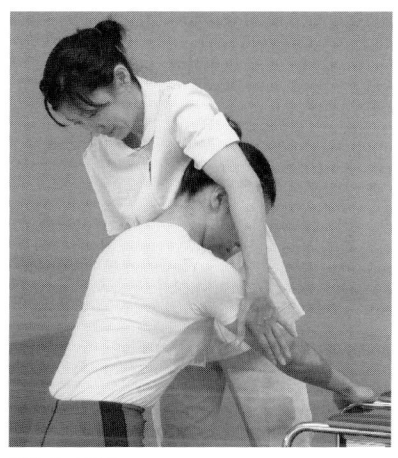

(図 4 - 71 )

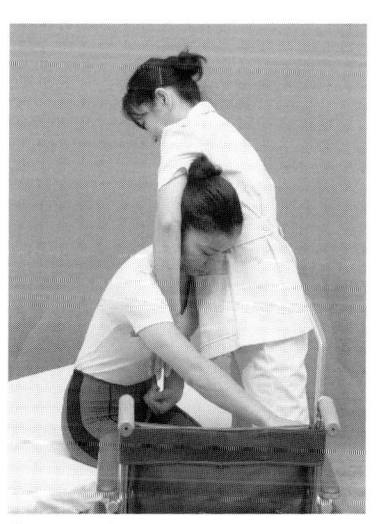

(図 4 - 72 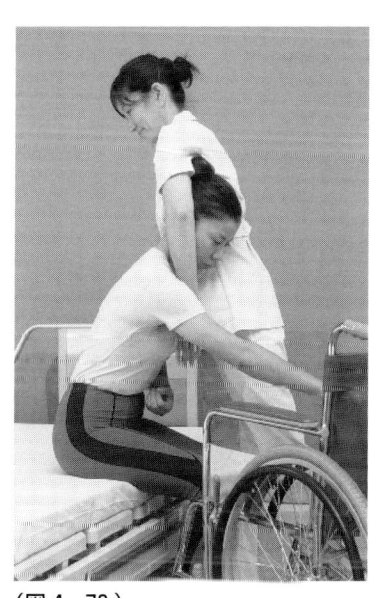 )   (図 4 - 73 )

●介助上の注意点
1．立ち上がり動作と同様に，介助者の触れる部位は母指の背側とする。
2．圧迫感を対象者に与えないようにする。
　頸部が伸展することを腋窩で抑えて防ぐだけで，対象者の頭部を腕で挟み込んではならない。
3．腋窩で抑える位置が徐々に深くなって頸に掛かりやすい。必ず後頭部に当てるようにする。

5 両手腋窩・頭部固定パターン (Hold & Cover 法)

❹上に凸となるようなカーブを描いて，車いす側の斜め前方に引き出す。（図4-74～76）

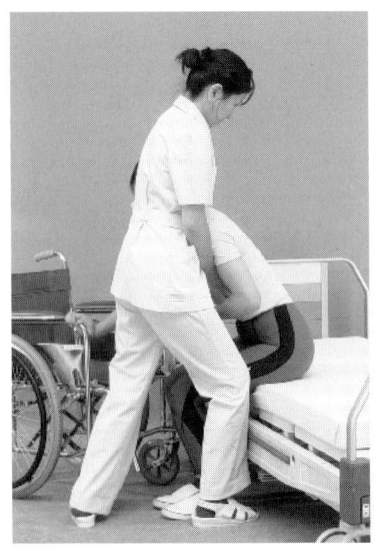

（図4-74）

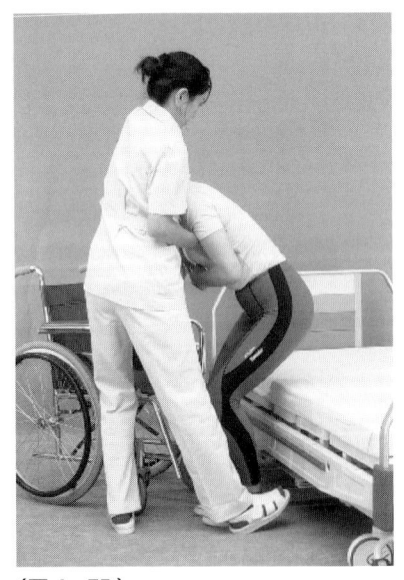

（図4-75） 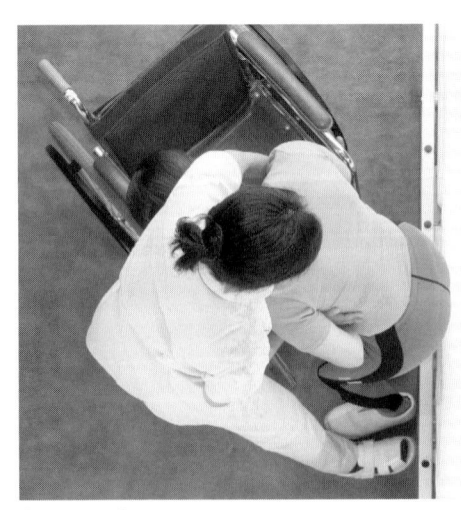　（図4-76）

●介助上の注意点
1．側方から見た基本的なラインは，前傾した対象者の体幹のカーブを延長したラインとする。
　このとき対象者の下肢の支持性によって，引き出すラインの高さは変化する。支持性の高い対象者は高めに，低下している対象者では低めに引き出すと重心を足に移しやすい。

2．上方から見た引き出す方向は，右下肢に重心を適切に乗せるため，車いす側の斜め前方となる。ただし，両足の支持性がある場合は正面でもよい。(図4-76，4-77)

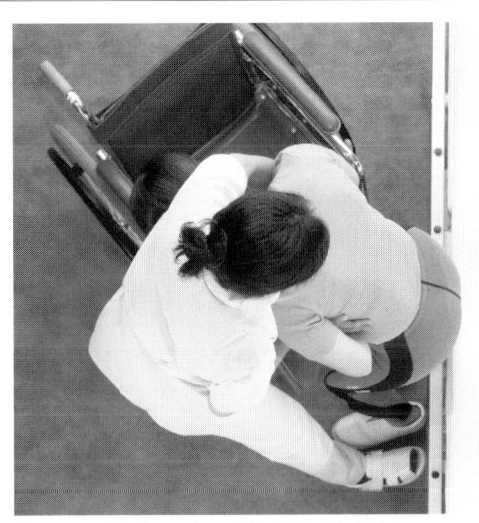

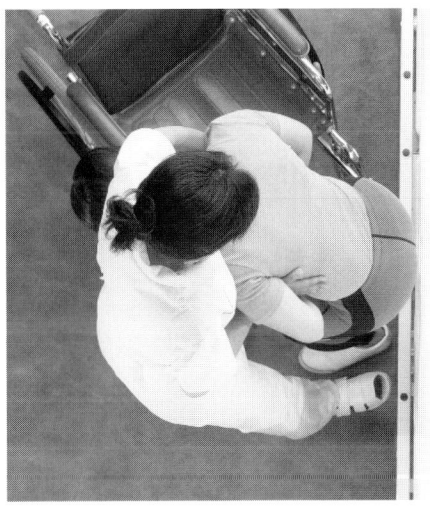

（図4-76）右下肢に重心を乗せた姿勢　　　　　（図4-77）両下肢に重心を乗せた姿勢

3．両手腋窩のパターンよりも少ない動きで引き出すことが可能なので，ステップを狭くするなど，対象者を必要以上に前方に引き出さないように注意する。
❺対象者の足（この場合は右足）を回転の軸として，対象者・介助者は一体となって回転する。(図4-78〜80)

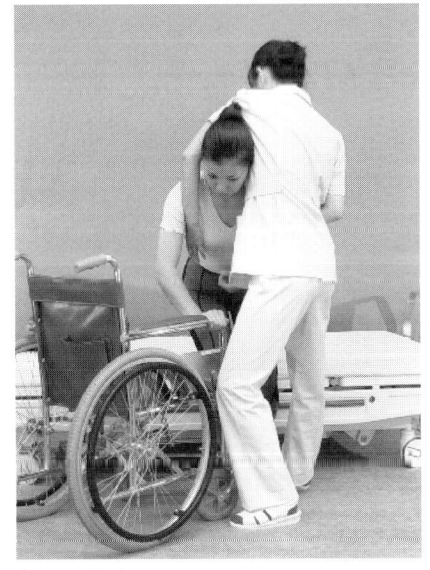

（図4-78）

5 両手腋窩・頭部固定パターン（Hold & Cover法）　55

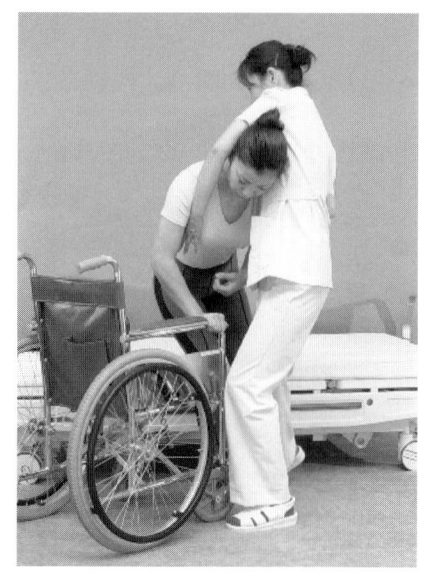

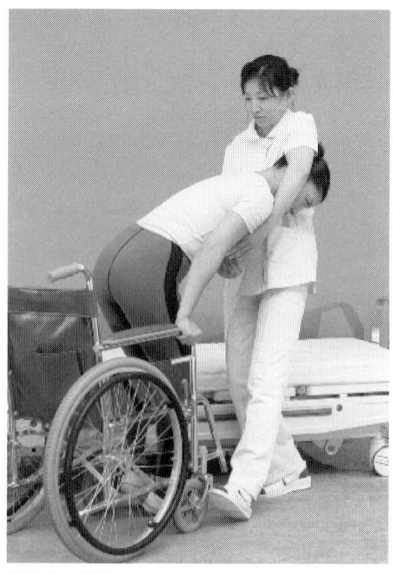

（図 4-79）　　　　　　　　　　（図 4-80）

　回転が終わるまで，対象者の重心が車いす側に偏らず，右足に残るようにする。
❻回転が終了した時点で，腋窩で押えた後頭部を外す。(図 4-81)

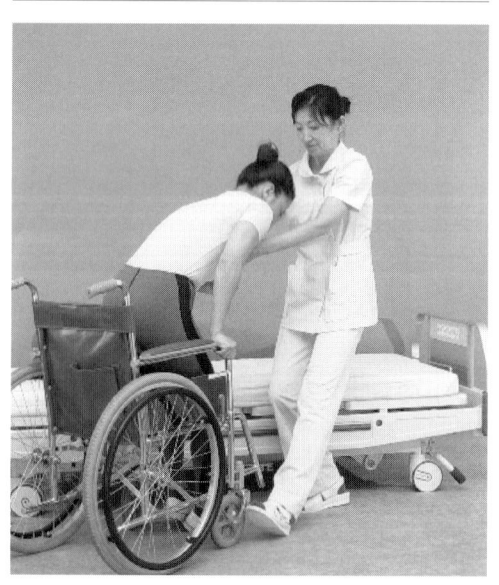

（図 4-81）

56　Ⅳ．トランスファー（移乗）1：下肢の支持性があるタイプへのトランスファー

●介助上の注意点
　回転の方法は両手腋窩パターンと同様だが，本技法の回転ではさらに小さく回っても十分可能である。
　半面，抱えた両手で対象者の体幹を横に倒しやすいので，介助者自身が適切に回転することが重要である。
❼重心を足に残したまま，ゆっくりと座らせる。（図4-82）

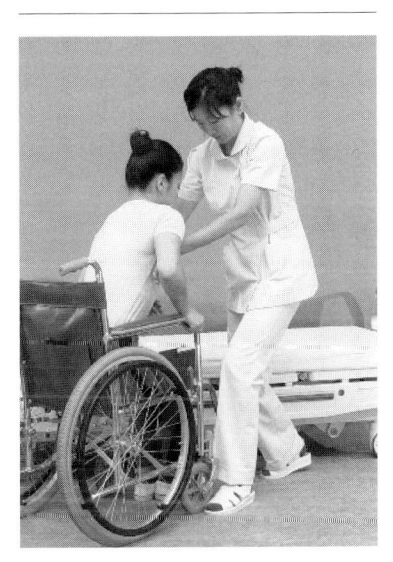

（図4-82）

●介助上の注意点
　体幹を起こすと一気に倒れ込むように座ってしまうので，体幹を前傾させながらゆっくり腰を降ろさせる。
　ただし，伸展相が強い対象者では，頭部をはずした直後に後方に倒れてしまうことがあり，例外的には頭部を抑えたまま座らせることもある。

[車いす→ベッド]のトランスファー
❶車いすは健側45度に置く。
❷対象者にベッド柵を把持させる。または，ベッドに手を置かせる。
　介助者は，対象者の左足前方に左足を置く。

5 両手腋窩・頭部固定パターン（Hold & Cover法）

右足は車いすのキャスター（小車輪）付近に置く。（図4-83）

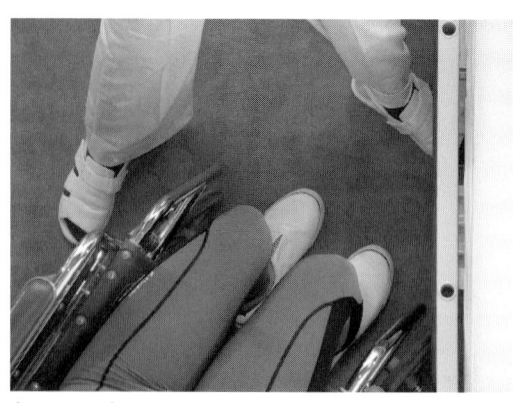

（図4-83）

❸対象者の体幹を前傾させ，介助者は対象者の後頭部に左腋窩をかぶせるようにする。その後，両手を対象者の腋窩に差し込む。（図4-84，4-85）

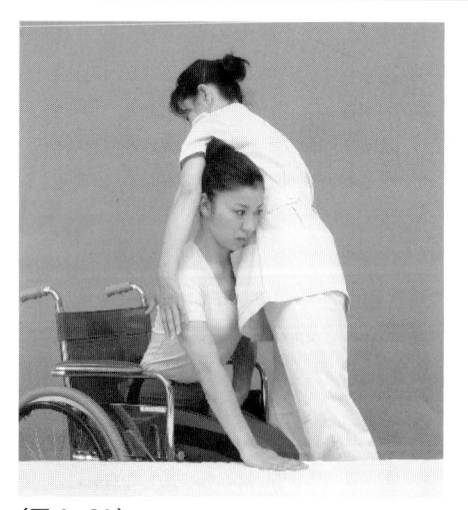

（図4-84） 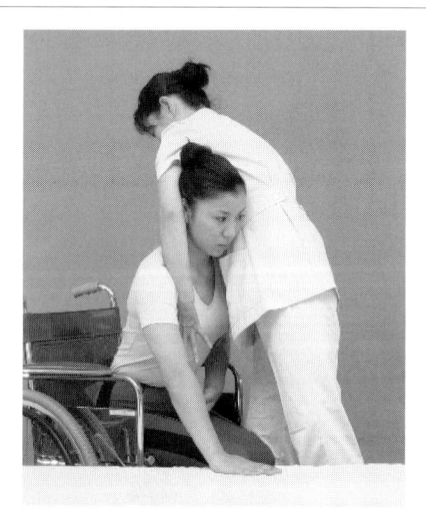　　　　　　　　　　　　　　（図4-85）

❹上に凸となるようなカーブを描いて，ベッド側斜め前方に引き出す。（図4-86，4-87）

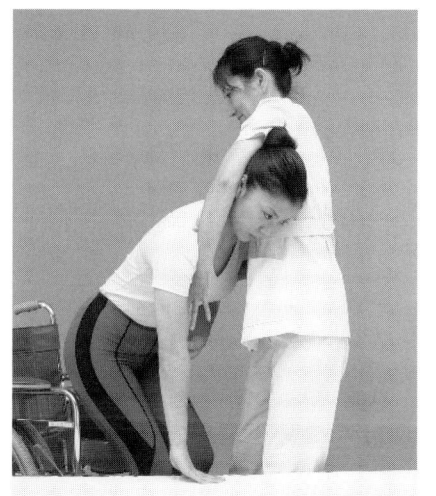

(図4-86) 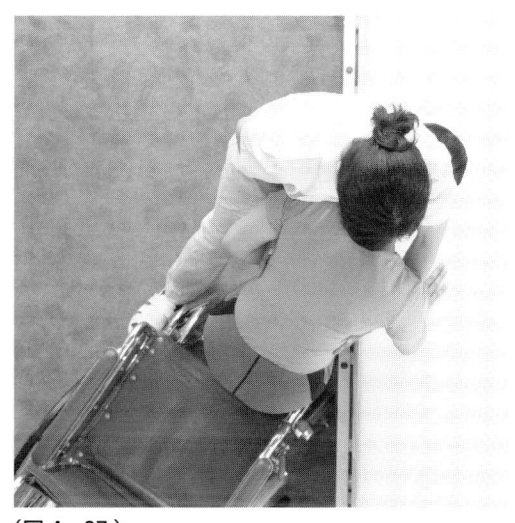　　　　　　　　　　　(図4-87)

引き出すラインの高さは「ベッド→車いす」のトランスファーと同様である。
●介助上の注意点
　この場合は，ベッドがあるため「ベッド→車いす」のトランスファーと異なり，介助者は対象者の前方に位置することが困難なので，対象者を介助者側へ引き出してしまうことが多い。
　介助者はベッドのフレームなどに左の下肢で寄りかかるようにして体重を支えると容易に正しい方向に引き出すことができる。
❺対象者の足（この場合は右足）を回転の軸として，対象者・介助者は一体となって回転する。(図4-88，4-89)

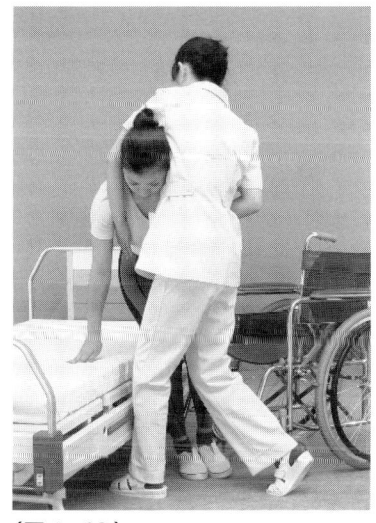

(図4-88) 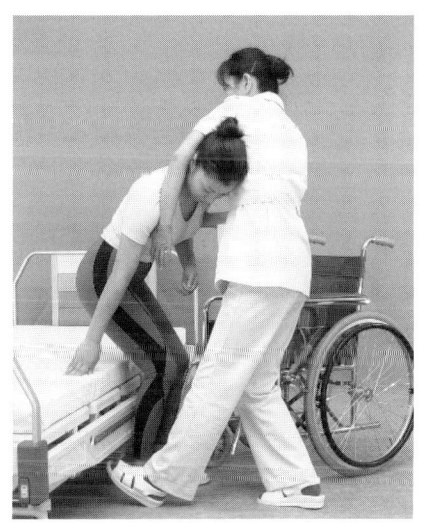　　　　　　　　　　　(図4-89)

❺両手腋窩・頭部固定パターン（Hold & Cover 法）　　59

回転が終了した時点で，腋窩で押えた後頭部を外す。（図4-90）

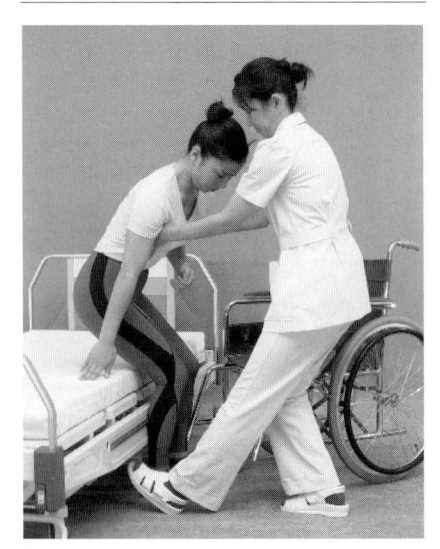

（図4-90）

●介助上の注意点
　特にこのとき，対象者はベッドに倒れ込もうとすることが多いので注意する。
❻重心を足に残したまま，ゆっくりと座らせる。（図4-91）

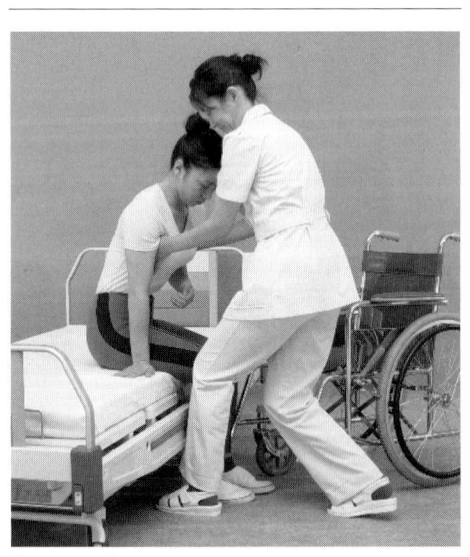

（図4-91）

　体幹が後方に伸び上がらないように，前傾させながらゆっくり腰を降ろさせる。

実施する際のサポート方法

補助者は図4-92，4-93のような位置に立ち，引き出す方向を誤ったり，回転時にぶれたりしたときに補助をする。(図4-92，4-93)

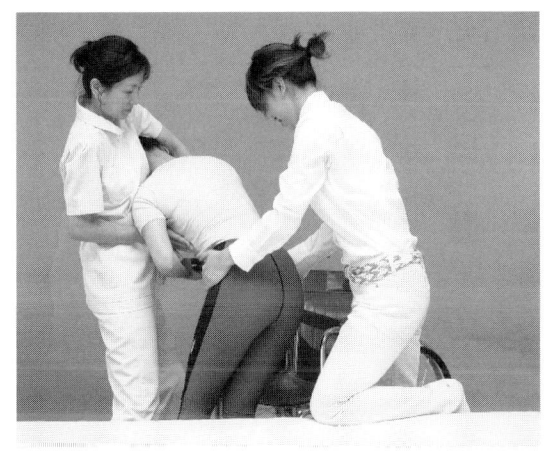

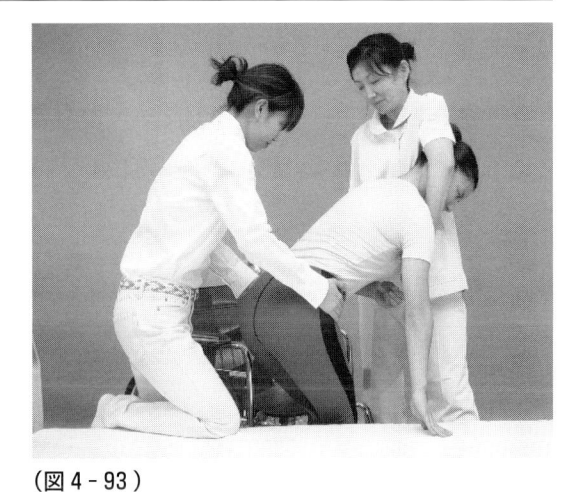

(図4-92)　　　　　　　　　　　　　　(図4-93)

●練習のポイント
1. 対象者役の力の入れ方

対象者役は体幹や足はもちろんのこと，介助者の腋窩に当てられた後頭部を持ち上げるように力を入れる。

全体の動きを学習するには，頭や体幹の伸展の力が強く，腋窩で後頭部を抑える必要があるタイプで練習すると容易である。(図4-94，4-95)

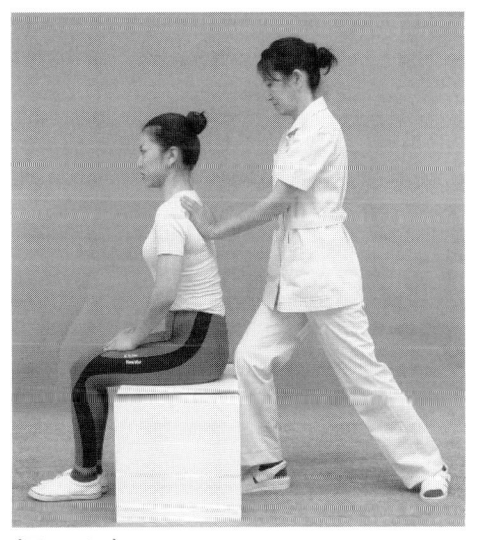

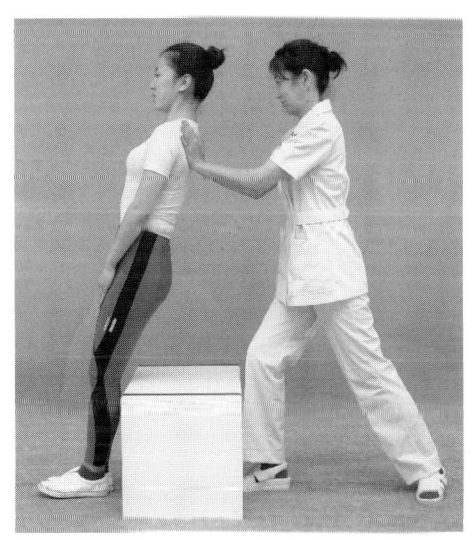

(図4-94)　　　　　　　　　　　　　　(図4-95)

5 両手腋窩・頭部固定パターン（Hold & Cover法）

## 2．練習のポイント

腋窩に差し込んだ手でさらに上に持ち上げてしまうことが多い。この場合は，後頭部を押さえた腋窩のみで対象者が立ち上がるのを防ぎながら前方へ引き出す練習を試してみる。左右へのバランスは不十分だが，前方へ引き出すことは後頭部だけでも十分に可能であり，介助者が身体全体を後方へ引くことの感覚を獲得するのに適した練習方法である。

## 6 両手腋窩・頭部固定パターンの補助的な技法　[13]

強制把握が出現する対象者に用いる両手腋窩・頭部固定パターン。

ベッドから車いすへ移るときに，アームレストを握って動けなくなってしまう対象者では**（図4-96）**，車いす側（健側）の腕（手首）を介助者が握って行う。習熟すれば腋窩に差し込む手は一側でも十分に可能である。**（図4-97〜100）**

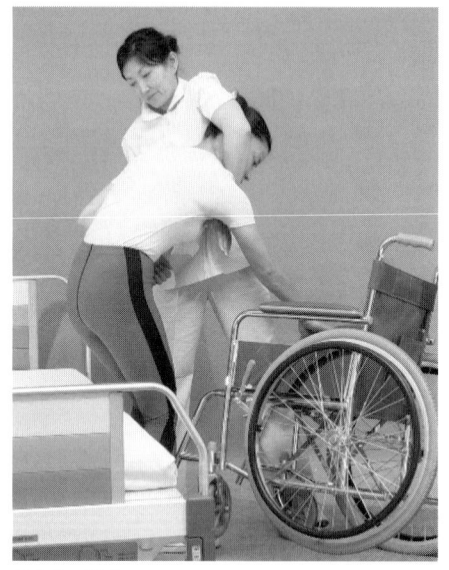

（図4-96） 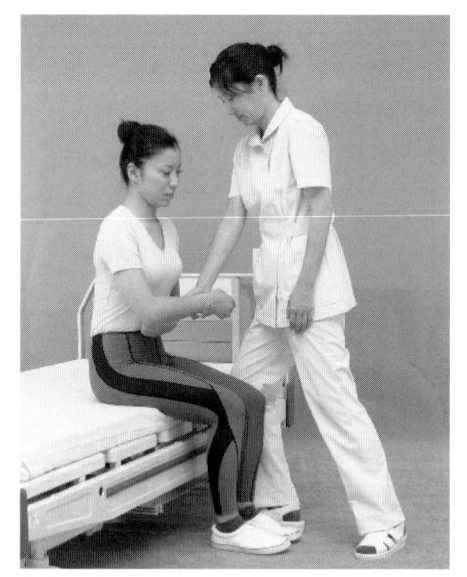　　　　　　　　　　　（図4-97）

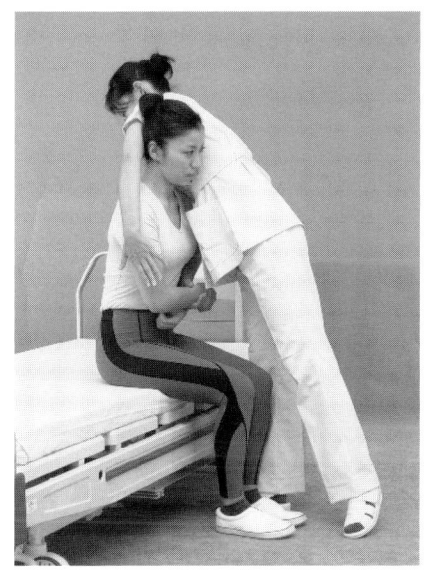

(図4-98)

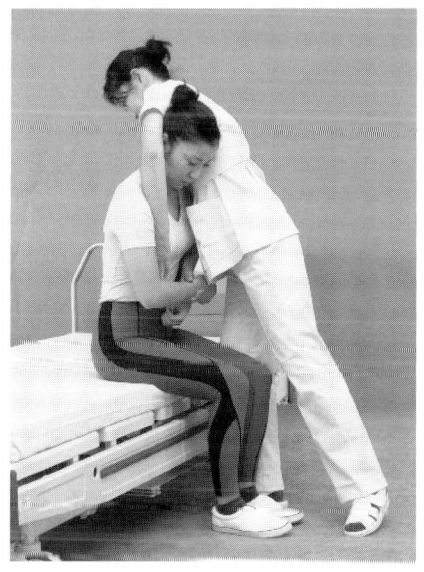

(図4-99) 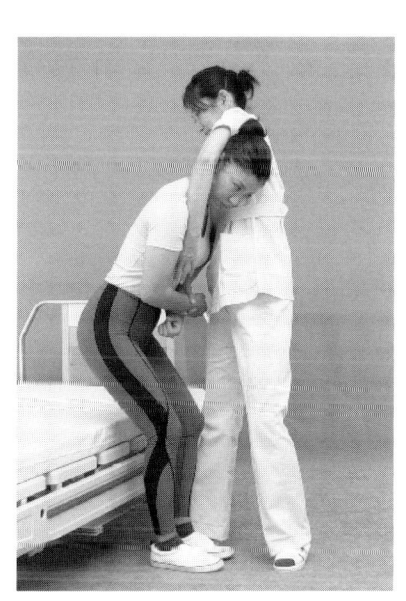　　　　　　　　　　　　　　（図4-100）

　両手腋窩パターンでこの現象が出現する対象者では，Hold & Cover法によるこの技法を用いると容易である。(図4-101)

6 両手腋窩・頭部固定パターンの補助的な技法

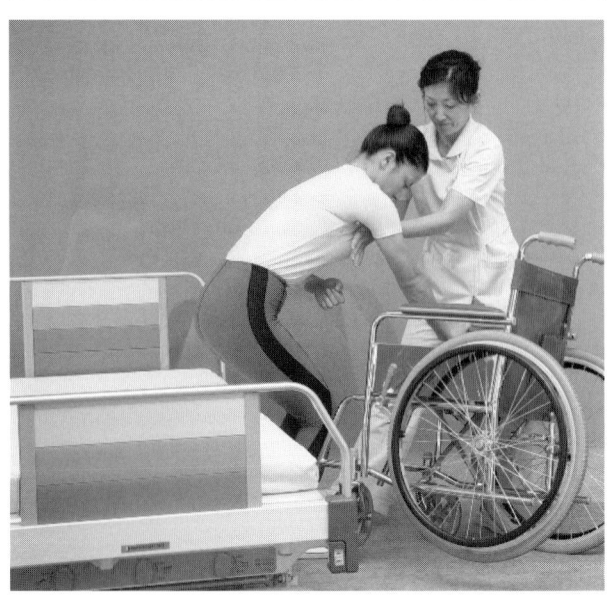

(図4-101)

詳細は DVD で紹介しています。

## 7 片手頭部・片手腋窩パターン　DVD [14] [15]

本技法は，Hold & Cover 法と異なり，介助者と対象者は離れて動作を行うことができるため，Hold & Cover 法の欠点である対象者や周囲への注意も届きやすく，安全性が得られやすい。

両手肩甲パターンでは後方への伸展を防ぎきれないような，緊張の強いタイプにも用いることができる。また，体幹の前傾はできるが，前傾後に後方へ急激に進展するようなタイプには最適である。

### 適応

両下肢または一側下肢および体幹の支持性がある対象者。
下肢の支持性があり，後方へ重心を崩して立ち上がるような緊張の強い対象者。
Hold & Cover 法・両手肩甲パターンが適応の対象者。

### 本技法の特徴

立ち上がりは主に後頭部に当てた手で，側方へのバランスは腋窩に差し込んだ手で対象者をコントロールするもので，立ち上がりから回転まで常に頭部を中心に動作をすることができるのが最大の特徴である。従来の方法では最も困難な対象者に対応できる技法である。また，Hold & Cover 法とは異なり，両者が離れて行えるため修得すると安全で容易な方法である。

技法
[ベッド→車いす]のトランスファー
❶介助者は回転の軸となる対象者の足(車いす側の足で,写真の場合は右足となる)の前方に左足を横に向けておく。
　介助者の右足は斜めに構えるように,対象者の足の左脇に置く。(図4-102)
　対象者に反対側の肘掛けを把持させる。

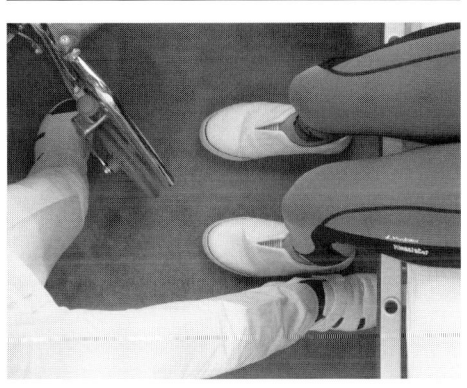

(図4-102)

❷介助者は片方の手を対象者の腋窩に差し込む。反対側の手は後頭下部に当て,腰を前に出して対象者に近づける。(図4-103, 4-104)

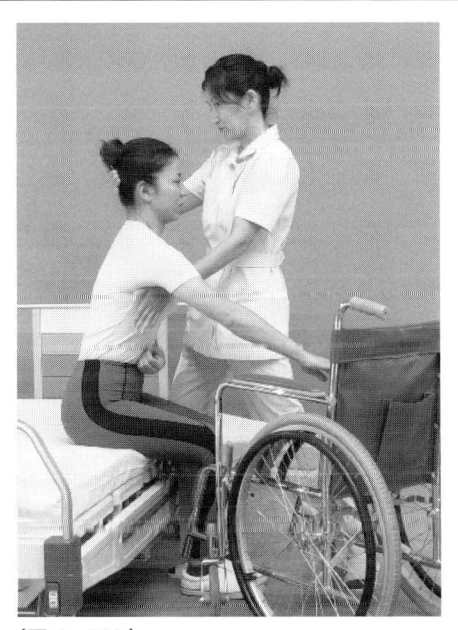

(図4-103) 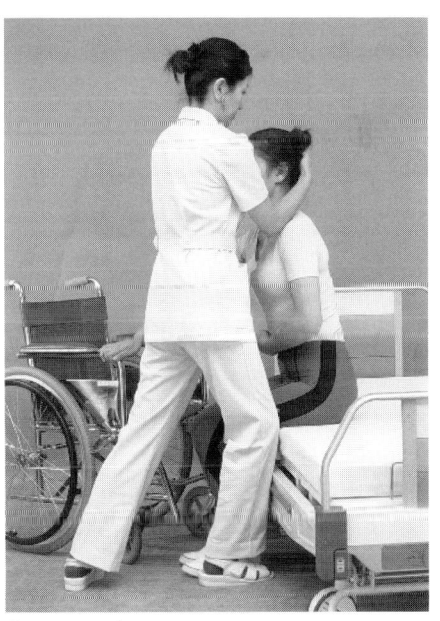　　　　　　　　　　　　(図4-104)

❸上に凸のカーブを描いて,車いす側の斜め前方に引き出す。(図4-105,4-106)

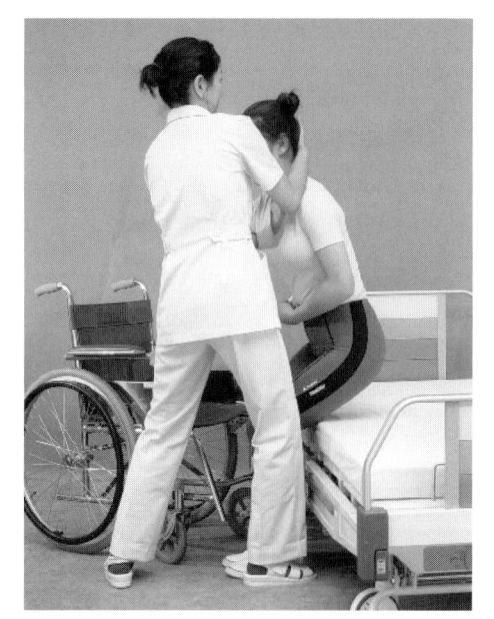

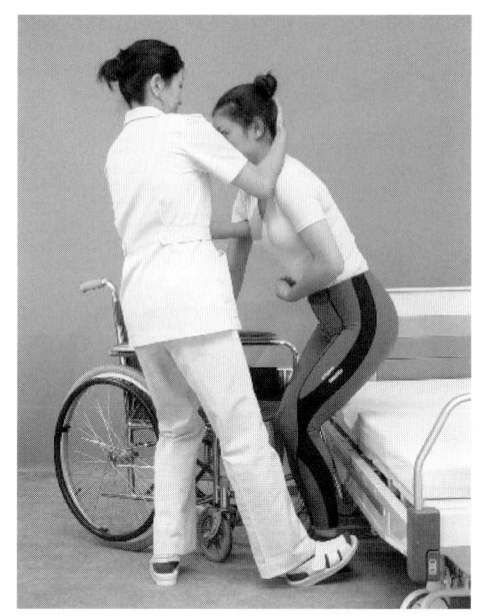

(図4-105)　　　　　　　　　　　　　　(図4-106)

●介助上の注意点
1．側方から見た基本的なラインは上凸のカーブを描くが,このタイプの対象者は斜め後方に向かって立ち上がる傾向が強く,ラインは高めとなる。
2．上方から見た引き出す方向は,右足に重心を適切に乗せるため,車いす側の斜め前方となる。
3．引き出すときは腕で引き出すのではなく,介助者は腰を中心として体全体を大きく後方へ引くようにする。
❹対象者の足（この場合は右足）を回転の軸として,対象者・介助者は一体となって回転する。(図4-107,4-108)

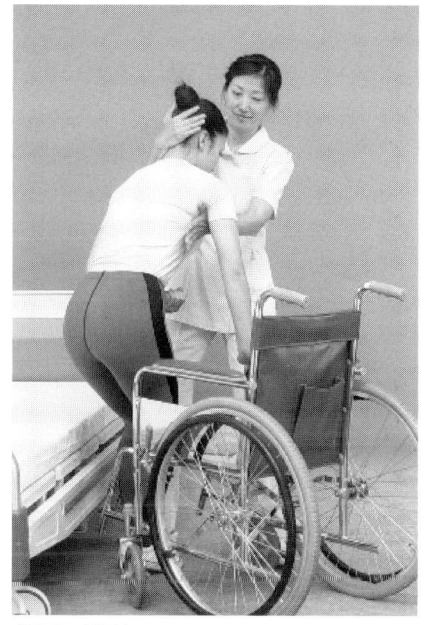

（図4-107） 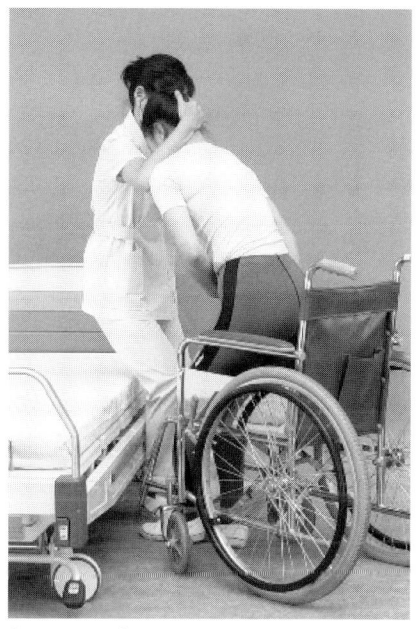 （図4-108）

●介助上の注意点
　回転が終了してもそのまま車いすに座らないようにする。
❺重心を足に残したまま，ゆっくりと座らせる。（図4-109，4-110）

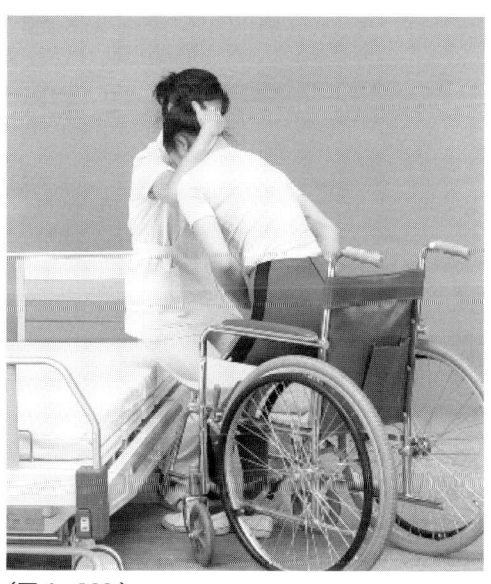

（図4-109） 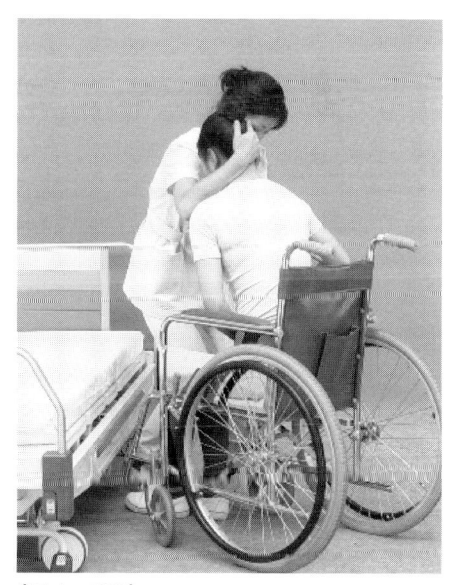 （図4-110）

**7** 片手頭部・片手腋窩パターン

●介助上の注意点
　一気に倒れ込むように座ることが多いので，体幹が後方に伸び上がらないように，体幹を前傾させながらゆっくり腰を降ろさせる。重心を最後まで足に残したまま，膝を曲げてもらうようにするとよい。

[車いす→ベッド] のトランスファー
❶対象者にベッド柵を把持させる。
　介助者は対象者の左足前方に左足を置く。
　右足は車いすのフットレスト（足を乗せる台）付近に置く。（図4-111）

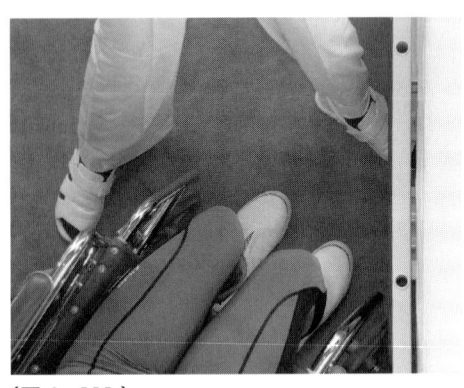

（図4-111）

❷介助者は片方の手を腋窩に差し込み，反対側の手を後頭下部に当てる。（図4-112）

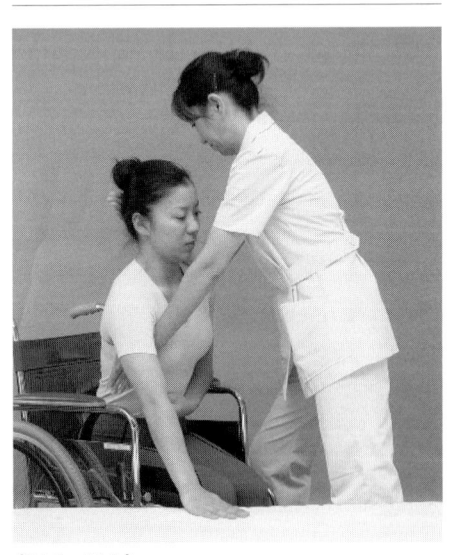

（図4-112）

❸上に凸のカーブを描いて，ベッド側斜め前方に引き出す。(**図4-113，4-114**)
　引き出すラインの高さも「ベッド→車いす」のトランスファーと同様である。

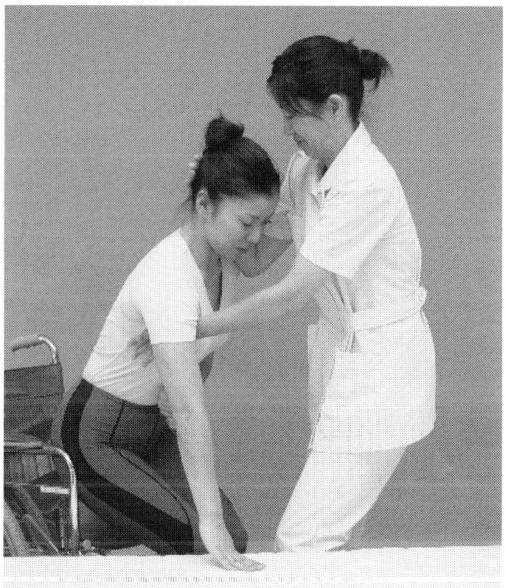

（図4-113） 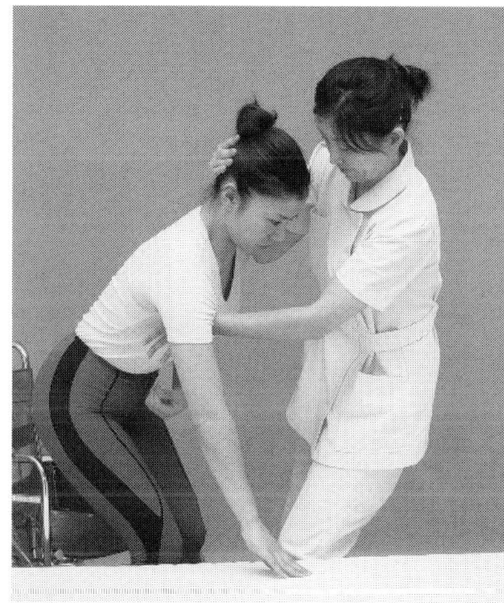　　　　　　　　　（図4-114）

●介助上の注意点
　この場合は，ベッドがあるため「ベッド→車いす」のトランスファーと異なり，介助者は対象者の前方に位置することが困難で，対象者を介助者側へ引き出してしまうことが多い。
　介助者はベッドのフレームなどに左の下肢をもたせかけて体重を支えると容易である。
❹対象者の足（この場合は右足）を回転の軸として，対象者・介助者は一体となって回転する。(**図4-115，4-116**)

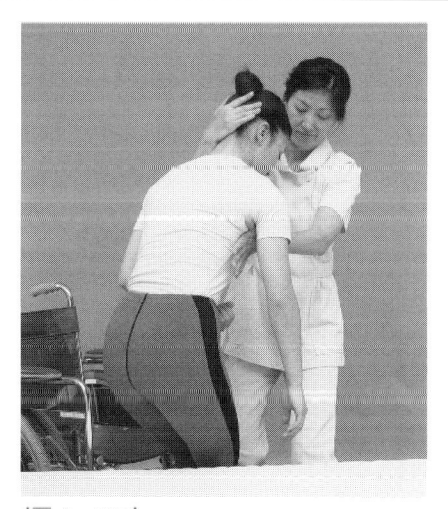

（図4-115） 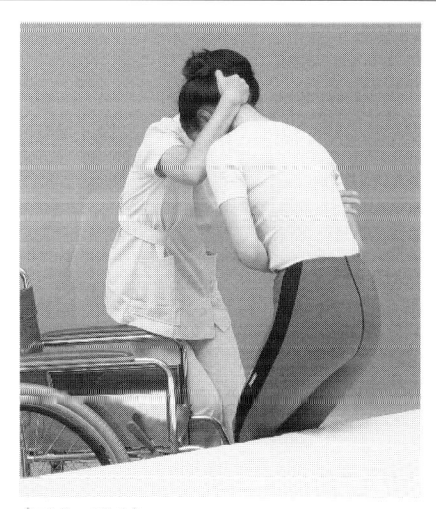　　　　　　　　　（図4 116）

**7** 片手頭部・片手腋窩パターン　　69

●介助上の注意点
　特にこのとき，対象者はベッドに倒れ込もうとすることが多いので注意する。
❺重心を足に残したまま，ゆっくりと座らせる。(図4-117)
　体幹が後方に伸び上がらないように，前傾させながらゆっくり腰を降ろさせる。

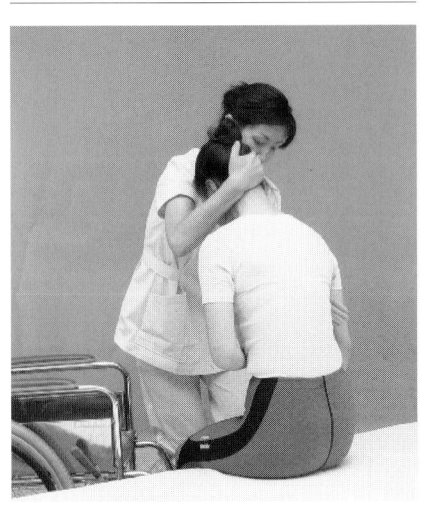

(図4-117)

◉実施する際のサポート方法
　補助者は図4-118，4-119のような位置に立ち，引き出す方向を誤ったり，回転時にぶれたりしたときに補助をする。(図4-118，4-119)

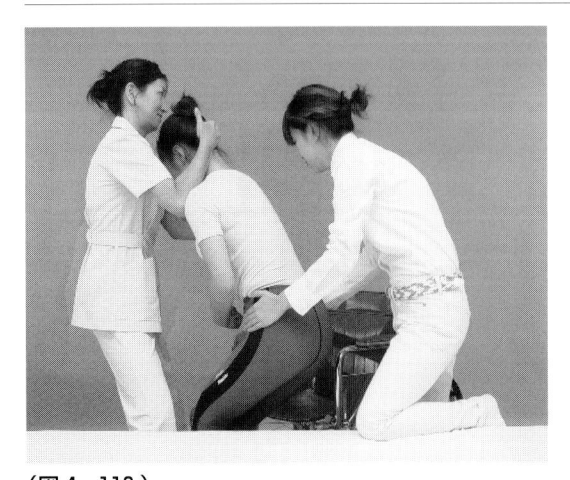

(図4-118) 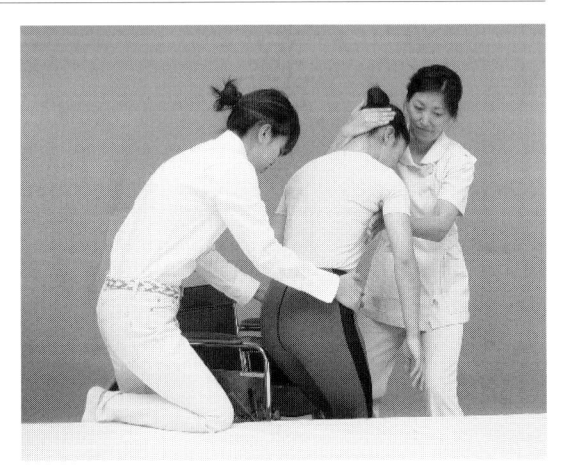　　　　　(図4-119)

Ⅳ．トランスファー（移乗）1：下肢の支持性があるタイプへのトランスファー

●練習のポイント
1．対象者役の力の入れ方
　Hold & Cover法での立ち上がりと同様に、対象者役は体幹や下肢はもちろんのこと、介助者の後頭部に当てた手だけで立ち上がることができるように頸を伸展する。（図4-120, 4-121）

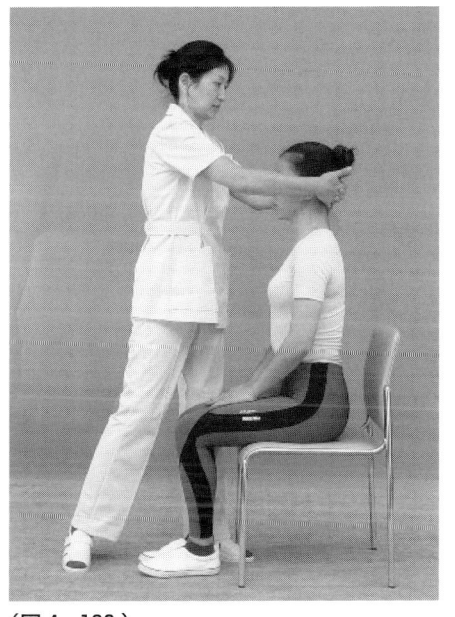

（図4-120）　　　　　（図4-121）

## 8 両手肩甲パターン：両肩甲部を前方へ引き出す技法　[16]

　両側下肢および頸や体幹の支持性は十分あるが、体幹の前傾ができないか、できても不十分で、重心を前方に移動することができない対象者に用いる方法である。

適応
　体幹の伸展が強く、体幹の前傾がほとんどないまま立ち上がってしまう、前傾相・前進相ともにできない型の対象者。

本技法の特徴
　片手頭部　片手腋窩パターンを用いるほど頸部・体幹の緊張が強くない対象者には、技術的に容易で有効である。また、頸部に障害などがある対象者にも用いることができる。

技法

［ベッド→車いす］のトランスファー

❶できる限り体幹を前傾させ，反対側の肘掛けを把持させる。（不可能な場合もある）（図4-122）

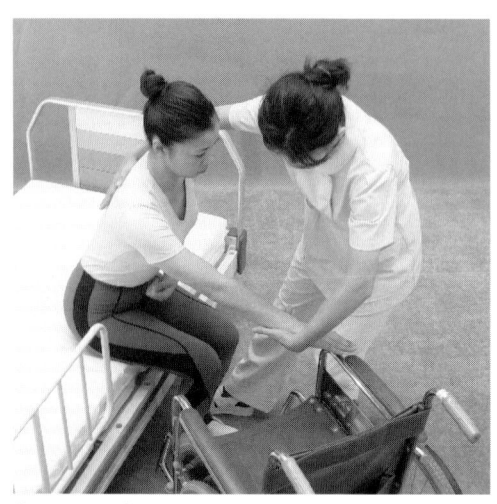

（図4-122）

❷図4-125のように肩甲部（対象者の肩甲棘下部）に両手の手根部を当て，前方に向かって引く。（図4-123）

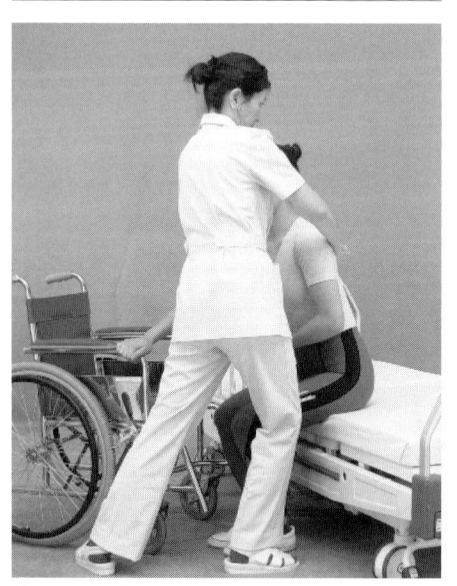

（図4-123）

[肩甲部の触れる部位について]（図4-124，4-125）
実線は肩甲骨，黒丸が手掌を当てる部分である。

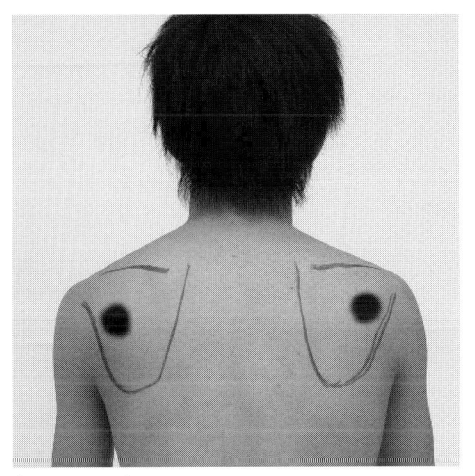

（図4-124） 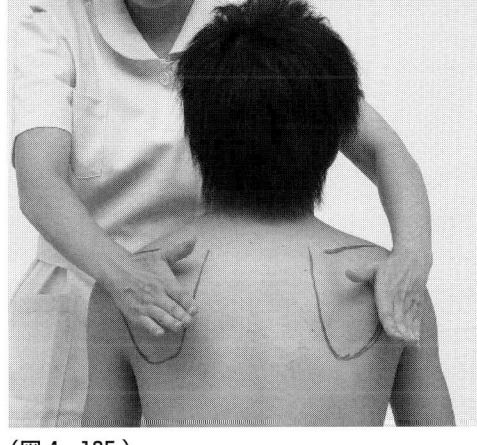　　　　　　　　　　　（図4-125）

❸重心が足に乗ったら立ち上がる。（図4-126，4-127）
　常に肩甲部を前方に引き続けて，バランスを保つ。

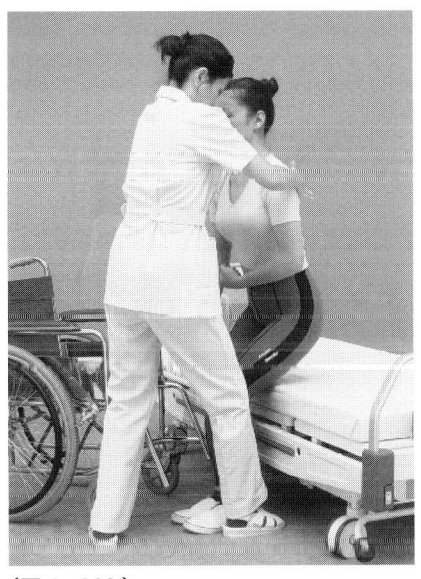

（図4-126） 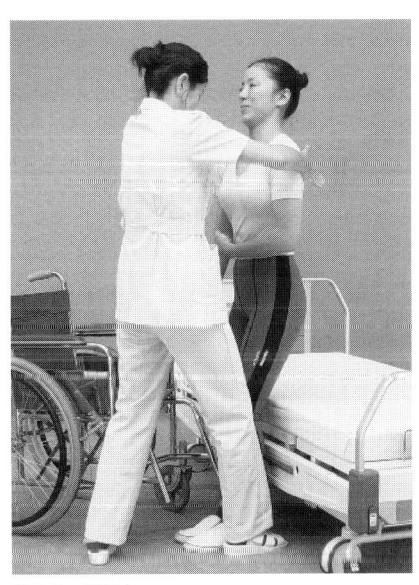　　　　　　　　　　　（図4-127）

❽両手肩甲パターン：両肩甲部を前方へ引き出す技法

❹車いすに向かって回転する。(図4-128)

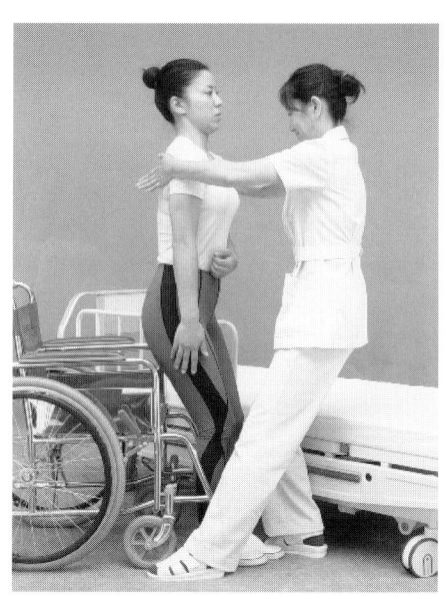

(図4-128)

●介助上の注意点
　回転するとき，対象者の体幹が後方に反り返っている場合もあるので，後方への転倒に注意する。
❺車いすに座らせる。(図4-129)
　このときは後方へ急激に倒れ込むようにして座ることがないよう，バランスを保ちながら肩甲部を前方に引き続ける。

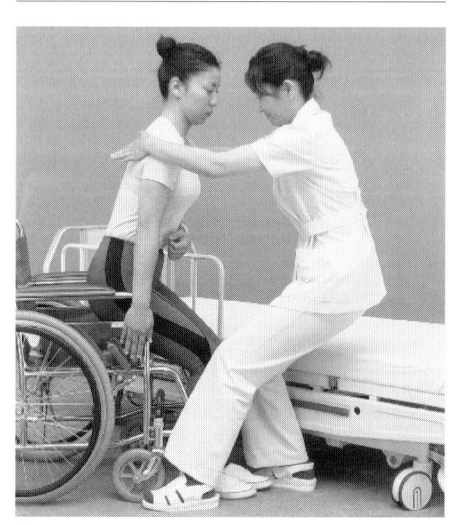

(図4-129)

[車いす→ベッド] のトランスファー
❶できる限り体幹を前傾させ，ベッド柵を把持させる。(図4-130)

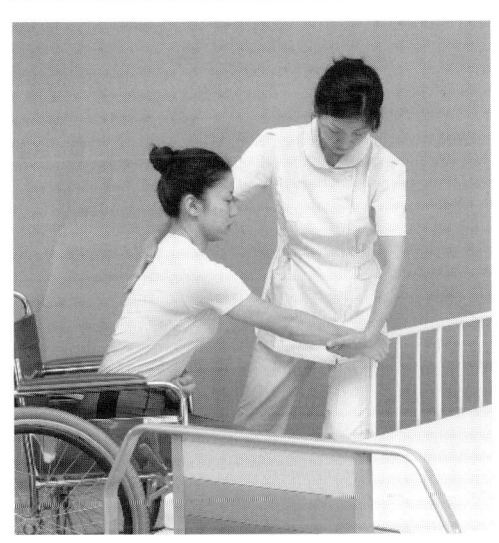

(図4-130)

❷肩甲部に両手の手根部を当て，前方に向かって引く。(図4-131)

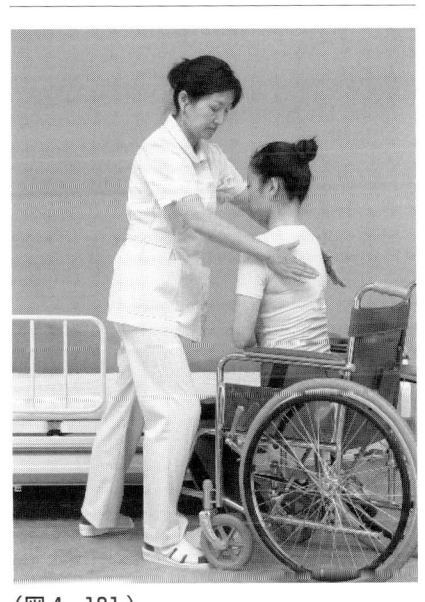

(図4-131)

8 両手肩甲パターン：両肩甲部を前方へ引き出す技法　　75

❸重心が足に乗ったら，両肩甲部を前方へ引きながら立ち上がる。（図 4 - 132 ）

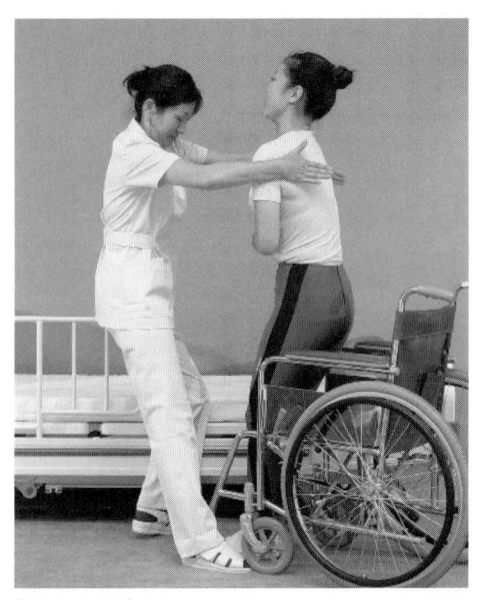

（図 4 - 132 ）

●介助上の注意点
1．この場面では介助者が対象者の正面に立ちにくいため，立ち上がる際に，介助者側に引き出してしまうことが多いので注意する。
2．対象者がベッド柵を持てる場合は，極力持ってもらう。

❹ベッドに向かって回転する。（図4-133）
　介助者，対象者の両者は，足を細かくステップしながら回ると滑らかに回転することができる。

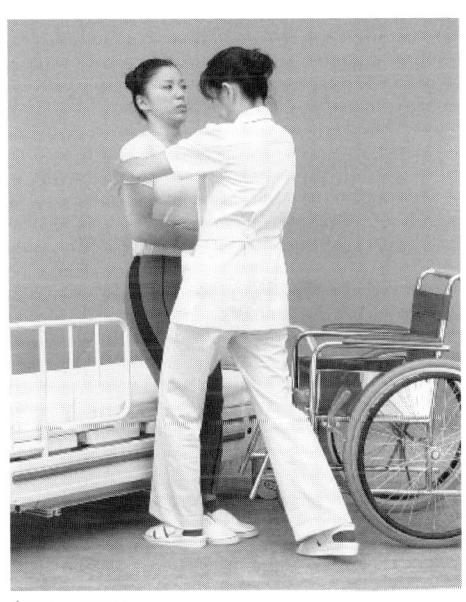

（図4-133）

❺ベッドに座らせる。（図4-134）

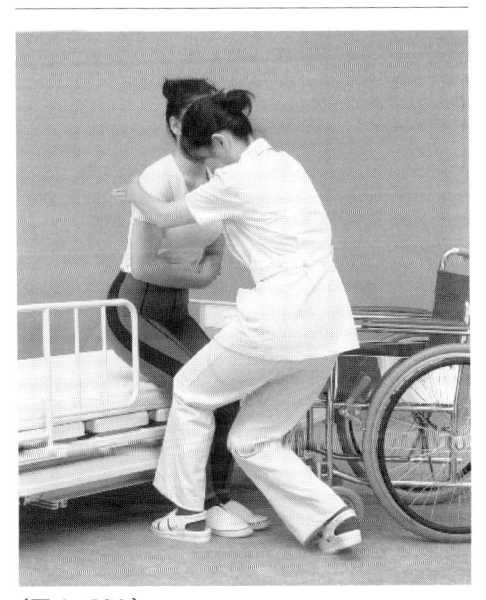

（図4-134）

❽両手肩甲パターン：両肩甲部を前方へ引き出す技法

●実施する際のサポート方法
　補助者は図4-135，4-136のような位置に立ち，引き出す方向を誤ったり，回転時にぶれたりしたときに補助をする。（図4-135，4-136）

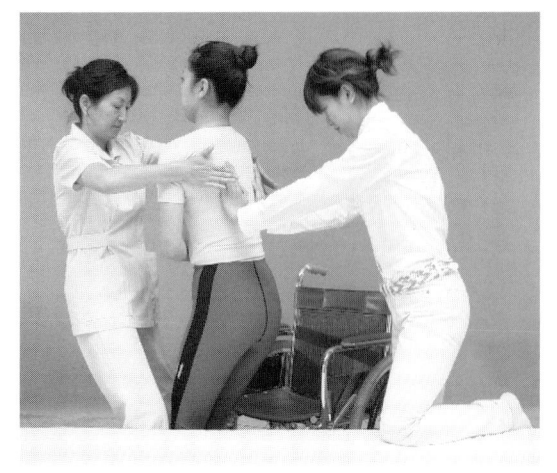

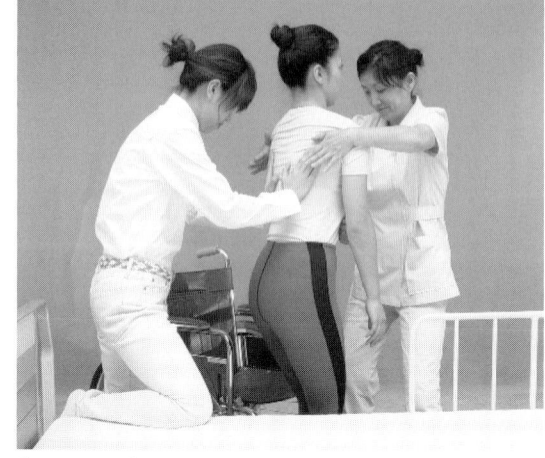

（図4-135）

（図4-136）

●練習のポイント
1．対象者役の力の入れ方
　図のように，介助者が後方から対象者の両肩甲骨を両手で押さえる。対象者は両踵に力を入れて斜め後方に向かって立ち上がる。（図4-137，4-138）
　必ずしも膝は完全に伸ばさなくてもよい。

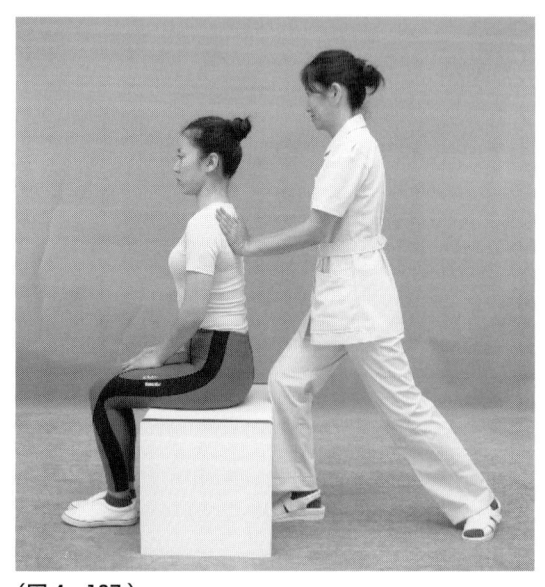

（図4-137）

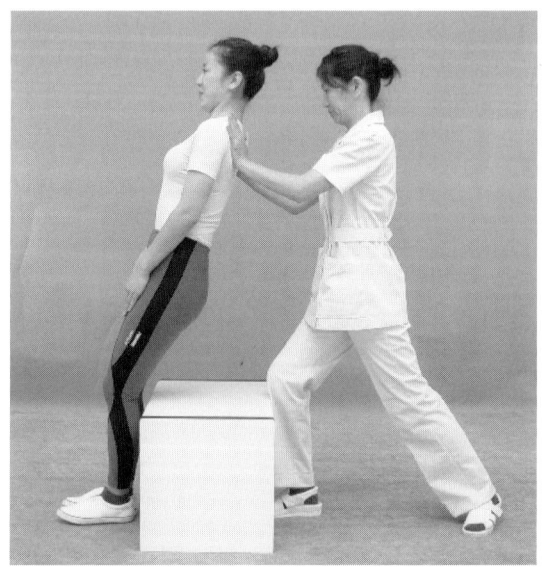

（図4-138）

# V. トランスファー（移乗）2：
## 下肢の支持性がないタイプへのトランスファー

## 1 1人で行う全介助パターン：スライド法

### 1）体幹の前傾ができる対象者に用いるスライド法 (DVD)［17］［18］

　　　　　本技法は，介助者が対象者の脇に並んで座り，介助者の大腿に対象者を乗せた後，介助者が横に移動して車いすまたはベッドに運ぶ技法で，スライド法と呼ぶ。
　　　　　体重が重い対象者でも可能であり，女性の介助者にも容易に行える方法である。
　　　　　また修得も簡単なので，一般の介助者にも用いやすい方法である。

　　　適応
　　　　　体幹や下肢の支持性がなく，または拘縮などの障害によって，足部を床につくことができない型の対象者。

　　　本技法の特徴
　　　　　本技法は，対象者自身の足で体重を支持する必要が全くないこと，持ち上げる必要がないので介助者の負担が少ないこと，軽度から重度の方までさまざまなケースに適応できること，体重が重い対象者でも十分に可能なことなどが特徴である。さらに，介助者・対象者の双方とも負担が少なく，修得も容易であることから，在宅など一般の介助者でも用いることが十分可能である。また，股関節の拘縮などで両側の大腿を乗せることができないときは一側の大腿だけでも可能であり，適応できる障害の幅が広いことも特徴の1つである。筆者の経験では全介助のタイプのうち，約半数は本技法でトランスファーが可能である。（ほかは2人の全介助パターンの適応である）

　　　［環境設定］
　　　　　高い位置から低い位置へのスライドは問題はないが，低いところから高いところへのスライドは持ち上げるようになるためかなり難しい。そこで可能ならば，あらかじめベッドの高さの調節および車いすの選択を行い，双方の高さを同じにすることが介助量を減らすことにつながると思われる。
　　　　　また，車いすの設置角度を十分にとらず浅くすると，肘掛けに尻が引っ掛かるので，対象者の体幹を大きく前傾しなければならなくなる。そこで，車いすはベッドに対して確実に45度の位置に置くことが必要である。
　　　　　ベッドのマットレスが柔らかい場合はベッドの縁から落ちやすいので，深めに腰掛けるようにする。また，エアマットを使用している場合は後述するいすを用いたスライド法が適している。
　　　　　なお，スライディングシートなどを用いる技法もあるが，ベッドから滑り落ちる可能性もあるので注意したい。

### 技法

[ベッド→車いす]

車いすはベッドに対して，45度の位置に置く。

❶介助者は，対象者の隣に密着して浅めに座る。（図5-1）

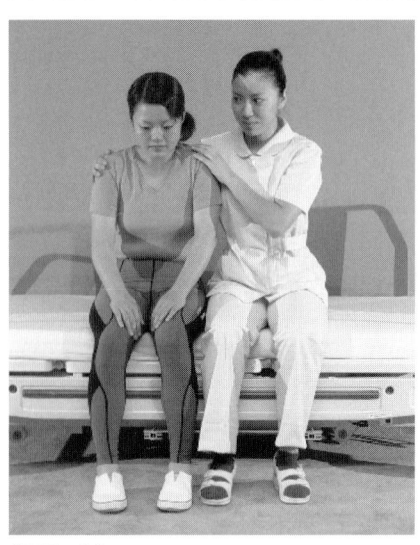

（図5-1）

❷介助者は右手で対象者の肩を支えてバランスを保ちながら，介助者の大腿に対象者の両膝を一側ずつ乗せる。（図5-2，5-3）

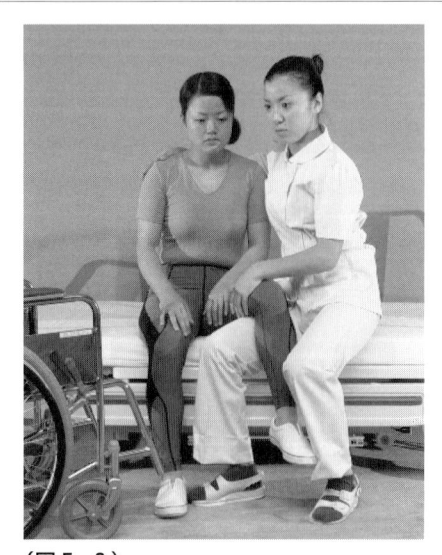

（図5-2） 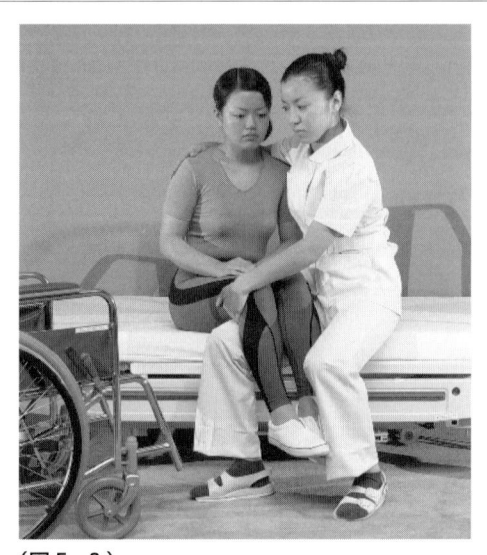　　（図5-3）

●介助上の注意点

　両側の大腿を乗せた後に，両膝を介助者側に引き寄せながら自分の腰を対象者の腰に密着させると，さらに前方への引き出しが容易となる。

❸対象者の体幹を前傾させる（図5-4）。介助者は対象者の左肩が介助者の左腋窩付近にくるまで，体を側方に倒して密着する（図5-5）。体勢が整ったら，一方の手（写真の場合は左手）は腋窩から斜めに差し込んで体側部に置き体幹を支える。（図5-6）。他方の手（写真の場合は右手）は肘がベッドに触れるくらいまで大きく体幹を側屈して対象者の反対側の股関節に当てる（図5-7）。（なお，図5-4〜7は見やすくするために車いすを除いている）

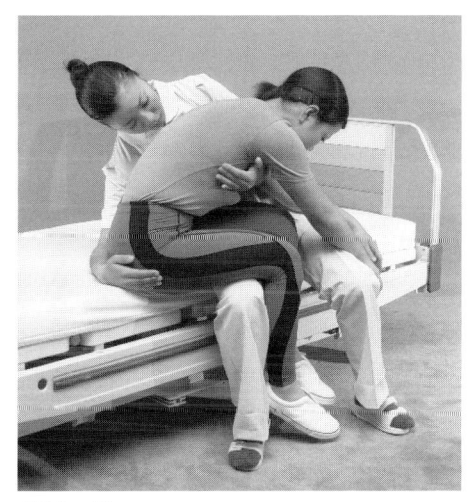

（図5-4） 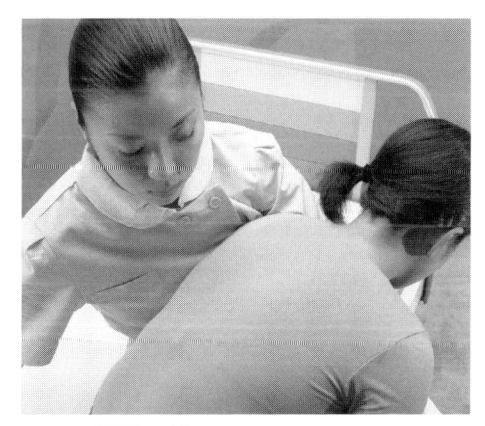　　　　　　　　　　　　　　（図5-5）

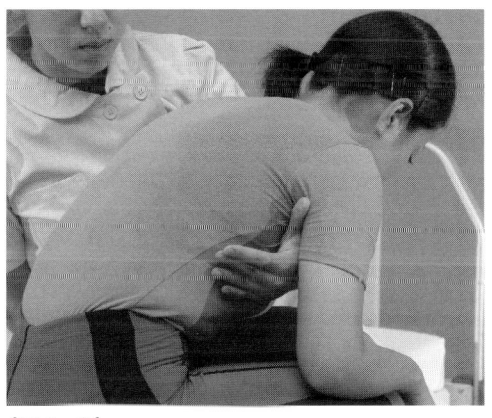

（図5-6） 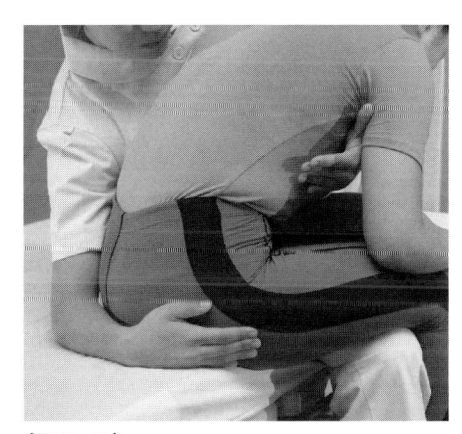　　　　　　　　　　　　　　（図5-7）

●介助上の注意点＝介助者の開始時の構え

　腋窩に差し込む手（この場合は左手）を先にすると，対象者の側方に回り込むことが不十分となる。自身の腋窩と対象者の肩の位置を合わせてから，手を差し込むようにする。

■1人で行う全介助パターン：スライド法　　81

この技法は，腋窩に差し込んだ手で引き出すのではなく，股関節に当てた手で対象者の体を前方へ引き出すので，少しでも大きく側屈して股関節に近づくようにしたい。
　股関節に当てた手で，殿部をつかんではならない。また，手指は開かずに揃えておく。
❹対象者を，介助者の大腿に乗せるように前方へ引き出す。(図5-8)

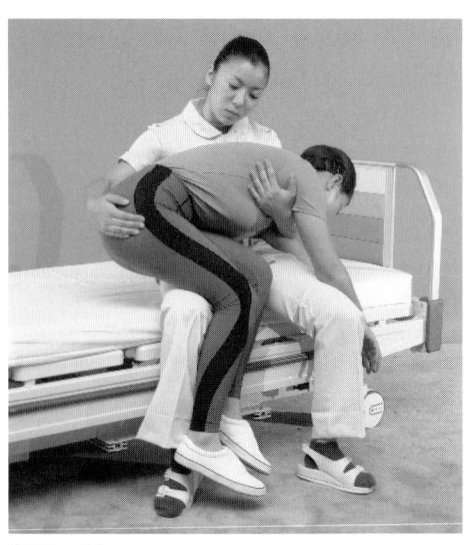

(図5-8)

●介助上の注意点
1．引き出す方向：
　対象者を引き出す方向は，対象者の正面ではなく，手を当てた股関節から反対側の肩（この場合は右の股関節と左肩）を結んだ対角線の方向とする。
　2人の体が大腿を中心としてバランスをとれる角度にまで，介助者は体を斜め後方へ反らすようにする。(図5-9～12)

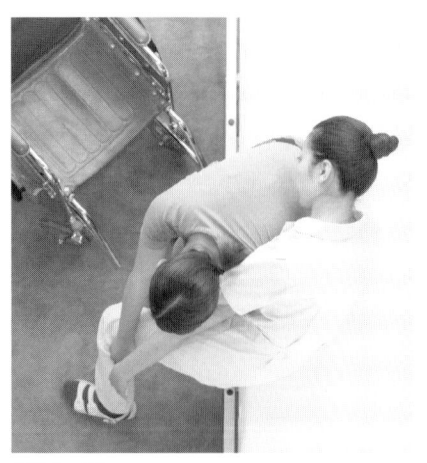

(図5-9)　　　　　　　　　(図5-10)

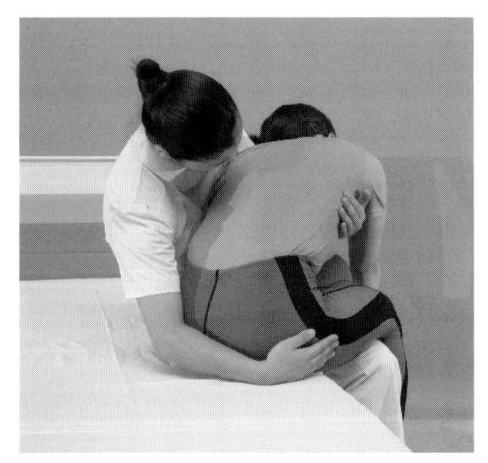

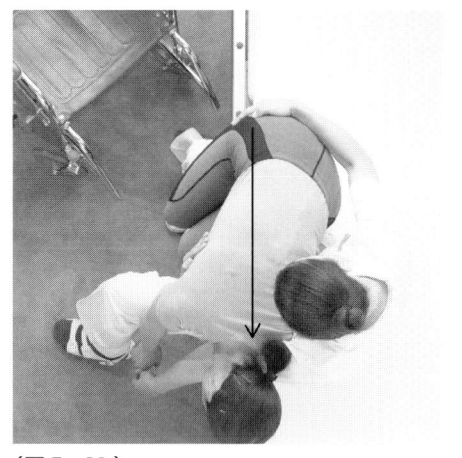

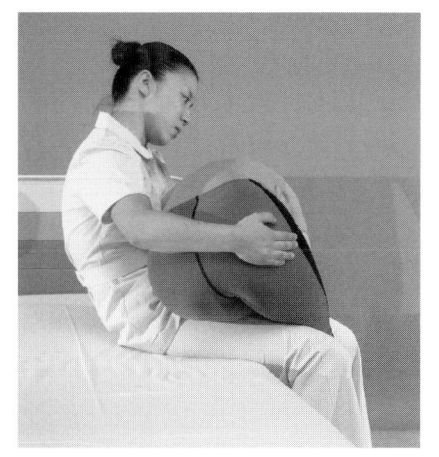

（図5-11）　　　　　　　　　　　　（図5-12）

2．引き出すときの介助者の構え方:
　動作中は介助者の頭から体幹は当然起き上がる方向に立ち直るが，起き上がる直前に，手を添えた右股関節のほうへ一度傾いた姿勢から動き始めるようにする。
　頭を右股関節のほうへ大きく振り，頭から体幹全体のしなりを用いて行うようにする。なお，体幹を倒しても頭が立ち直ったまま行いがちなので注意する。**(図5-13〜15)**

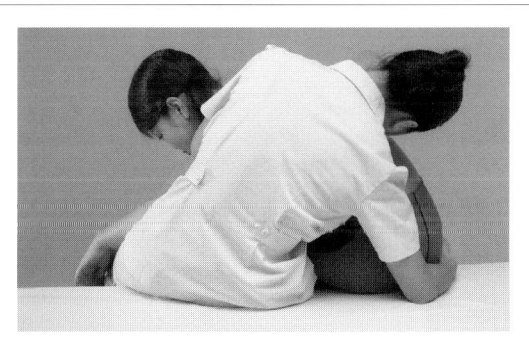

（図5-13）

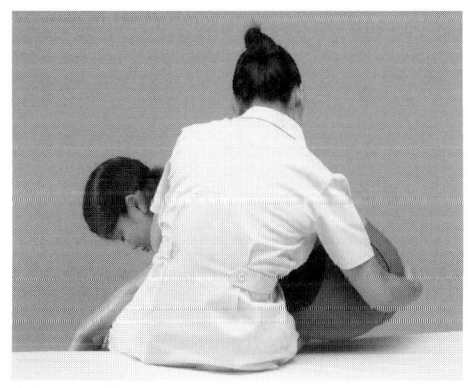

（図5-14）　　　　　　　　　　　　（図5-15）

**1** 1人で行う全介助パターン：スライド法

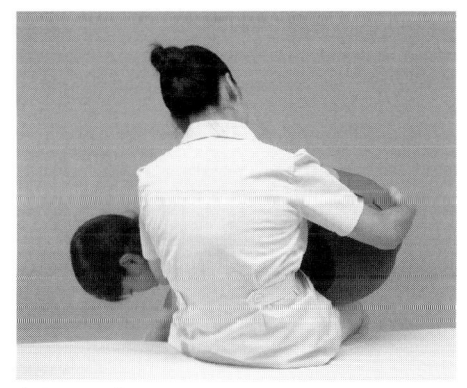

3．手だけで対象者の体を引き上げてはならない。介助者が対象者の側腹部に体を密着させ，介助者が体を起こすときに対象者の体が一体となってついてくるように滑らかに引き出す。

　介助者が先に体を起こしてから対象者を手で引き上げると，衝撃的な力が加わり対象者に苦痛を与えてしまう。

　介助者が対象者の腰を持ち上げるとき，反対側の足を持ち上げて，バランスをとるとさらに容易に行える。

4．介助者が小柄な場合は下腿長が不足して大腿が斜めになりやすく，乗せた対象者の大腿が滑り落ちやすくなる。そのときは踵を持ち上げ，つま先立ちをして大腿を水平に保ち，下腿の長さを補う。

　逆に介助者の身長や体格が大きいときは，対象者を大腿に乗せにくいことがあるが，その場合は足を通常よりも前に出して膝の位置を低くしたり，膝を内側に回して（股関節：内転・内旋位，膝関節：軽度屈曲位）調節をする。

❺対象者の体を介助者の大腿に十分に乗せたら，介助者自身の腰を横にスライド（移動）させ，車いすに近づく。(図5-16，5-17)

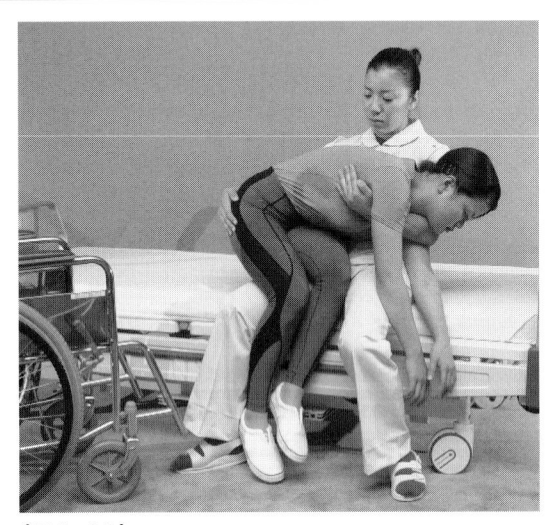

（図5-16） 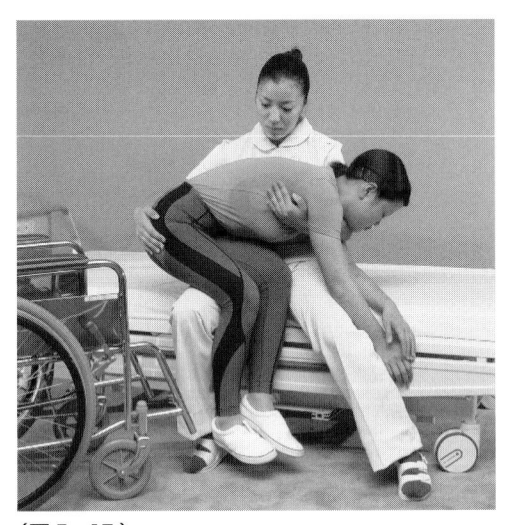　　　（図5-17）

84　Ⅴ．トランスファー（移乗）2：下肢の支持性がないタイプへのトランスファー

●介助上の注意点
　介助者を大腿に乗せ，さらに介助者の胸で抱えるようにすると，腋窩に当てた手のみで対象者を十分支えることができる。
❻対象者を乗せた介助者の大腿が，車いすのシート前縁と平行になるまで回りこんで車いすに近づく。（図5-18，5-19）

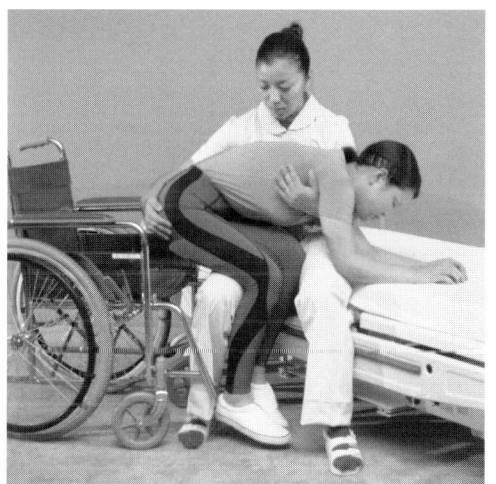

（図5-18） 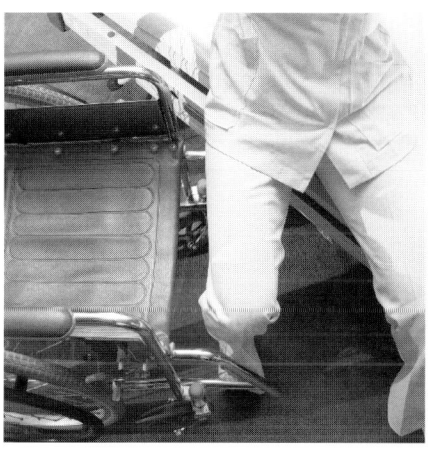　　　　　　　　　　　　　　　　（図5-19）

❼車いすに座らせる。（図5-20，5-21）

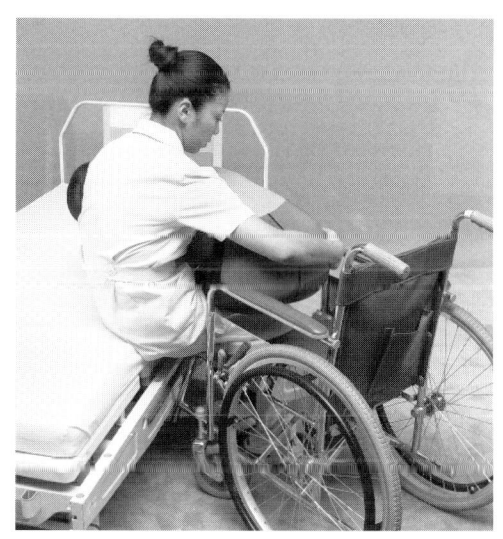

（図5-20） 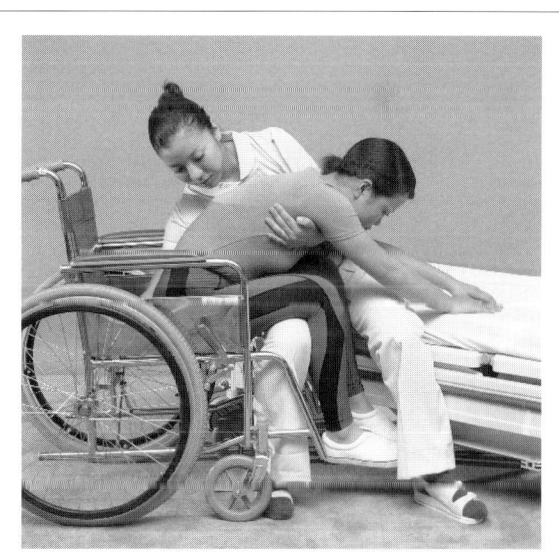　　　　　　　　　　　　　　　　（図5-21）

■ 1人で行う全介助パターン：スライド法

●介助上の注意点
　スライドという名称からベッドの上を滑ると誤解されがちだが，尻を持ち上げて小刻みに移動するほうが容易である。
　介助者は座らせるまで対象者と密着した状態を保つようにする。放り投げたり，介助者が腰を上げて立ったりすると両者ともに負担が大きくなる。

[車いす→ベッド]
　「ベッド→車いす」と同様だが，車いすの肘掛け（アームレスト）があるため，対象者の体に密着することが難しいので，肘掛けを取り外すことができる型の車いすがこの技法には適している。しかし必須ではなく，通常型の車いすでも十分に可能である。この場合は対象者をなるべく前に移動させて，介助者が対象者に近づけるような配慮が必要である。
❶車いすをベッドに対して，45度の位置に置く。（図5-22）

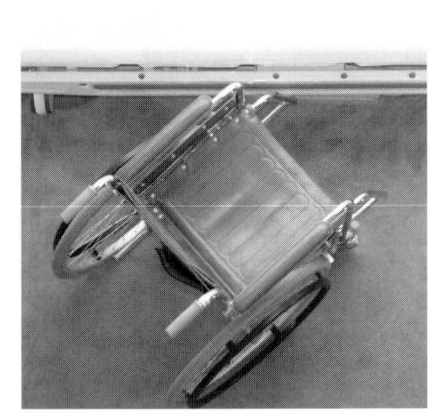

（図5-22）

❷対象者をできるだけ，前へ移動させる。このとき，対象者の体幹は後方に崩れていてもかまわない。（図5-23，5-24）

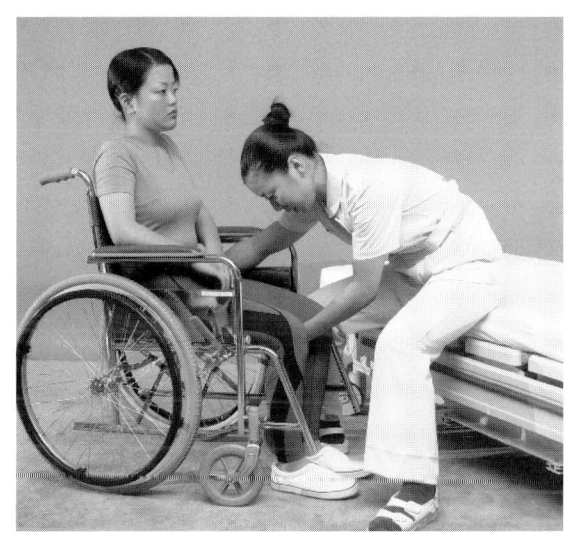

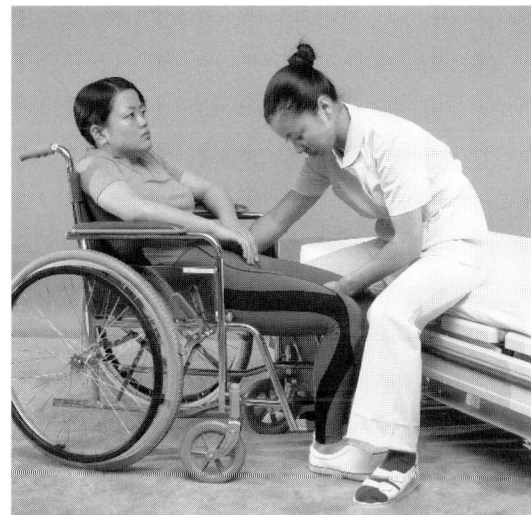

（図5-23）　　　　　　　　　　　　　　（図5-24）

❸介助者は，図5-19のように，対象者を乗せる大腿が，車いすのシート前縁と平行になるような向きで，車いすになるべく近づいた位置に座る。
❹介助者の大腿に対象者の両膝を乗せる。（図5-25）
　先に対象者の体を前方に起こしてから膝を乗せてもよい。

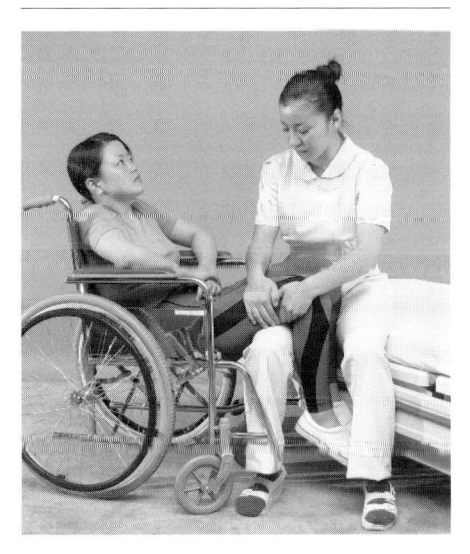

（図5-25）

■ 1人で行う全介助パターン：スライド法

❺対象者の体幹を前傾させ，対象者の左肩が介助者の左腋窩付近にくるまで，介助者も側方に体を倒して密着する。体勢が整ったら，一方の手（写真の場合は左手）は腋窩から斜めに差し込んで体側部に置き体幹を支える。他方の手（写真の場合は右手）は大きく体幹を側屈させて対象者の反対側の股関節に当てる。**(図 5 - 26，5 - 27 )**

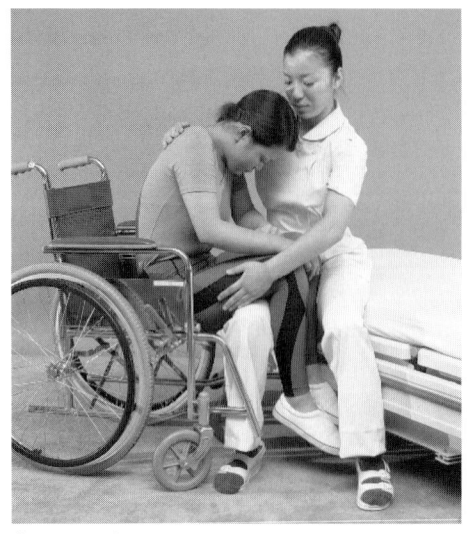

（図 5 - 26 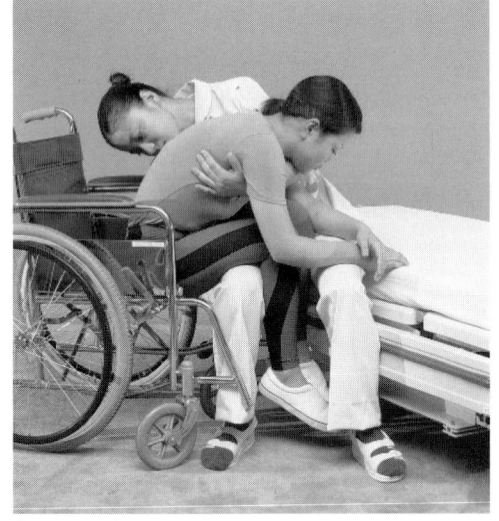 ）　　　　　　　　　　　　　　（図 5 - 27 ）

❻対象者を介助者の大腿に乗せる。**(図 5 - 28 )**
　［車いす→ベッド］のときは［ベッド→車いす］とは異なり，対象者を引き出す方向は対象者の正面で，対象者の殿部が車いすを離れてから，［ベッド→車いす］で示した技法と同様に，介助者は体を後方へ反らして胸で対象者を抱えるようにする。**(図 5 - 29 )**

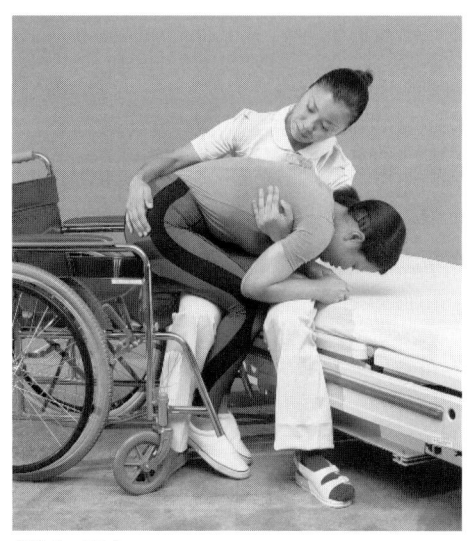

（図 5 - 28 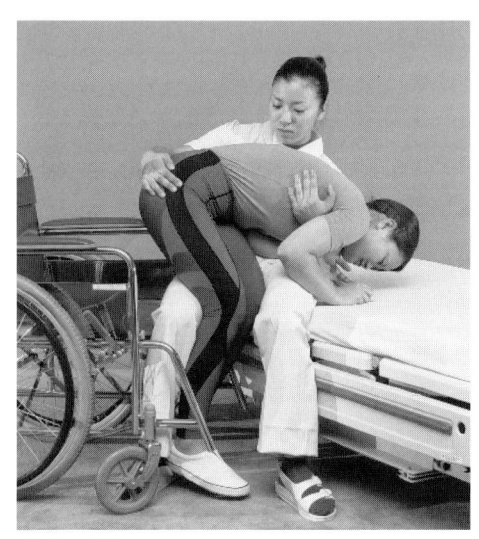 ）　　　　　　　　　　　　　　（図 5 - 29 ）

❼対象者の体を介助者の大腿に十分に乗せたら，介助者自身の腰を横にスライドさせ，対象者がベッドに座れるように向きを変えながら移動する。（図5-30，5-31）

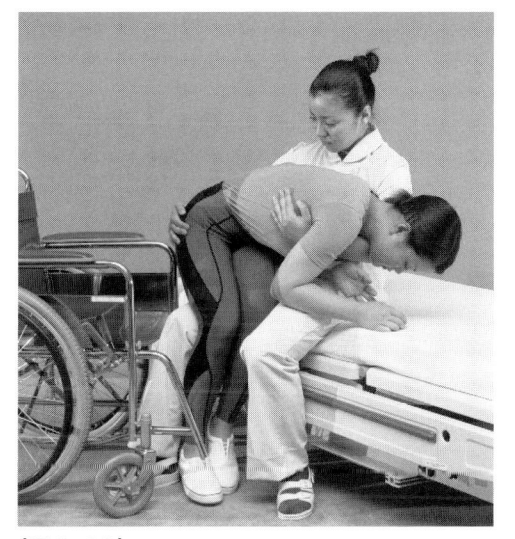

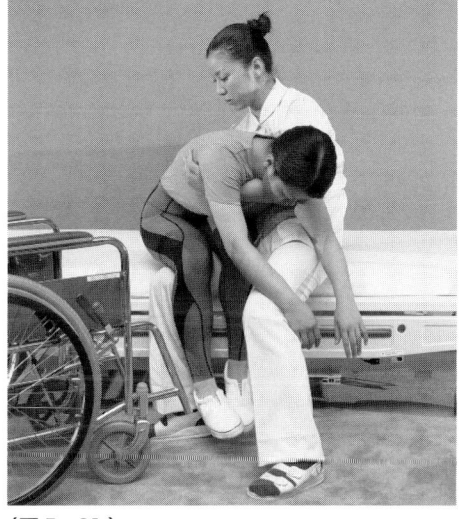

（図5-30）　　　　　　　　　　　　（図5-31）

❽対象者をベッドに座らせる。（図5-32）

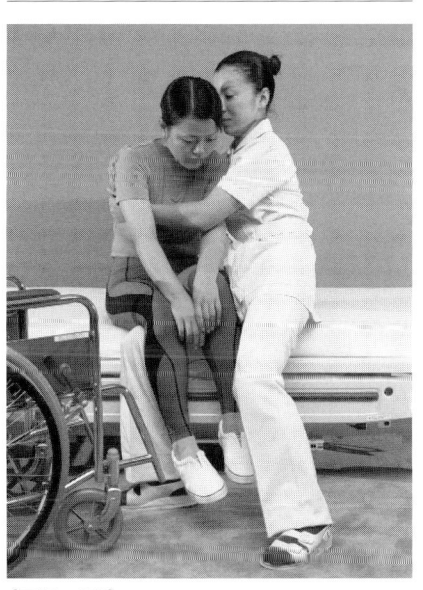

（図5-32）

**1** 1人で行う全介助パターン：スライド法　　89

◉実施する際のサポート方法
　対象者を大腿に乗せるとき、前へ落としそうになることが多い。これは引き出す方向が対角線ではなく正面に引き出しているためである。補助者は介助者の正面に立ち、方向がずれたら修正する。(図 5 - 33 )

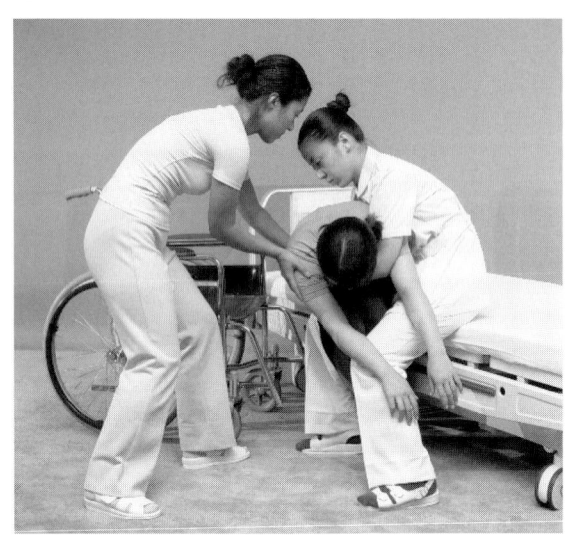

(図 5 - 33 )

◉練習のポイント
1．対象者役の力の入れ方
　対象者役は極力全身の力を抜き、介助者に身体を預ける。

2．介助者の練習方法
　動き始めのときの頭や体幹の構え方については、第三者に指示や誘導を受けるとよい。
　また、[車いす→ベッド]のスライド法はアームレストがあるため、[ベッド→車いす]よりも行いにくい。はじめは[ベッド→車いす]のパターンから行うほうが修得しやすく、本技法の特徴も実感できると思われる。

[しがみついてくる対象者に対して]
　恐怖心や認知症によりしがみついてくる対象者に対しては、無理に前傾姿勢をとらさず、介助者の身体に抱きつかせて行うこともできる。その際、対象者にしっかりと密着し、対象者の股関節に手を回して両者が一体となって体を反らして大腿に乗せる。(図 5 - 34 〜 36 )

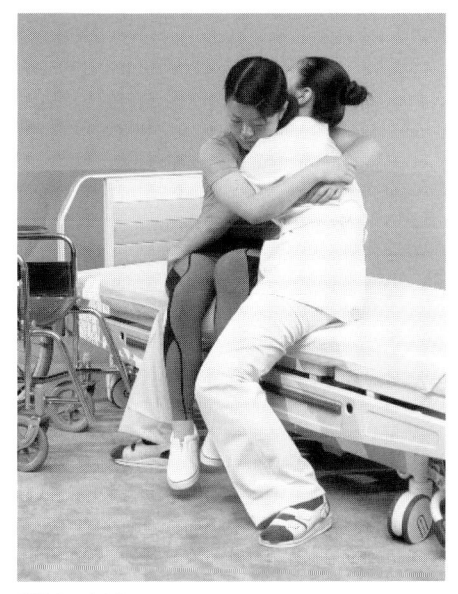

（図 5 - 34）

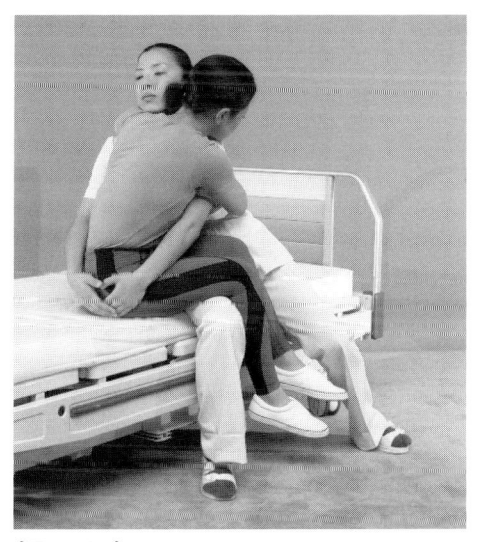

（図 5 - 35） 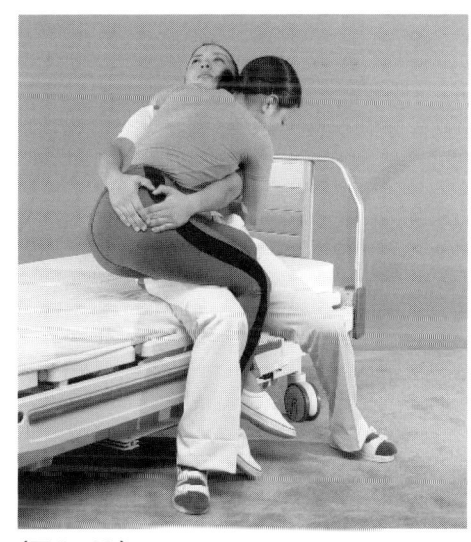　　　　　　　　　　　（図 5 - 36）

## 2）体幹の前傾が困難な対象者に用いるスライド法 [19]

　　下肢の支持性がない一方，拘縮などにより股関節の制限があったり，体幹の筋緊張が強く体幹の前傾ができない対象者のトランスファーは，最も困難を極めていた。
　　体幹の前傾ができない対象者では，1）で紹介したスライド法では対応は困難である。これらの対象者への対応にはいくつかの方法があるが，ここで紹介する両手をケースの腋窩部で組み合わせて抱える技法が最も適していると思われる。

### 適応

下肢の支持性がなく,拘縮や体幹の緊張が強いため,体幹の前傾ができない対象者。

### 本技法の特徴

本技法も1)と同様にさまざまな特徴を持っているが,なかでも,困難を極めていた体幹の前傾ができない対象者に1人で行うトランスファー技法として有用である。

ただし,介助者の大腿に乗せたときに,体幹が直立した姿勢よりも後ろに反り返っている場合は本技法の利用は困難であり,2人で行う全介助パターンを用いたほうがよい。

### 技法

[ベッド→車いす]

基本的な技法は,1)と同様であり,違う点のみを説明する。

❶対象者の腋窩部を両手を組んで抱える。手を組む部位は腋窩よりやや後ろ(肩甲骨の外縁)とする。(図5-37,5-38)

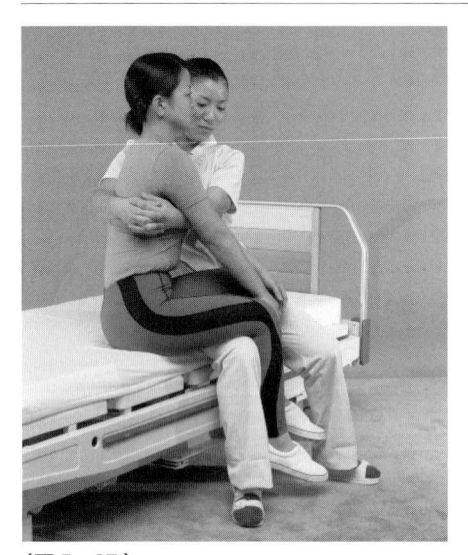

(図5-37) 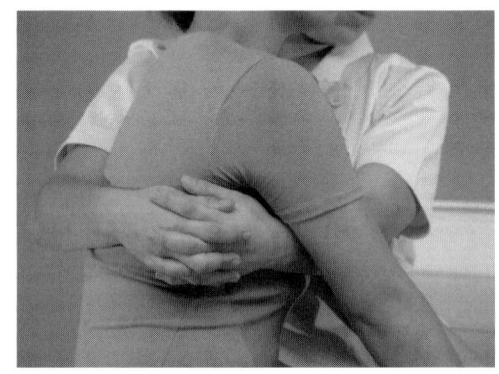　(図5-38)

### ●介助上の注意点

1. 組んだ手と腋窩に隙間ができないように高い位置とする。

2. 1)の技法とは異なり,対象者との距離は離れているほうが容易であり,肘はなるべく伸ばしたまま抱えるようにする。

❷図5-39のような方向に介助者が体幹を反らせて対象者を大腿に乗せる。1）の技法よりも大きな軌跡を描くようにする。（図5-39）

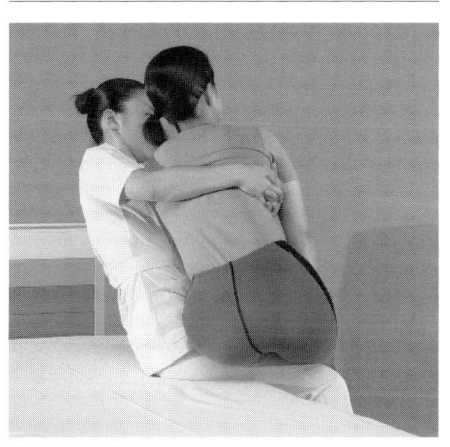

（図5-39）

●介助上の注意点
　直線的に引き出しやすい。対象者側の坐骨に乗った重心を反対側の坐骨に移しながら円い軌跡を描いて斜めに引き上げる。
❸1）と同様に，対象者の左肩と介助者の左腋窩が合うように対象者の位置を変える。介助者の胸で抱えることができるので，右手は対象者から離して床につき支えることができる。（図5-40，5-41）

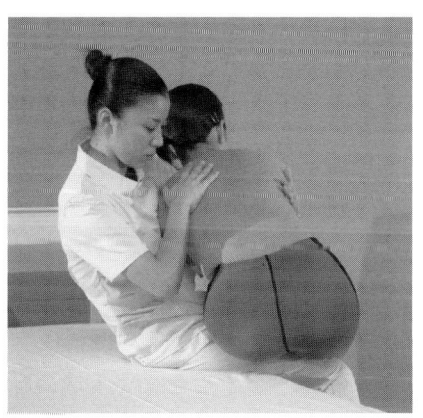

（図5-40） 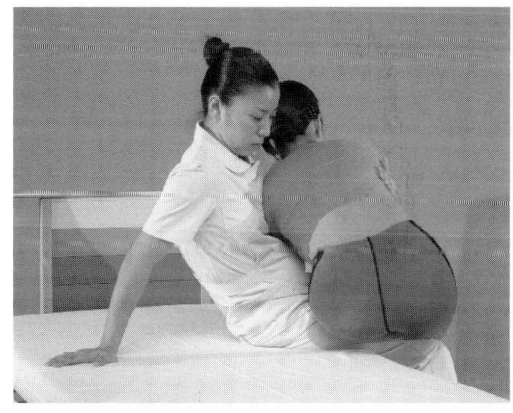　　　　　　（図5-41）

❹対象者が大腿に乗ったら移動する。(図5-42〜44)

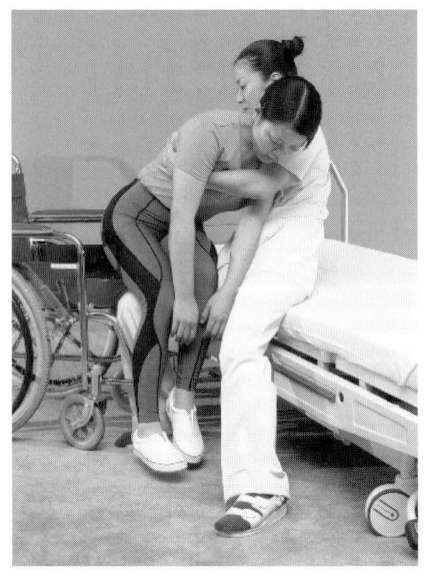

(図5-42)

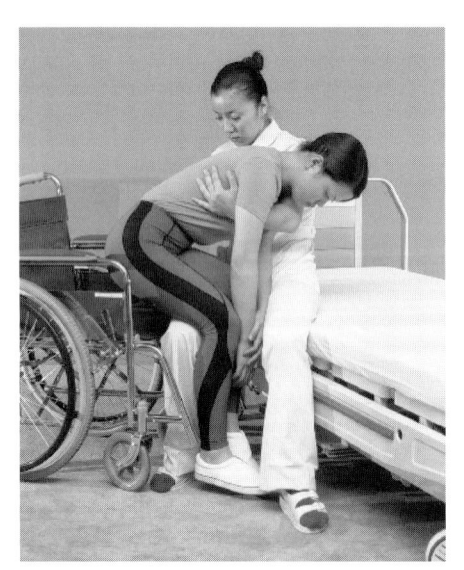

(図5-43) 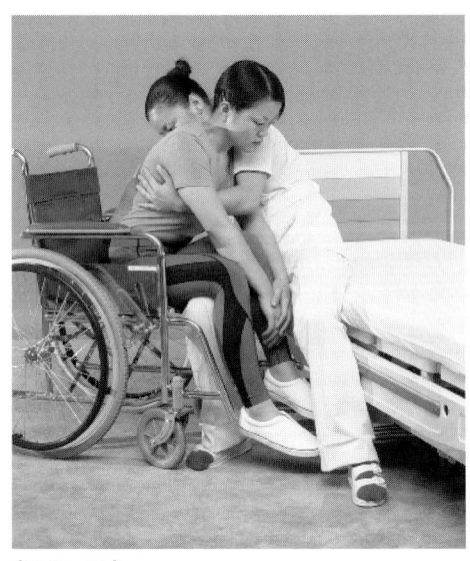   (図5-44)

[車いす→ベッド]
　「ベッド→車いす」と同様だが，車いすの肘掛け（アームレスト）があるため，対象者の腰がひっ掛かりやすい。正面へ引き出して介助者の大腿に乗せたら対象者の肩と介助者の腋窩が合うように対象者の位置を変える。さらに介助者は後方へ体を反らして対象者を自分の胸で抱える。

## 3）いすを用いたスライド法 [20]

　スライドすることができない場所や離れた場所へ移動するときなどに用いるスライド法で，図5-45のようなキャスター付きのいすを用いて移動する技法である。

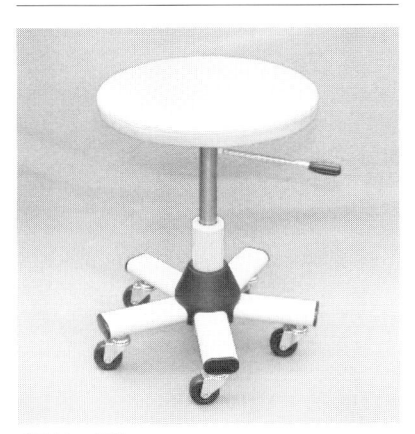

（図5-45）

　ストレッチャー・いす・ソファなど，台上でのスライドができないものへのトランスファーの技法として，幅広い活用が期待できる。ベッド上で横にスライド（移動）するのが苦手な方は，通常のトランスファーでも用いるとよいと思われる。また，エアマットを使用している場合は縁が柔らかいため，対象者を大腿に乗せた後のベッド上でのスライドが大変困難で，滑り落ちる危険性も高い。これらのケースに対してはいすを用いた技法が適している。

　ただし，本技法は補助者がサポートをすることが難しいので，健常人で十分練習してから用いることが望ましい。キャスター間が広く安定したいすが適している。また，床の形状はいすが滑らかに動けることが必須の条件であり，カーペットが敷いてある場合や，少しでも段差や傾斜がある場所での利用は不適当である。**（図5-46～52）**

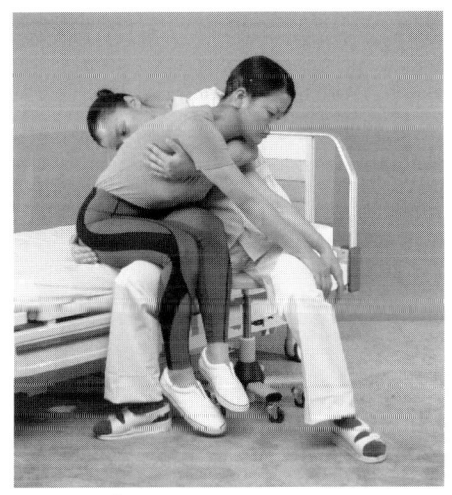

（図5-46）

■1人で行う全介助パターン：スライド法

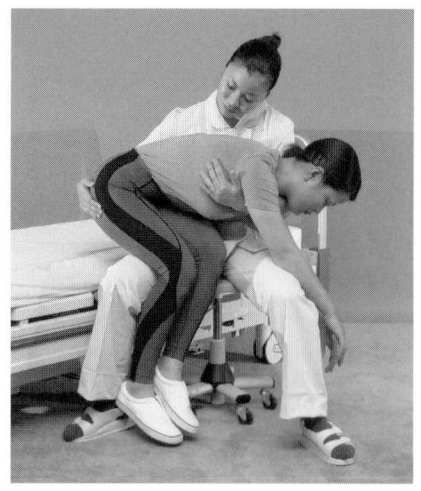

(図5-47)

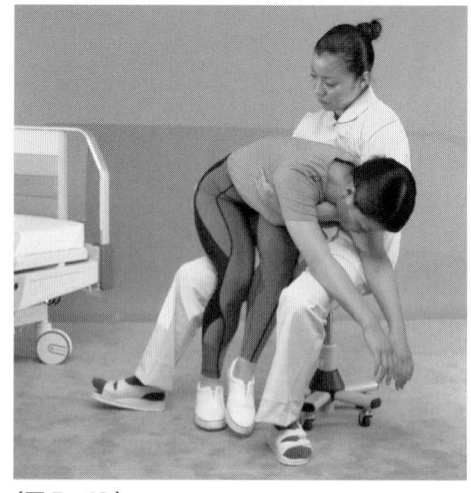

(図5-48)

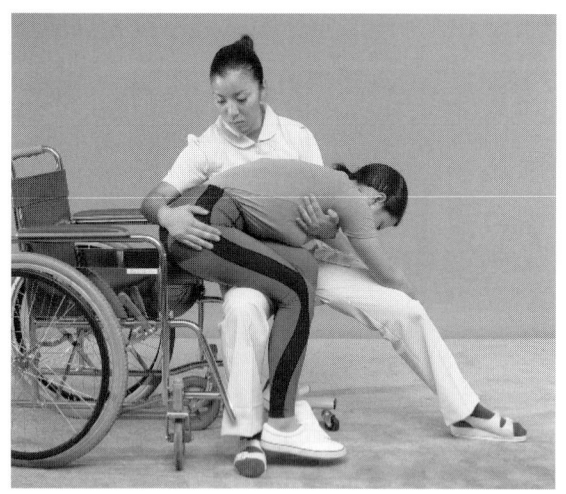

(図5-49)

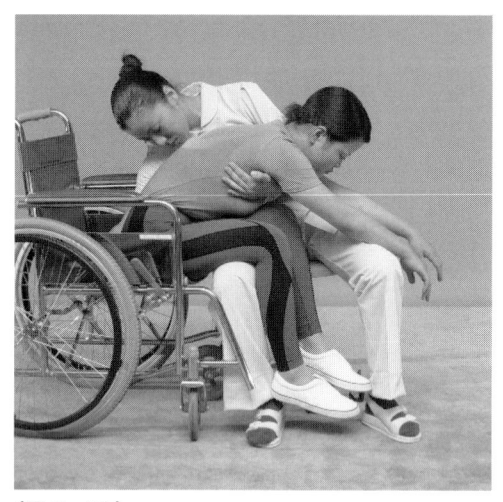

(図5-50)

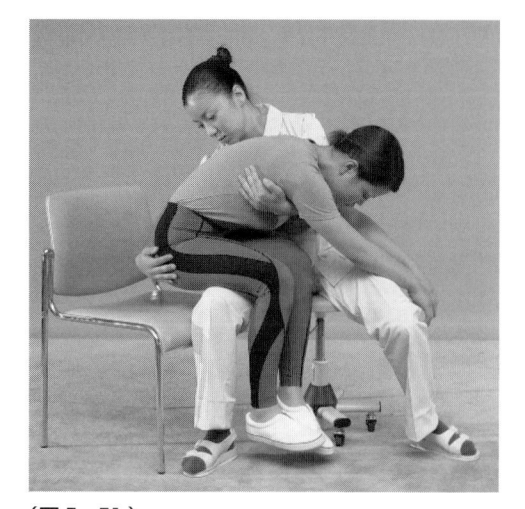

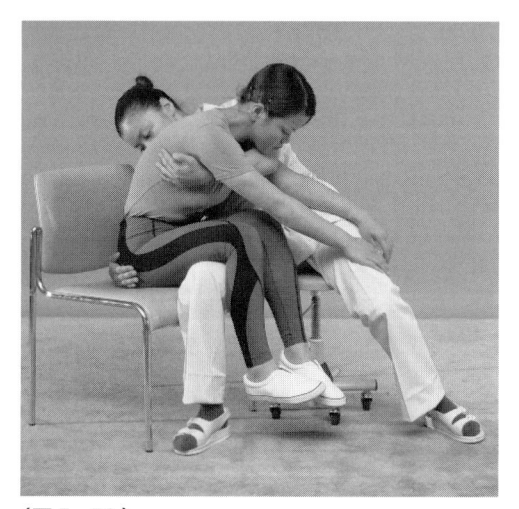

(図5-51)

(図5-52)

96　Ⅴ．トランスファー（移乗）2：下肢の支持性がないタイプへのトランスファー

なお，図5-53のような一般に用いられている事務用のいすでも可能である。（図5-53）

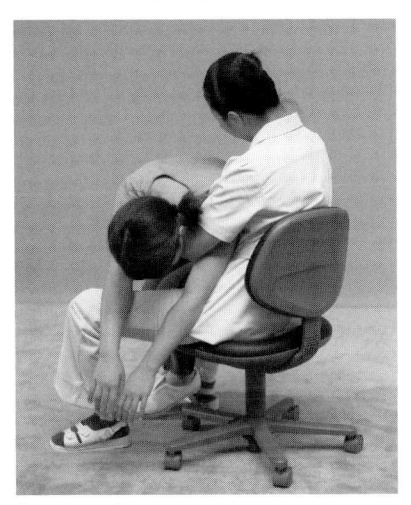

（図5-53）

適応
　この技法は1）の体幹が前傾できる対象者にのみ用いることができる。
●介護上の注意点
❶介助者は対象者を大腿に乗せて移動する際に，前屈気味になりやすい。後方への傾斜が少ないとバランスを崩しやすいので注意する。
❷移動する方向
　対象者を大腿に乗せたまま前進するのは難しい。後方または側方へ移動すると容易であり，向きを調整しながら移動する。
❸ポータブルトイレへの移動
　ベッド⇔トイレ・ポータブルトイレの移動では，あらかじめ脱衣してから行うと容易である。（図5-54，5-55）

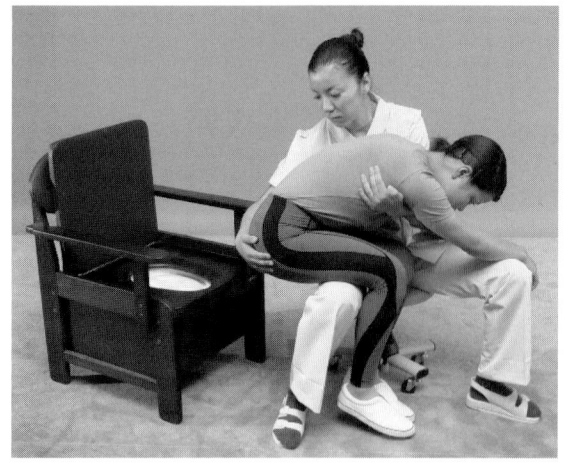

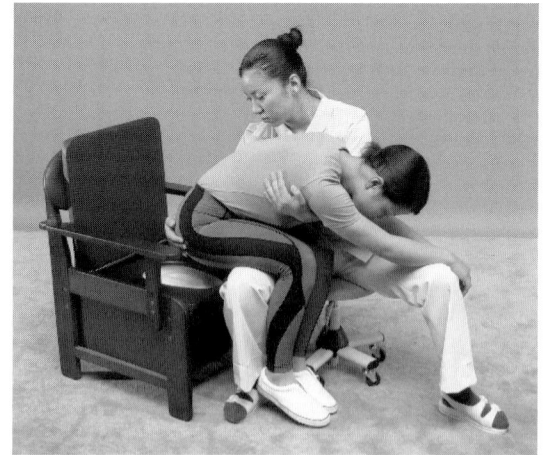

（図5-54）　　　　　　　　　　　　　　（図5-55）

## 2　2人で行う全介助パターン [21]

　　体幹や股関節の屈曲がほとんどできないためスライド法の利用が困難な方や，ほぼ寝たきりの状態に近い方でリクライニング型の車いすを使用されている方など，最も重度と思われる対象者にも用いることができる技法である。
　　従来より用いられている方法だが，持ち上げ方や移動の仕方など，多くの点で問題があったので，さまざまな工夫を取り入れた。
[従来の技法と問題点]
　　これまでは車いすをベッドと平行に置き，2人の介助者が合図をして同時に対象者を持ち上げてベッドに移動するとされてきた。しかし，後方の介助者が肘掛け・ハンドル・大車輪などを越える役割を主として担っていたため，負担が大きかった。そこで，介助者が楽に行おうとしてどうしても急激に力を加えて一気に持ち上げたり，降ろすときは対象者を放り投げるようにしてベッドに寝かせるなど，対象者の苦痛をさらに増加させている。特に後方の介助者は負担を軽くするため，把持している前腕部を支点として体幹の上部（肋骨部）を絞り上げてしまい，肋骨骨折を起こす危険性があった。
[従来の技法との相違点]
　　車いすから持ち上げれば，2人で抱えて移動することは比較的容易なので，このパターンでのトランスファーでは，車いすの乗降を中心に考えることが重要である。そこで，ベッドサイドで持ち上げてそのままベッドに移るのではなく，部屋のほかの広い場所や廊下などで車いすから持ち上げた後に，移動してベッドに乗せるようにする。ベッドから車いすへ乗るときも同様で，回転できる広い場所で車いすへ乗せるようにする。
　　なお，本技法は，身長の高い介助者が，前方の介助者を担当するとより容易である。
❶反動を利用したり，掛け声を掛けて同時に持ち上げてはならない。
❷後方の介助者から前方の介助者に適切に指示をする。
　　後方の介助者が対象者の体を持ち上げた後に，前方の介助者に持ち上げるよう指示を送る。

同時に持ち上げると，前方の介助者は自身が楽に行うため対象者の体を前方に引き出しやすく，後方の介助者の負担がさらに増加する。(**図5-56**)

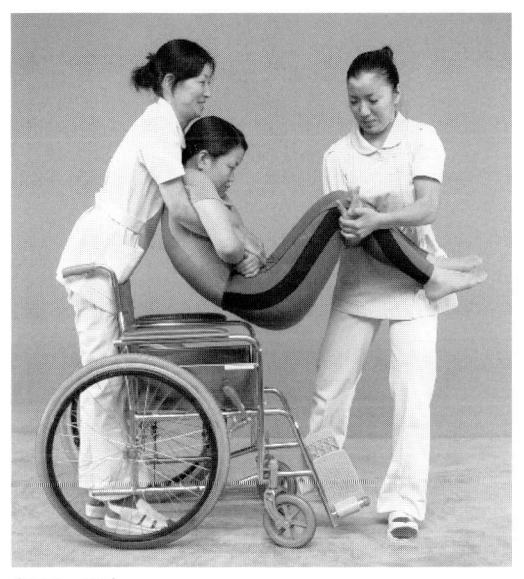

（図5-56）

❸肘掛け・ハンドル・大車輪を越える方法（図5-57～60）

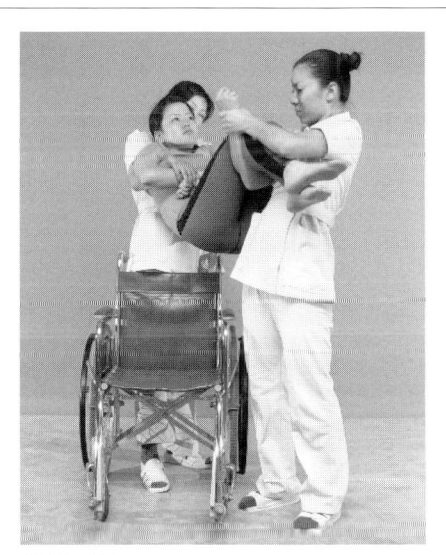

（図5-57） 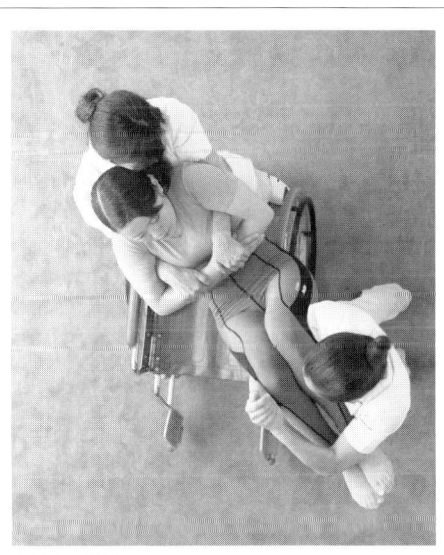　　　　　　　　　　　　（図5-58）

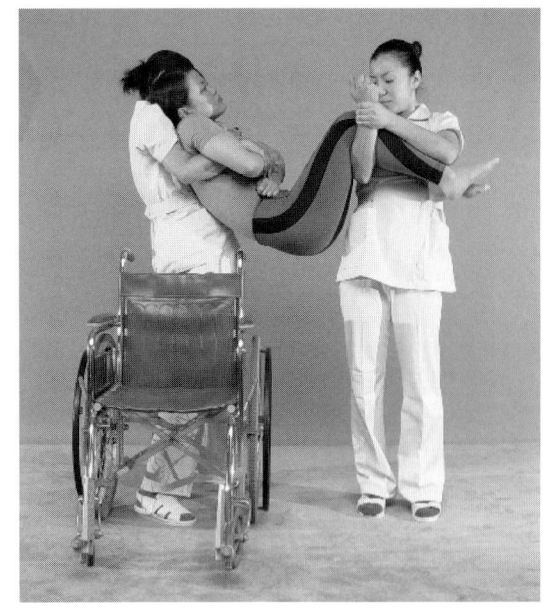

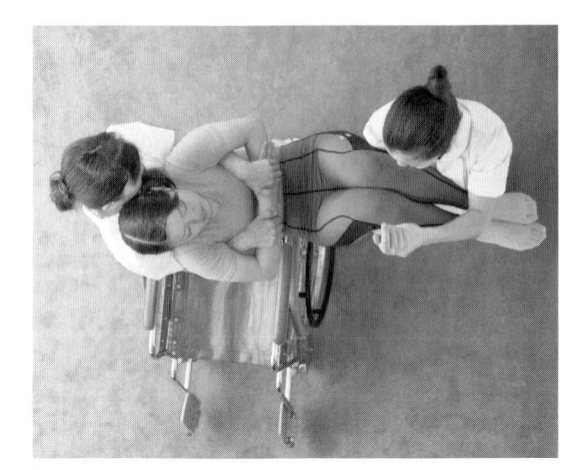

（図5-59）　　　　　　　　　　　（図5-60）

①前方の介助者が対象者を持ち上げたら，車いすの側方や後方まで回り込んでこれらの障害を越える。
②後方の介助者は，前方の介助者が障害物を越えるまで，回転の軸となって回転するだけで，動かない。
③対象者がハンドルを越えてから2人で移動する。

適応

体幹や下肢の支持性がなく，さらに足部の障害があって，足を床につくことができない型の対象者。

本技法の特徴
①後方と前方の介助者，両者の役割
　1．後方の介助者
　　・対象者の体幹を持ち上げて体重の大半を支える。
　　・対象者を常に自分の側へ引きつけるような抱え方と持ち上げ方が重要。
　2．前方の介助者
　　・対象者の下肢を持ち上げる。
　　・後方の介助者の負担を軽減する…アームレスト・ハンドルを越えることは，前方の介助者の役割となる。
②両者の動き方
　　・後方の介助者が先行して動作を行い，前方の介助者へ合図を送る。
　　・後方の介助者を中心（軸）として回転し移動する。

③場所
・回転ができるような広い場所で行う。

### 技法
[後方の介助者の基本テクニック] 〔DVD〕[ 22 ]

少しでも負担を軽くするために，対象者の体をなるべく自分に近づける必要がある。

なお，この技法は対象者が車いす上で前方にずれた姿勢を修正する場合にも用いられるテクニックである。

❶対象者の両腕を平行に軽く重ね，後方より腋窩から腕を差し込み前腕部に当てる。（母指も前に揃え，前腕部を指でつかまない）**（図5-61〜64）**

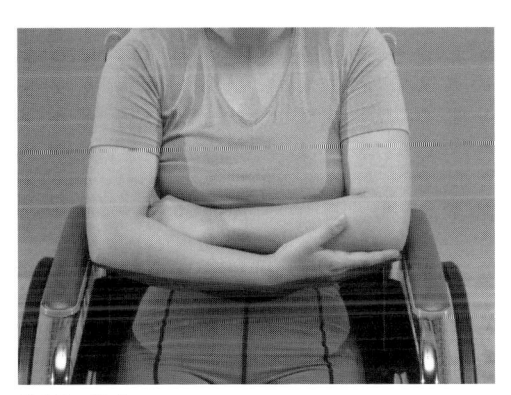

（図5-61）

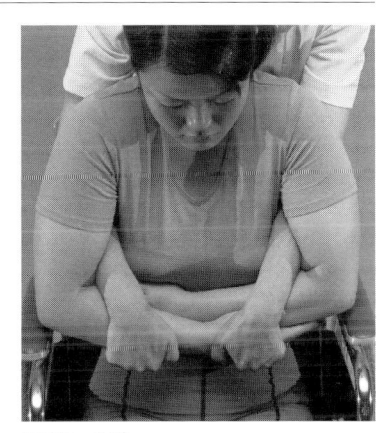

（図5-62）

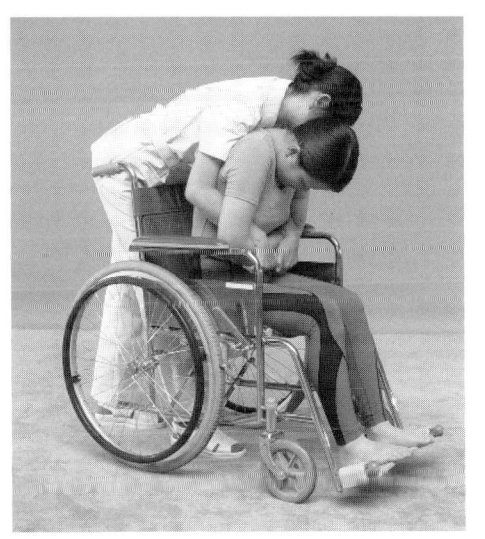

（図5-63）

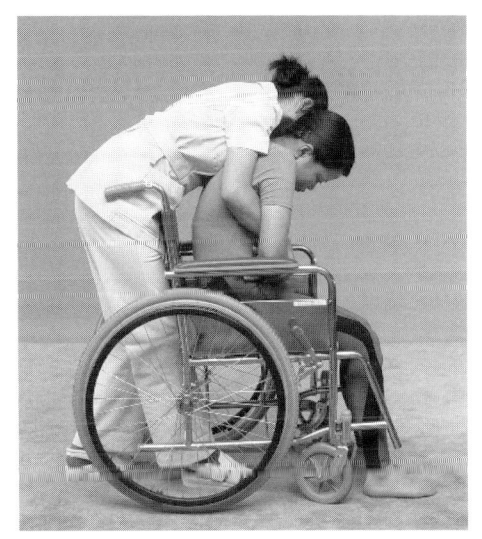

（図5-64）

**2** 2人で行う全介助パターン　101

●介助上の注意点

　従来のように介助者の上体を反らすようにして上方に持ち上げると，対象者の体幹は伸びてしまい，対象者の腰部を介助者に近づけることができない。さらには，対象者の背中が車いすの背もたれを押して，キャスター（小車輪）が持ち上がってしまうこともある。**(図5-65)**

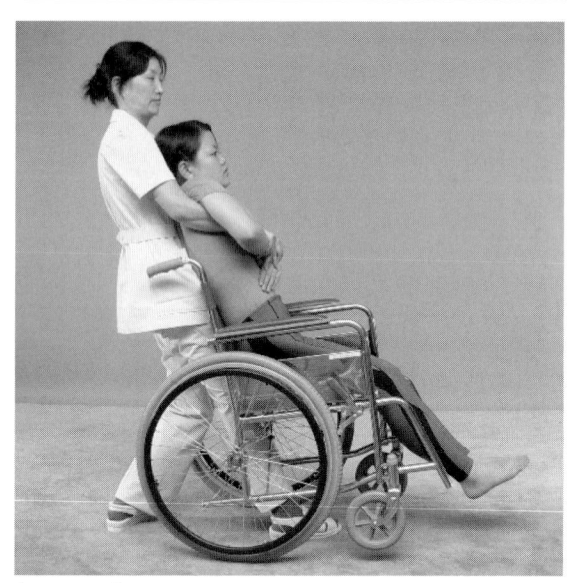

（図5-65）

❷体幹上部を押して前傾させ，介助者の胸で前傾させた体幹を支える。その姿勢のまま腋窩より腕を差し込む。後下方に円を描いて対象者の腰部を自分のほうに巻き込むようにして近づけ，その延長で腰部を持ち上げる。

●介助上の注意点
　自分の胸を対象者の肩甲部に当てたまま離さないようにして持ち上げると，前方の介助者が持ち上げたときに対象者を自分の胸に乗せやすい。（図5-66～69）

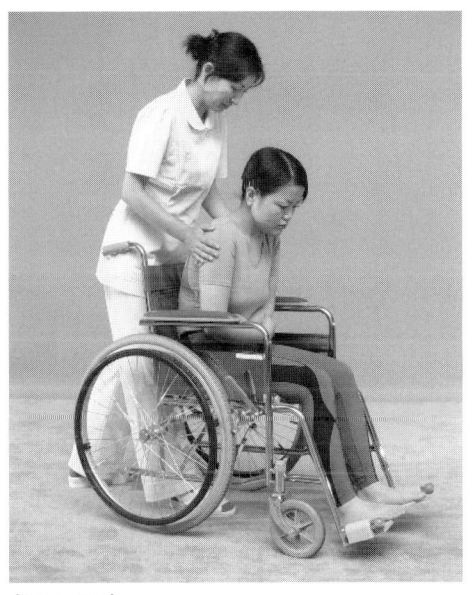

（図5-66）

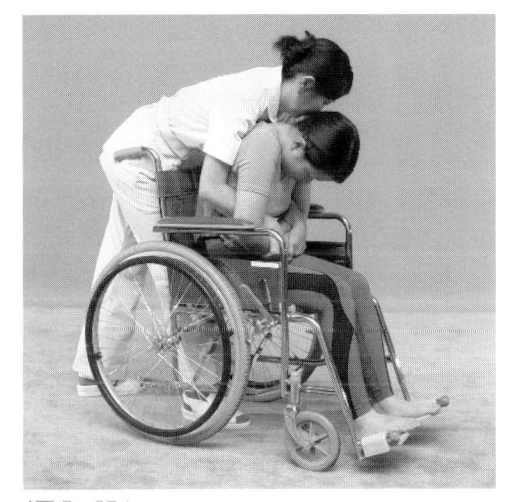

（図5-67）

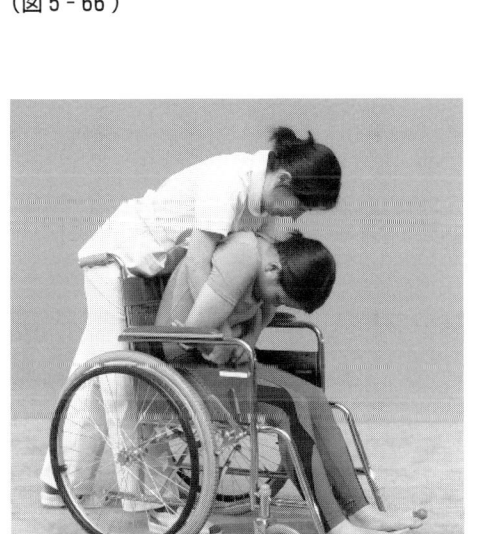

（図5-68）

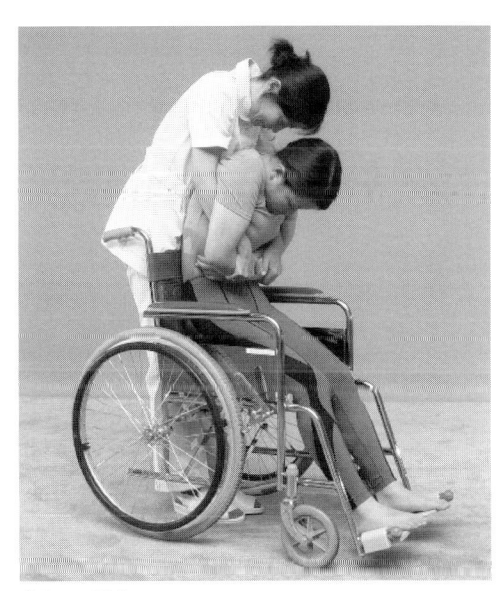

（図5-69）

❸固定した前腕を中心に絞り込むと，肋骨骨折や肩関節の痛みを起こす危険性がある。

●前方の介助者の基本テクニック 🆐[ 23 ]
　後方の介助者の負担を軽減するために,対象者の足を高く上げて,さらに後方の介助者に軽く押しつけるようにする。
❶側方に片膝を立て,腰を低く落とした姿勢でアプローチする。(図 5 - 70 )

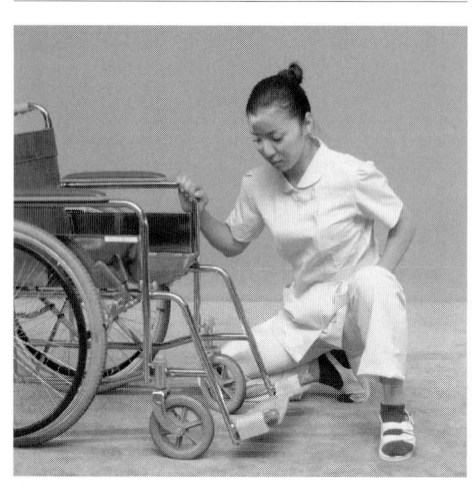

(図 5 - 70 )

　もう一方の手は車いすのフットレストなど支えることができる部分に置いて,自分と対象者の体重を支える。(図 5 - 71 )

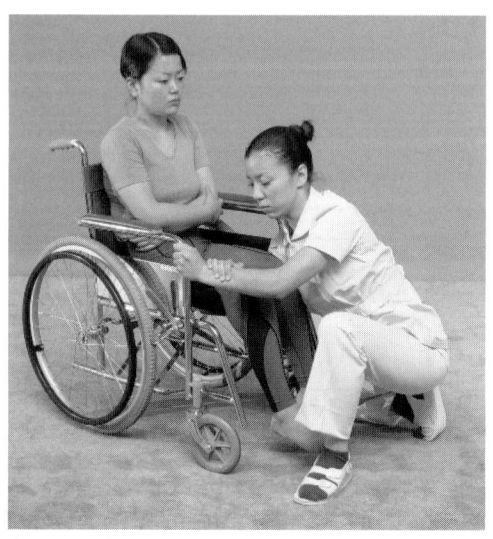

(図 5 - 71 )

❷対象者の膝窩（膝の裏の部分）に車いす側の腕を肘関節が両膝の中央にくるように深く差し込む。（図5-72）

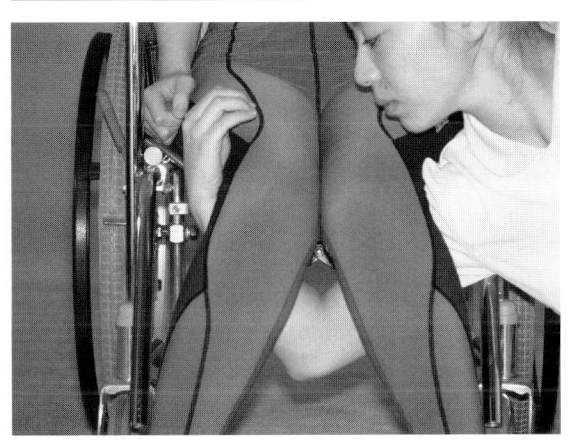

（図5-72）

❸抱える腕は，ベッドに降ろすときの枕側の腕を用いる。そこであらかじめベッドと枕の位置を確認しておくことが必要である。（図5-73，5-74）

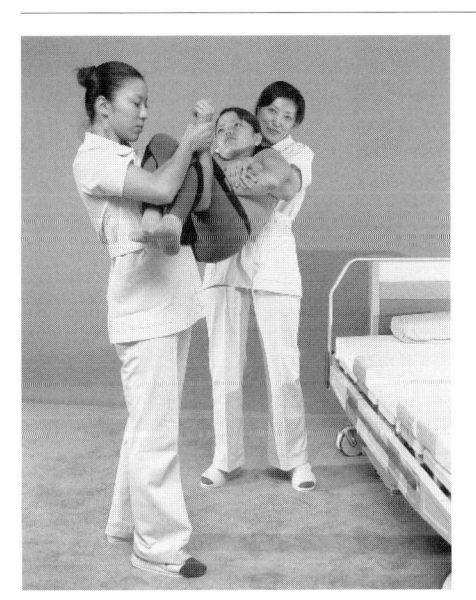

（図5-73） 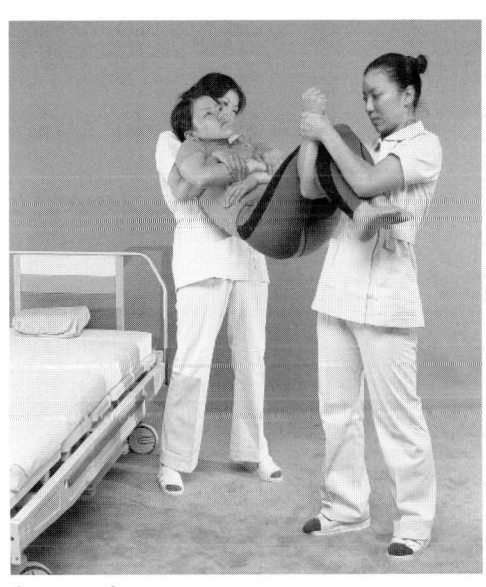　　　　　　　　　　　　　（図5-74）

❷ 2人で行う全介助パターン　　105

[車いす→ベッド]のトランスファー　🆅[24]
❶後方の介助者は体幹上部を押して体幹を前傾させる。(図5-75)

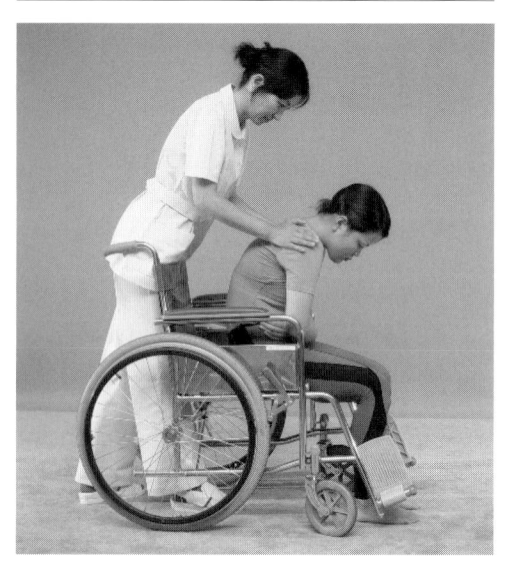

(図5-75)

❷後方の介助者は対象者の両腕を平行に軽く重ね,腋窩から腕を差し込み,前腕部に当てる。(図5-76)

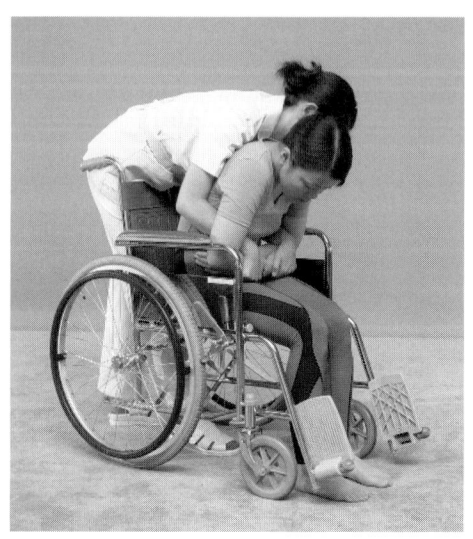

(図5-76)

❸前方の介助者は，車いすの側方から対象者の膝窩部に腕を差し込む。(図5-77)

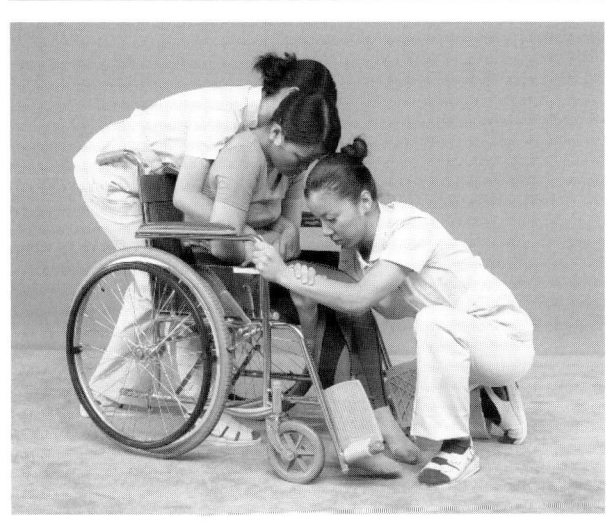

(図5-77)

❹後方の介助者は，前腕部を後下方に円を描いて対象者の腰部を自分のほうに巻き込むようにして近づけ，その延長で腰部を持ち上げる。(図5-78)

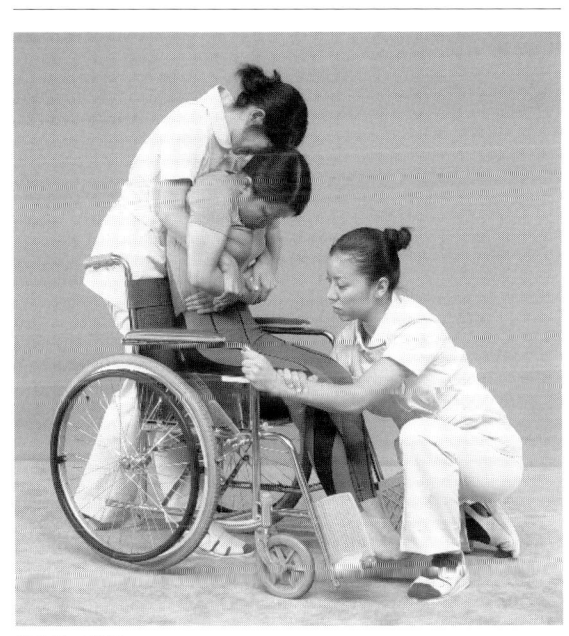

(図5-78)

❺後方の介助者が腰を持ち上げたら，前方の介助者に「OK」の指示を送って介助を開始させる。(図5-79，5-80)

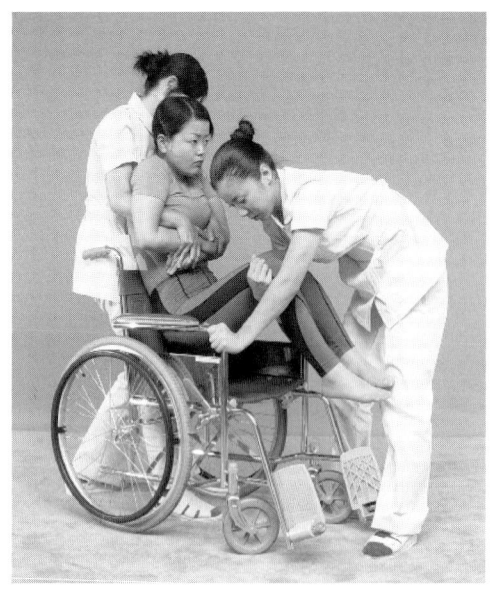

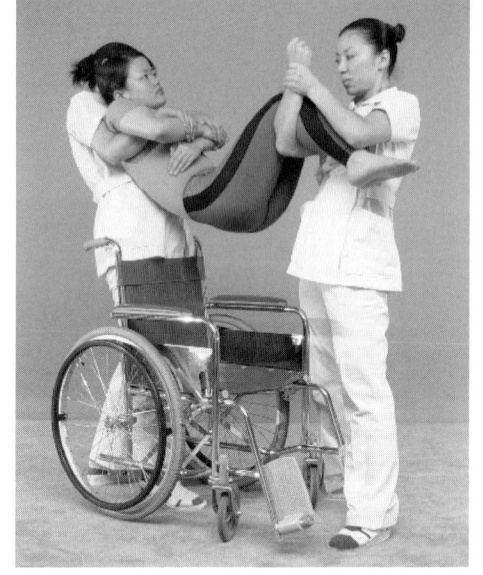

(図5-79)　　　　　　　　　　　　　　(図5-80)

❻前方の介助者は肘掛けを越えられる高さまで対象者の膝を持ち上げる。(5-81)

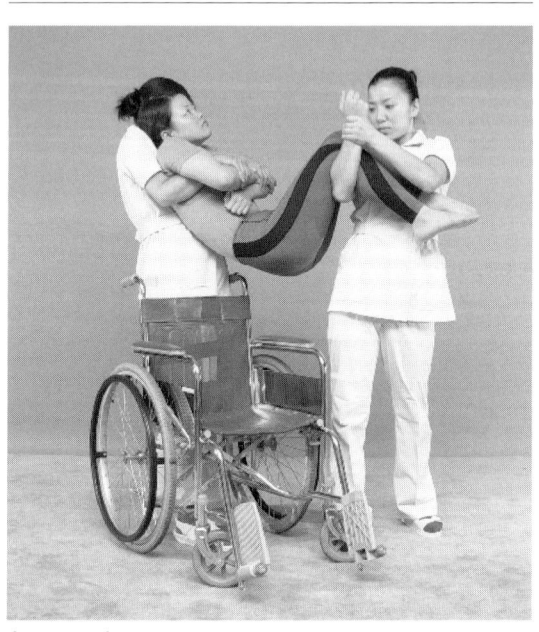

(図5-81)

●介助上の注意点
1．前方の介助者は，遠回りして対象者の膝＝体を前方へ引き出してはならない。後方の介助者から対象者の体が離れてしまい，腰への負担が大幅に増加してしまう。
　前方の介助者は対象者の膝を絶対に伸ばしてはならない。
2．対象者の体を後方の介助者に向かって軽く押すようにすると，後方の介助者の負担はさらに軽減される。

❼前方の介助者は車いすのフットレストが障害物となっているため，後ろ回りでハンドルを越えるように回り込む。回り込む角度は，90度以上とする。（図5-82，5-83）

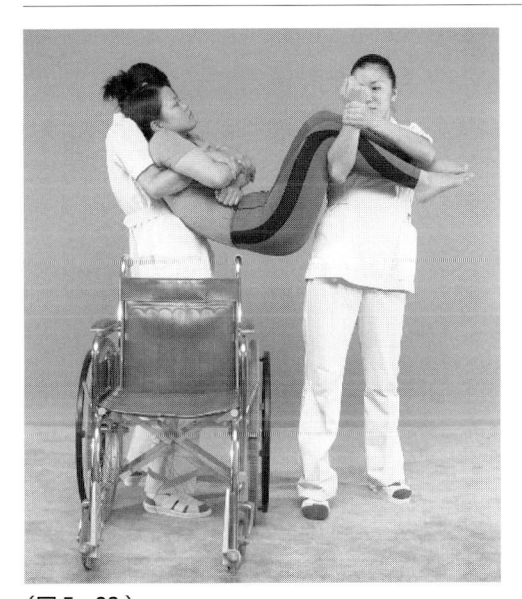

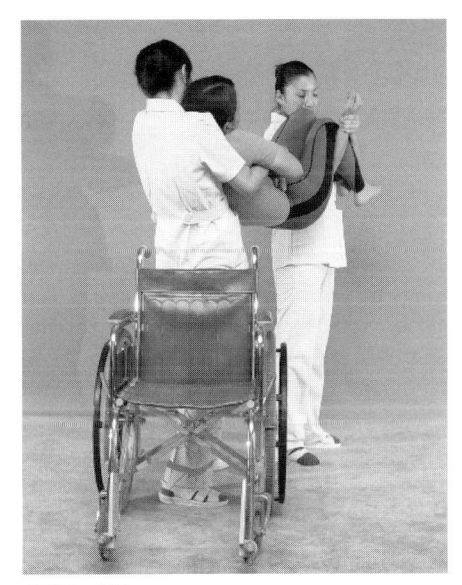

（図5-82）　　　　　　　　　　　　　　　（図5-83）

　90度回った場合は，横に移動しながらハンドルを越える。
　180度回った場合はそのまま後方に移動する。
　後方の介助者は体幹を反らし，対象者の背中を自分の胸に乗せるようにして抱え，動かずその場で回転する。

❽移動する。（図5-84，5-85）
❾ベッドに降ろす。（図5-86，5-87）
　両介助者はそれぞれの膝をベッドについて対象者を降ろす。この際，両介助者は声を掛け合って同時に膝をつくようにする。
　なお，移動する際は後方の介助者が先行すると容易である。

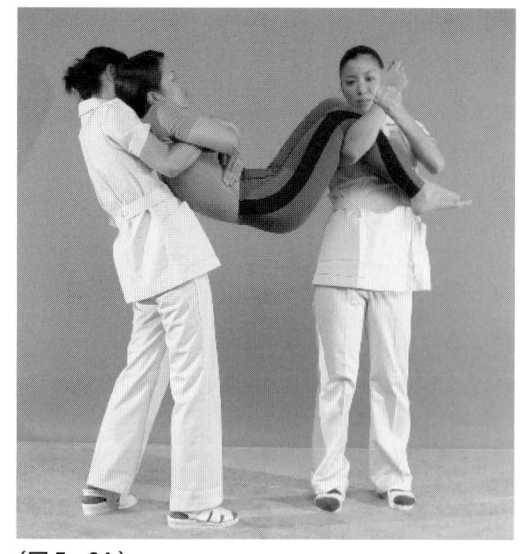

(図5-84) 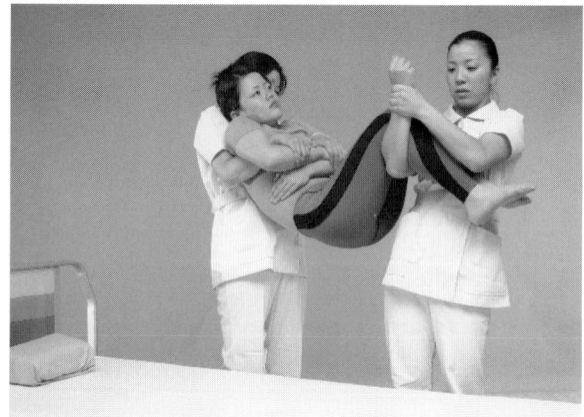　　　　　　　　　　　　　　　（図5-85）

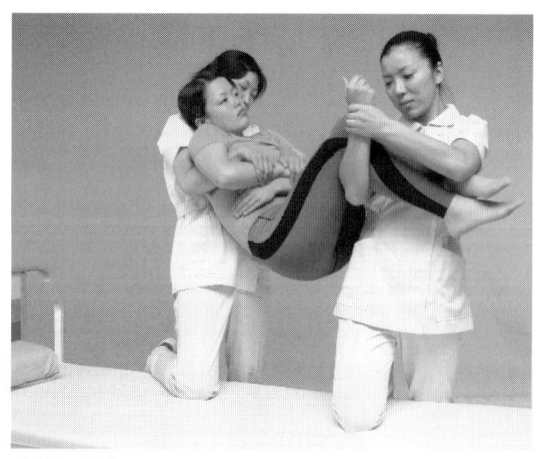

(図5-86) 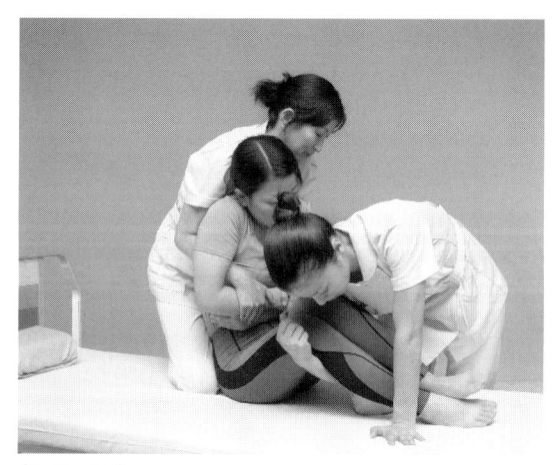　　　　　　　　　　　　　　　（図5-87）

●介助上の注意点
　前方の介助者がベッドにつく膝は，基本的には持ち上げている腕と同側の膝とする。降ろす直前まで胸を張ることが可能なので，負担を最小限にすることができる。ただし，やりやすい側を用いてもよい。DVDでは逆の方法で行っています。

[ベッド→車いす] のトランスファー

　ベッドから車いすに移るときは，ベッド上での長坐位または端坐位から行う。

　この介助は「車いす→ベッド」のトランスファーとは異なり，後方の介助者が対象者に容易に密着して抱えることができるので，両介助者は合図をして同時に持ち上げると，両者とも負担が少ない。

　図5-92のように，後方の介助者が先に車いすの背もたれの後ろに入り，その後，前方の介助者は前回りでハンドルおよび肘掛けを越える。(図5-88～96)

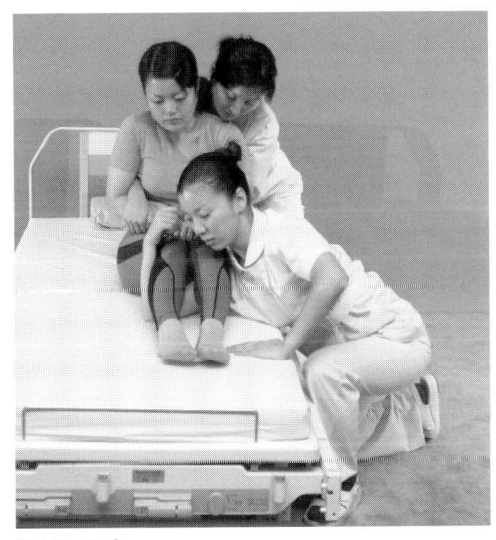

（図5-88）

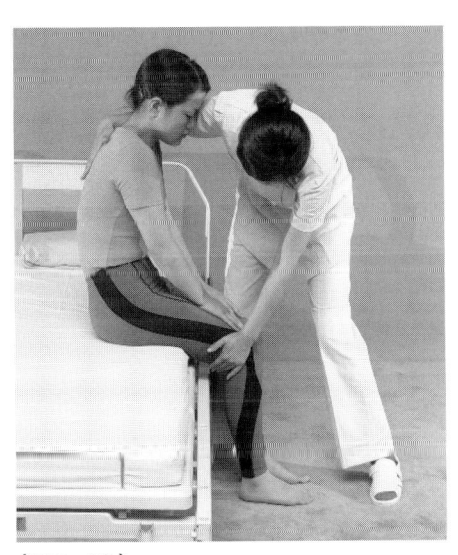

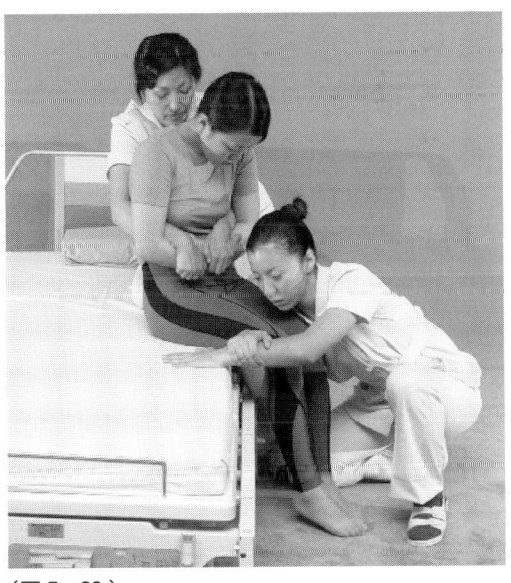

（図5-09）

（図5-90）

**2** 2人で行う全介助パターン　111

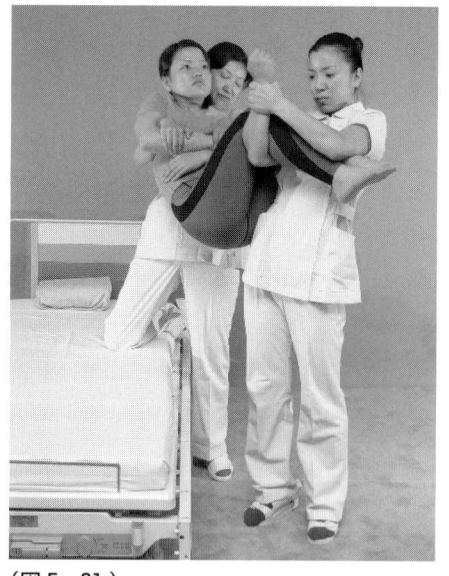

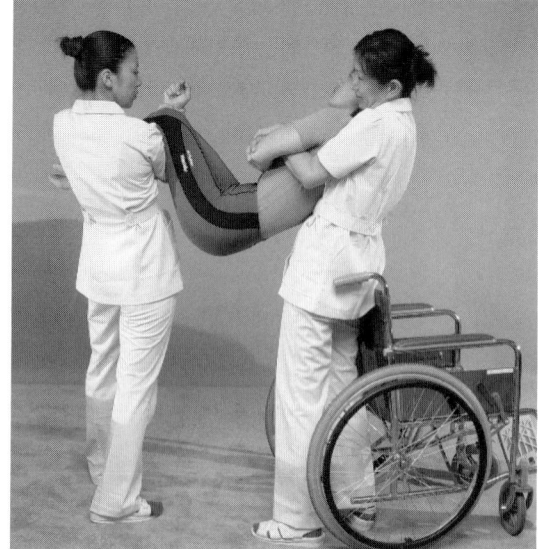

(図5-91)　(図5-92)

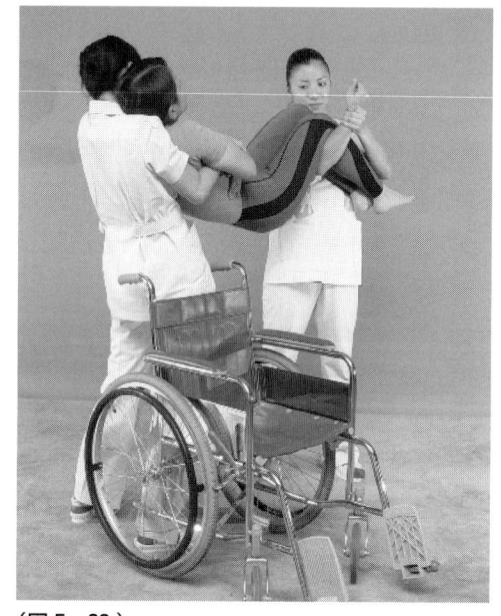

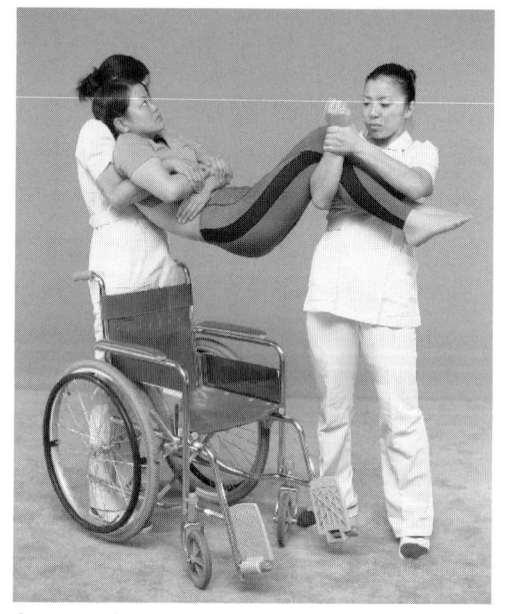

(図5-93)　(図5-94)

V．トランスファー（移乗）2：下肢の支持性がないタイプへのトランスファー

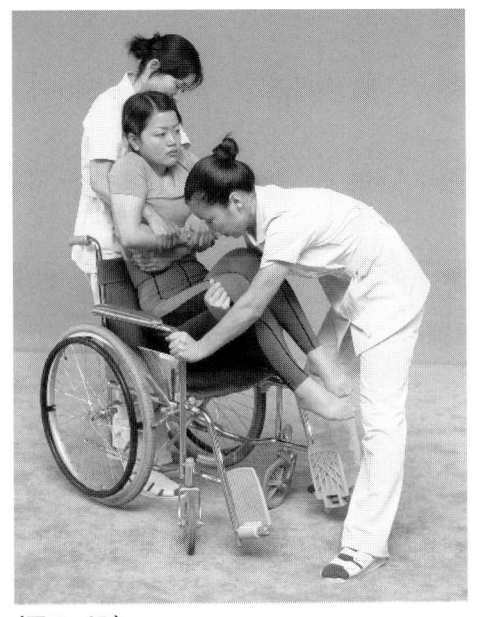

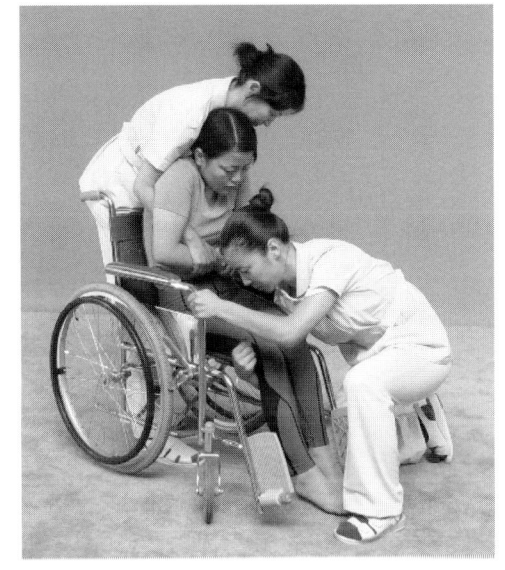

(図 5 - 95)　　　　　　　　　　　　　　　（図 5 - 96）

## ❸ 床 ⇔ 車いすのトランスファーパターン [25]

　布団を利用したい方や，畳の生活をしているため床に降りる方で，移動に車いすを利用している場合，車いすへのトランスファーが必要となる。しかし，「床 ⇔ 車いす」のトランスファーは自立している方でも大変難しく，介助を必要とする対象者では，専門スタッフでも困難である。家庭で介護を行っている一般の介護者の方に推奨できる方法ではない。
　トランスファーに介助が必要とされる対象者では，ベッドを中心とした生活に切り替えるなど，なるべく床に降りないで暮らせるような生活様式が望まれる。
　また転落防止のため，やむを得ず対象者を床に寝かせることが多い。上げたときは 40 cm 程度，下げたときは 10 cm 以下の低さまで昇降できるようなベッドの開発と利用が急がれる。
　従来より行われていた，後方の介助者自身が立ち上がりながら，同時に対象者を持ち上げる技法は，自身と対象者の 2 人分の体重を持ち上げることになり，負担が最も大きくなっていた。
　前後の介助者は，基本的に❷「2 人で行う全介助パターン 98 頁」の項で説明した技法を用いる。また，移動の技法は同様なので，マットから持ち上げるまでの介助について説明する。

　適応
　体幹や下肢の支持性が低下し，膝立ちをすることができない型の対象者。

### 本技法の特徴

　施設などでは，抑制や柵の増設などを行ってベッドからの転落事故を防いできたが，最近はこれらの抑制をしない介護が行われつつあり，転落事故を防ぐことはますます困難になっている。

　本技法はベッドのマットを床に敷いて対象者を寝かせるなどの対応が必要となったとき，専門スタッフが車いすへのトランスファーを行う際に用いる技法として開発した。対象者を一度いすに腰掛けさせることから，手間が掛かるように思われるが，介助者が立ち上がるときに対象者の体をいすに預けられるので，介助者の負担を最小限に抑えることができる技法である。両介助者が一気に持ち上げると，腰痛を引き起こしやすく，対象者を抱えたまま転倒する危険性も考えられる。肘掛けのないいすであればどのようなタイプのものでも利用できる。

　しかし，さまざまな工夫をしても，床に置かれたマットから対象者を持ち上げることには変わりはなく，持ち上げる要素が大きいため，介助量も大きくならざるを得ない。そこで，対象者の体重が重い場合には困難なことは否めない。

### 技法

[床→車いす]：一度いすに腰掛けさせてから持ち上げる技法

❶いすを対象者の側方に置き，後方の介助者はいすと反対側の足を立てた片膝立ちとなる。（図5-97）

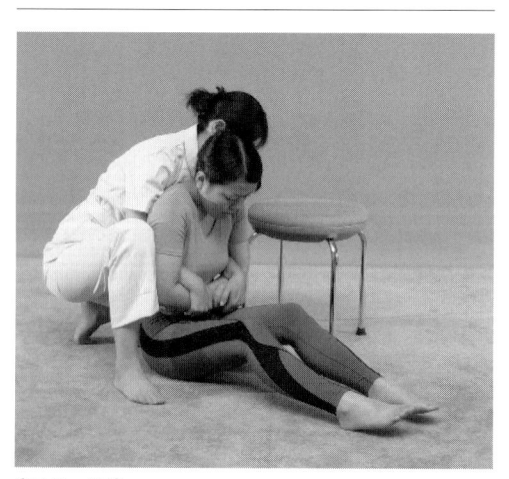

（図5-97）

❷後方の介助者は腋窩から腕を差し込み，対象者の前腕を抱える。
　前方の介助者は対象者の側方から片膝を立てて，対象者側の腕で膝窩を抱える。（図5-98）

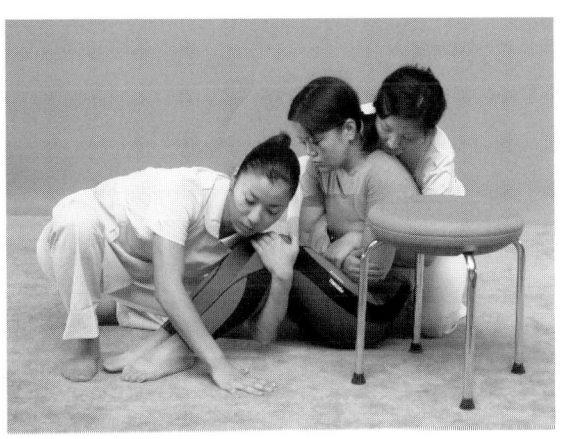

（図5-98）

❸後方の介助者が先に持ち上げる。
　その後，前方の介助者が膝窩を抱えて持ち上げる。（図5-99）

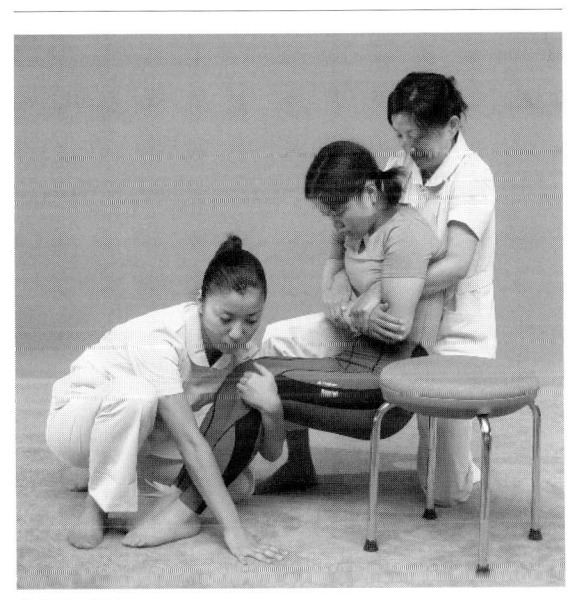

（図5-99）

❹前方の介助者が立ち上がる。(図5-100)

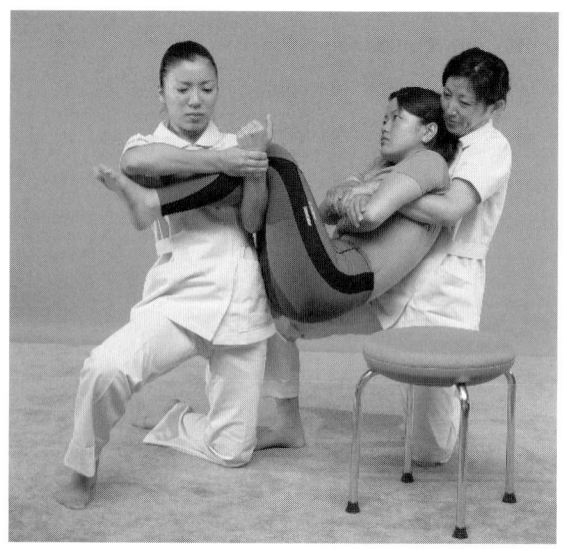

(図5-100)

❺前方の介助者は，膝を高く持ち上げながらいす側へ回り込む。(図5-101，5-102)

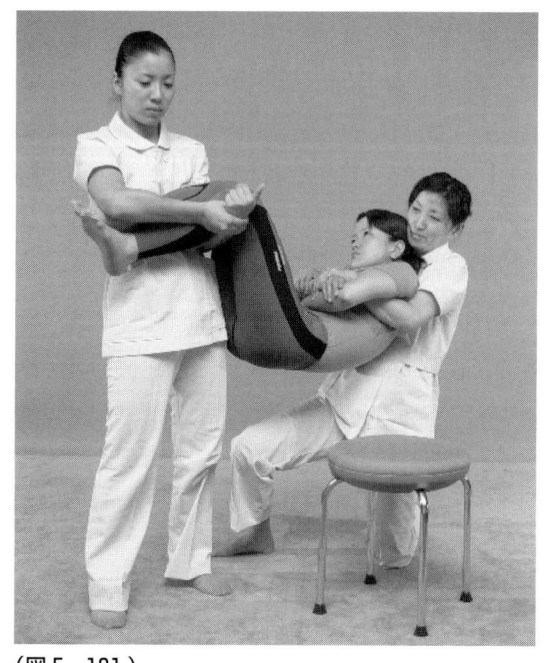

(図5-101) 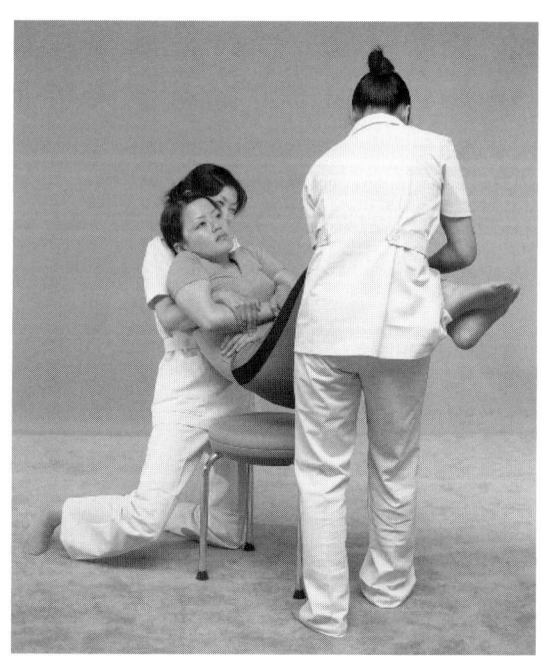　　　　　　　　　　　(図5-102)

116　Ⅴ．トランスファー(移乗) 2：下肢の支持性がないタイプへのトランスファー

❻後方の介助者は，移動しないで回転しながら対象者をいすに座らせる。回転するときに片膝立ちから膝立ちになってもよい。（図 5 - 103 ）

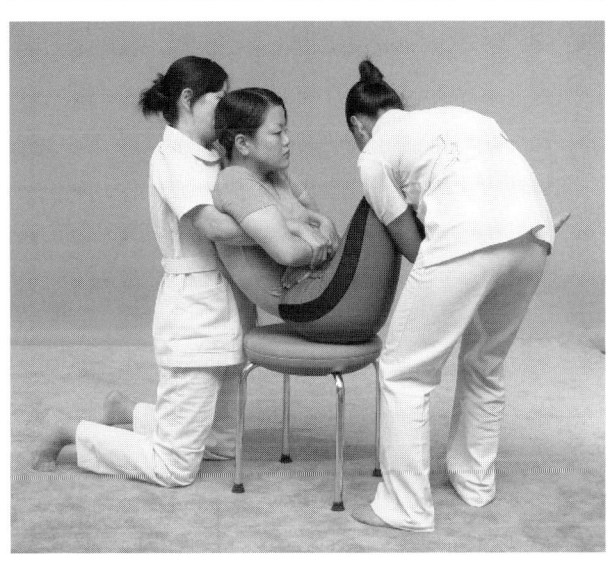

（図 5 - 103 ）

❼以後は，❷「2 人で行う全介助パターン」の技法と同様に行う。（図 5 - 104 ， 5 - 105 ）

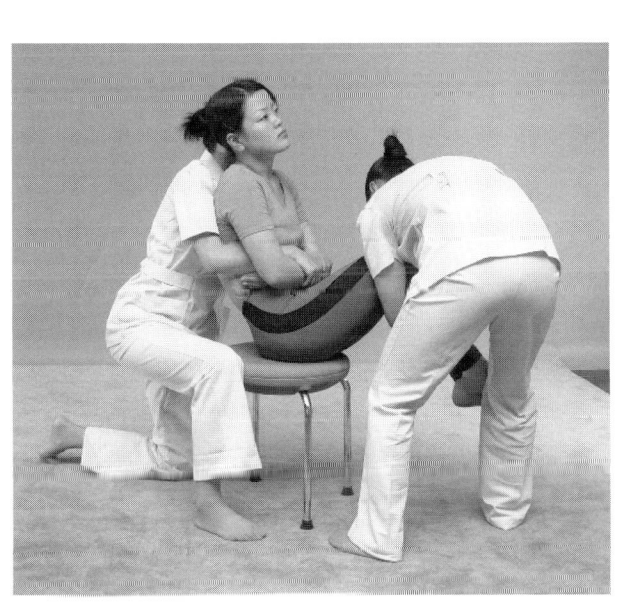

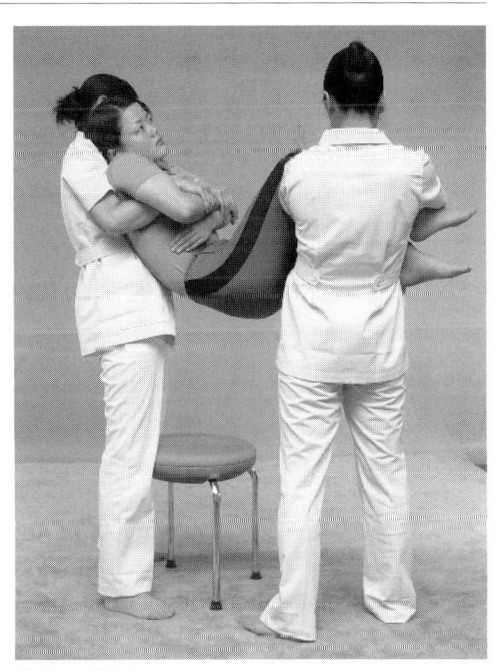

（図 5 - 104 ）

（図 5 - 105 ）

[車いす→床]

❶先に後方の介助者が片膝を床につく。（図5-106，5-107）

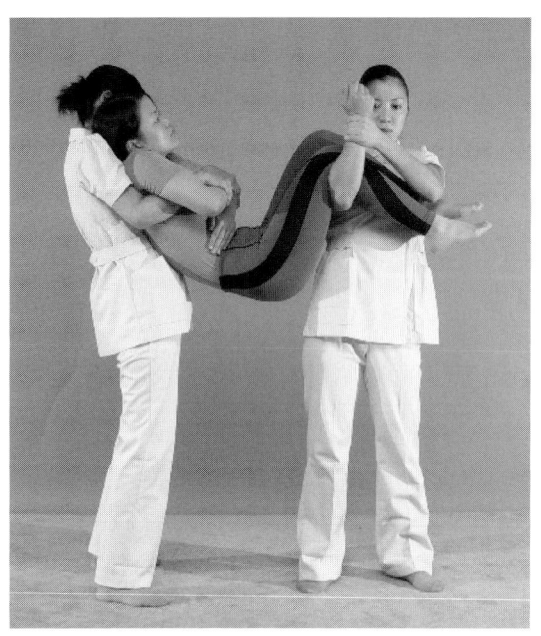

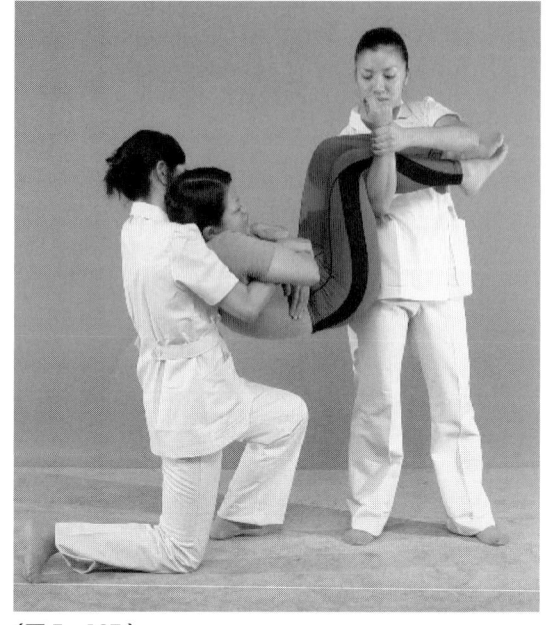

（図5-106）　　　　　　　　　　　（図5-107）

●介助上の注意点

　このとき，前方の介助者は対象者の膝を高く抱えたまま，さらに対象者を後方の介助者に向かって軽く押すようにすると，後方の介助者は対象者を自身の胸で受けることができるので，負担を軽くすることができる。

❷前方の介助者も片膝をつく。(図5-108)

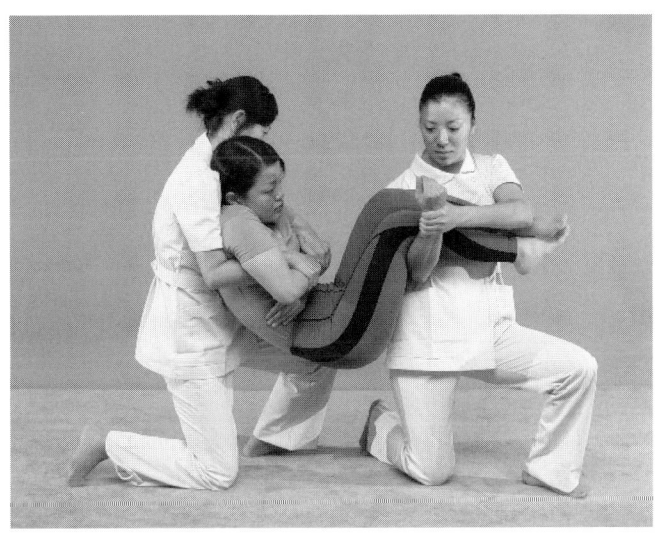

(図5-108)

❸対象者の腰を床に降ろす。(図5-109)

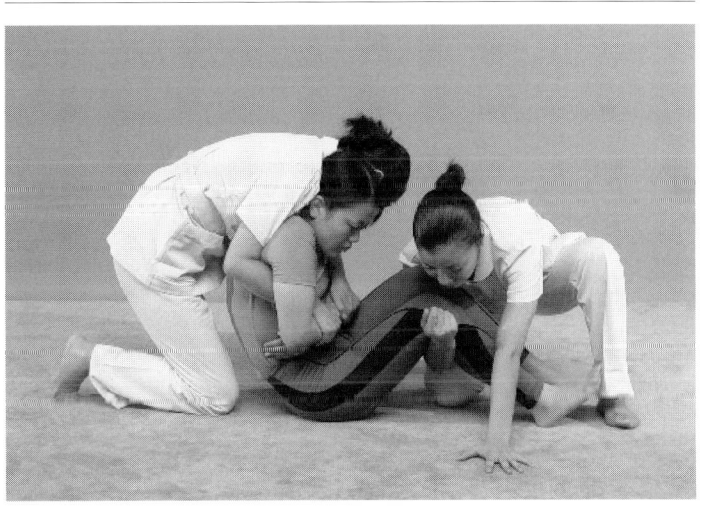

(図5-109)

●介助上の注意点
1．前方の介助者は対象者の膝窩をなるべく高く持ち上げるようにすると，後方の介助者の負担が少ない。
2．いずれの技法も，掛け声を掛けて一気に持ち上げることは絶対に避けなければならない。

# VI. 寝返り Roll over

　寝返りは，離床にかかわる一連の動作の中で最初に行われ，さらには起き上がりの初めにも行われる動作である。

　寝返りはただ横にころがる動作と考えやすいが，図6-1のように人の身体は楕円形をしており，背臥位（仰臥位）から側臥位になるには身体を持ち上げる要素が大きい。パーキンソン病などの疾患では，立ってしまえば歩けるが，寝返りや起き上がりができないといった方も少なくない。寝返りの介助においては，肩と腰に手を置き，反動を利用して一気に寝返らせるような介助が見受けられる。これは介助者が楽に行うためだが，衝撃的な力が対象者に加わるほか，頭部が最後に残されるため頭部に異常な力が加わりやすく危険でもある。
（図6-1）

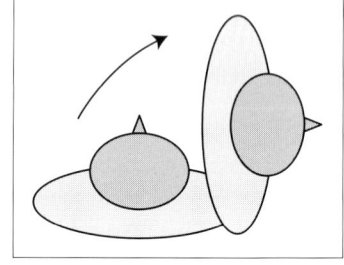

（図6-1）

　寝返る方向は，健側または起き上がる側（介助者側）が原則となる。患側や起き上がる側の反対側へ寝返らせる技法は，側臥位となった後の介助が全く不可能となるため，ベッド上での処置や，2人の介助者が両側からアプローチする場合に限られる。
　なお，
・高齢者では円背（背中が丸まって伸ばせない状態）や股関節の屈曲拘縮（屈曲位での拘縮）があり，腹臥位をとると腰痛を起こしやすい。
・ベッドでは背臥位から腹臥位まで寝返るだけの十分な幅がない。
などの理由により，寝返り動作は側臥位までとすることが多い。

## 1 正常な寝返りのパターン

　障害を持ちながらも寝返りが自立している人の動作の特徴を以下に示す。障害像によって方法はさまざまなため，自立している人がすべてこのようなパターンで行っているものではない。

### 1）寝返り動作自立群の動作の特徴
・健側に寝返る。
・運動の順序は，「頭部（頸部）→肩→骨盤」の順に屈曲・回旋する。
・運動の方向は，「肩→反対側の骨盤＝対角線の方向」とし，真横に転がろうとしてはならない。
・反対側の上肢がマヒ側である場合は，マヒ側の肘関節を屈曲して手を腹部の上に置く。

2）自立での寝返りのパターン

❶患側の前腕部を腹部に乗せ，健側の腕は軽く横に開く。（図6-2）

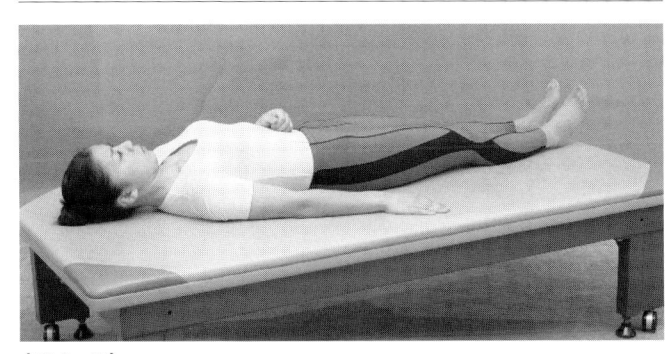

（図6-2）

❷頭部を寝返る側の手の方向に持ち上げる。（図6-3）

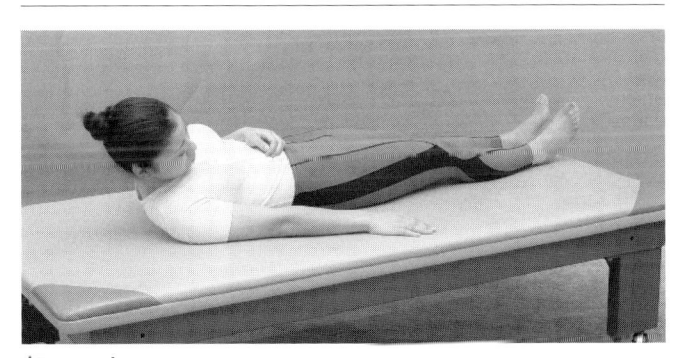

（図6-3）

❸❷の動作に合わせて，患側の肩を斜め右の方向に持ち上げる。（図6-4）
このとき，頭部は常に肩に先行して動くようにする。

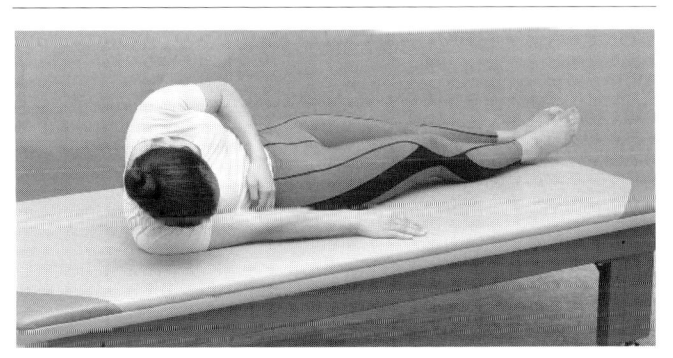

（図6-4）

❹左肩（患側の肩）が十分に持ち上がったら，初めて頭部を横に向けて転がるようにする。（図6-5）

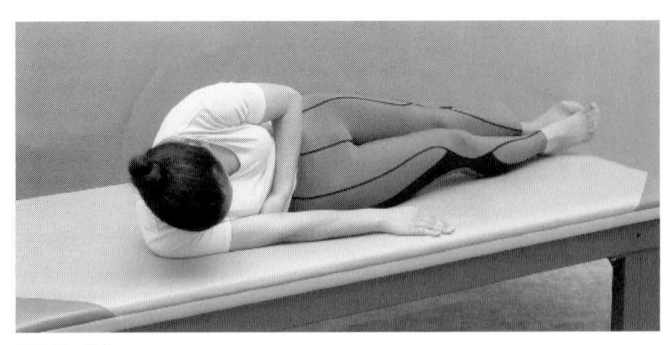

（図6-5）

❺側臥位となる。（図6-6）

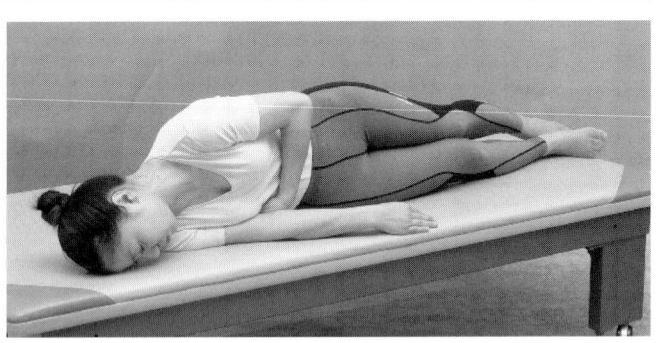

（図6-6）

難しい場合は，**図6-7，6-8**のように，健側の下肢を患側の下に入れ，さらに健側方向に軽く移動させておくと容易に寝返ることができる。**(図6-7，6-8)**

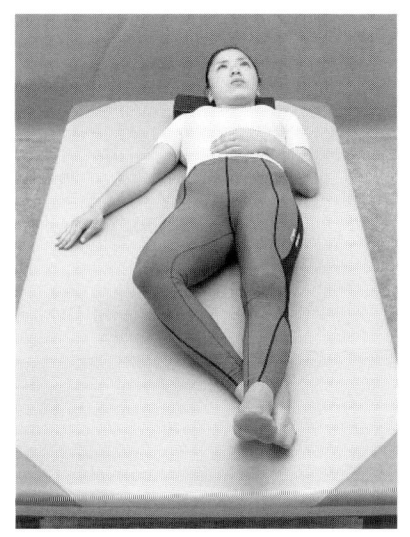

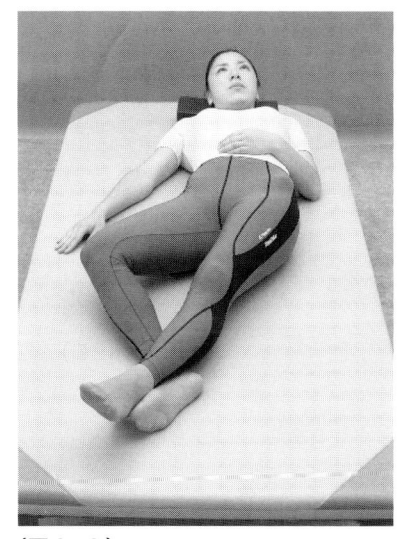

（図6-7）　　　　　　　　　　　　　　（図6-8）

[従来の技法について]

　ベッドの脱落防止柵を手で引く方法は，体が横滑りして動作を行いにくく，シーツにシワが生じて褥創の危険性が増大するほか，患側上下肢の筋緊張を高めてしまう恐れもある。自立のための一技法として一般に用いられているが，この技法でできるケースはほかの技法でも十分に可能である。一方，寝返りができないケースでは柵を引いても横にずれるだけなので，できれば避けたい方法である。

## 2 介助による寝返りのパターン ［背臥位→側臥位］ [27]

技法
❶対象者の健側の腕（右）を軽く横に開き，介助者は対象者の頭部に向って右膝をつく。（図6-9）

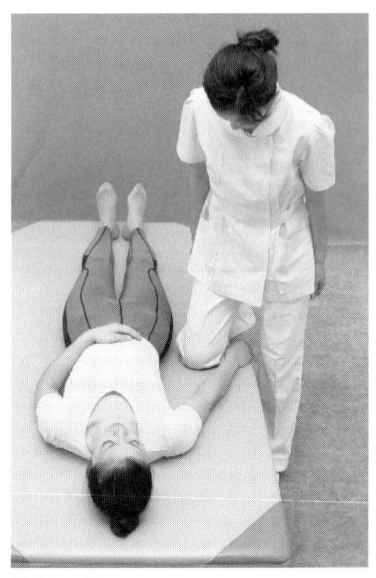

（図6-9）

❷介助者は両手で対象者の頭部を上げて，その後，左手で後頭部を支える。（図6-10,6-11）

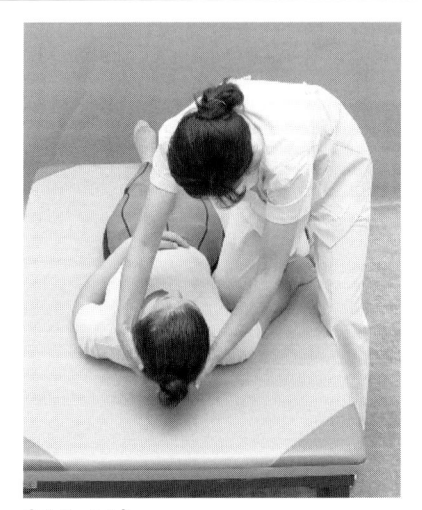

（図6-10） 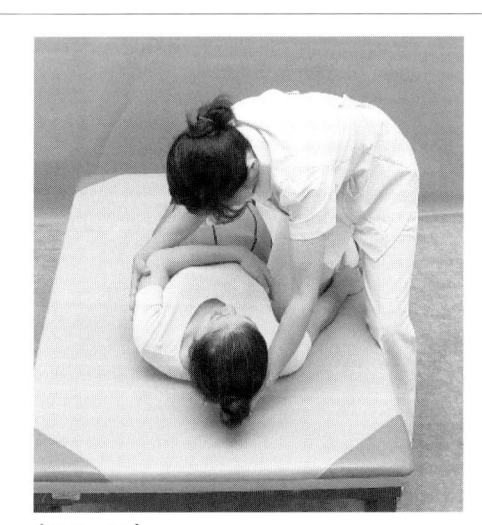　（図6-11）

❸片マヒの場合は，対象者の患側の前腕を腹部に乗せ，患側の腕が体の後ろ側に落ちないように前腕で押さえながら，肩を包み込むように抱える。(図6-12)

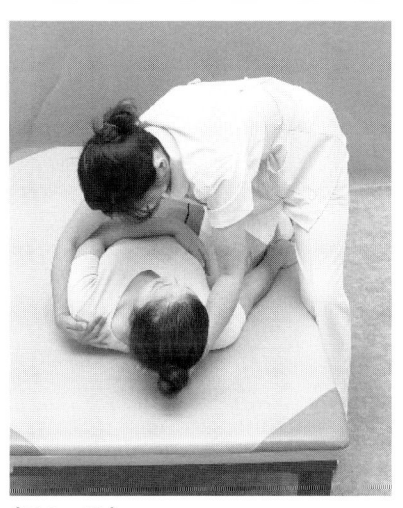

(図6-12)

❹対象者の顔を介助者のへそに向ける。(図6-13)
　頭を斜めに引き起こす。

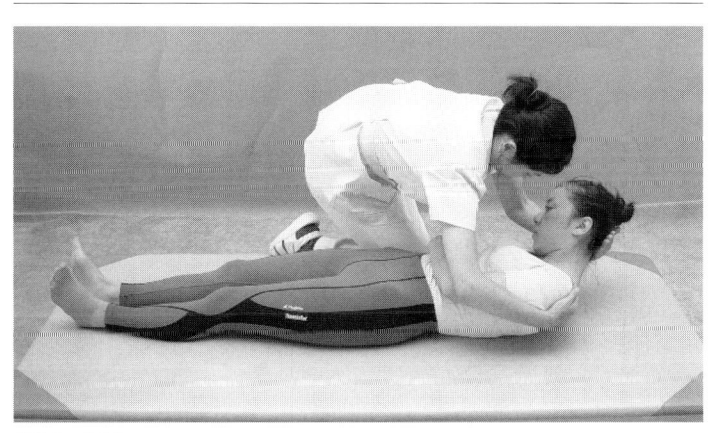

(図6-13)

●介助上の注意点
　頭部は顎を引く（うなずく）ように上げる。高齢者では骨粗鬆症や変形性疾患などにより，頸部を痛めやすい人が多いため，特に慎重にゆっくりと上げる必要がある。

❺対象者の患側の肩を，頸部と同じ方向に向かって斜めに引き起こす。（図6-14）

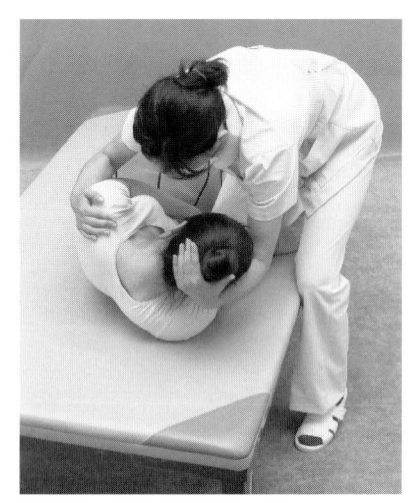

（図6-14）

●介助上の注意点
　寝返りを始めると，頭部を動かさずに肩だけで引き起こすことが多い。そのため頭部が後方に反り返ってしまいがちとなるが，常に頭部が肩より先行して動くように注意する。頭部が反り返ったまま肩だけを動かすと，頭部は肩に対して反対側へ寝返るような形となり，動作が止まってしまうほか，頸を痛めてしまう場合もある。また，対象者の寝返ろうとする運動を阻害して介助量が増す。
　介助者の肘がベッドより下に位置するくらいに体を大きく傾けて，対象者を誘導する。
❻左肩が45度程度持ち上がったら，対象者の肩を斜めから横に方向を変えて押し続け，側臥位になったところで止める。（図6-15〜17）
　同時に，介助者はベッドに乗せていた膝を降ろす。

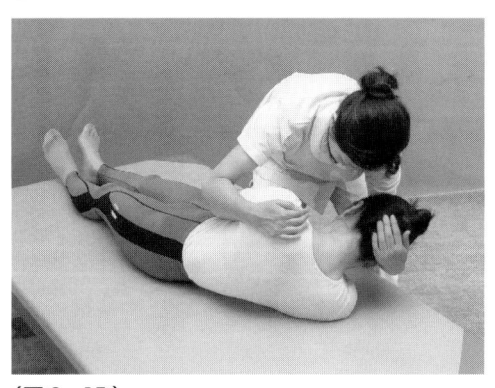

（図6-15）　　　　　　　　　　　（図6-16）

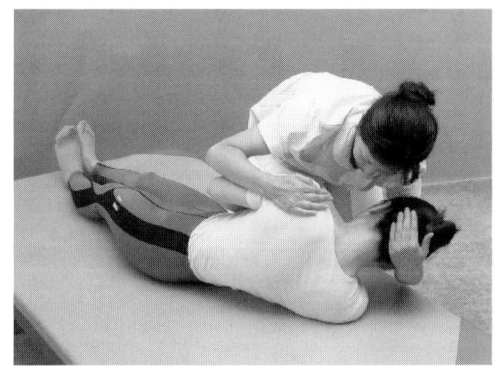

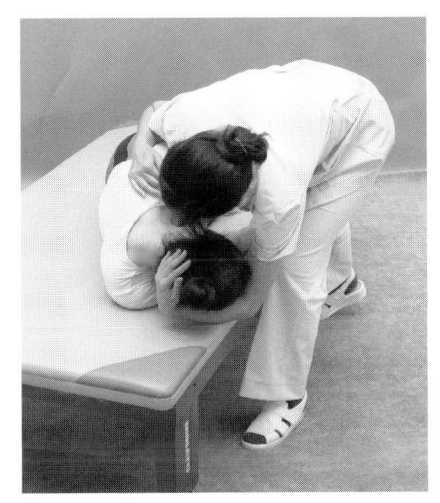

(図6-17)

❼頭部をベッドに降ろす。
❽手を入れ替え,左手で肩を上から下に押さえつけるようにして固定する。(図6-18)

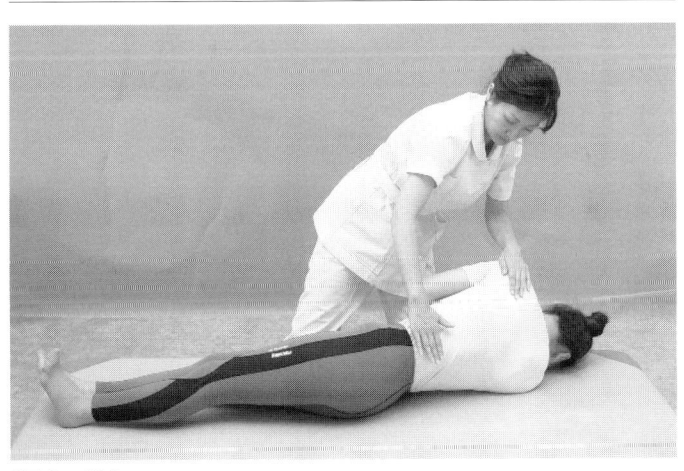

(図6-18)

●介助上の注意点
　このとき,ベッドから転落する可能性がある。対象者の肩をしっかり押さえ,柵の代わりに自分の大腿をベッドに付けて,転落を防ぐ必要がある。

❾右手で腰部を手前に引きつける。(図6-19)

2 介助による寝返りのパターン［背臥位→側臥位］　127

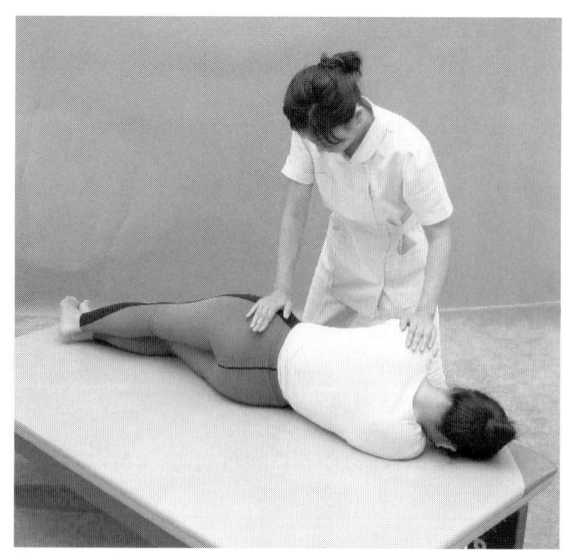

(図6-19)

●練習のポイント
頭部の動かし方

 ❺の注意点で説明したが，動作を続けるうちに頭部への介助が不十分になりやすい。これは介助者が体を傾けず，介助を開始したままの姿勢で行っているため，肘の位置が高くなっていることが原因である。肘の位置がベッドのフレームより下になるように体を傾けながら行うことが重要である。難しい場合は，次のような方法で練習をするとよい。

 図6-20のように，頭部を支えている手の前腕部を対象者の胸に当て，そのまま頭部を持ち上げると，前腕部と持ち上げた頭部との位置関係が固定される。その体勢のまま体を傾けるようにすると，自然に正しい介助法が修得される。この方法に慣れたら，胸に当てた手を離して行うようにする。(図6-20～22)

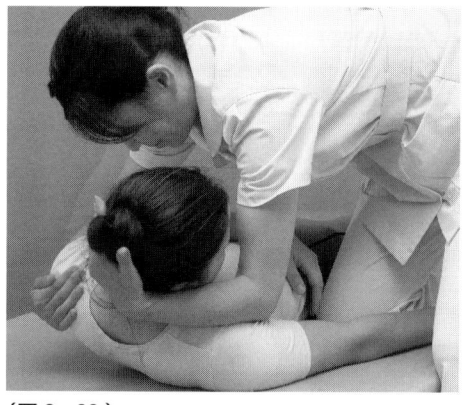

(図6-20)

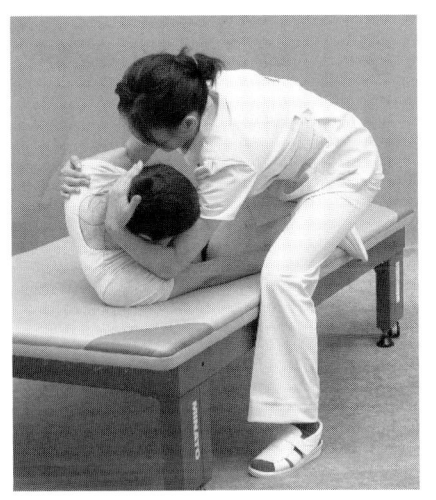

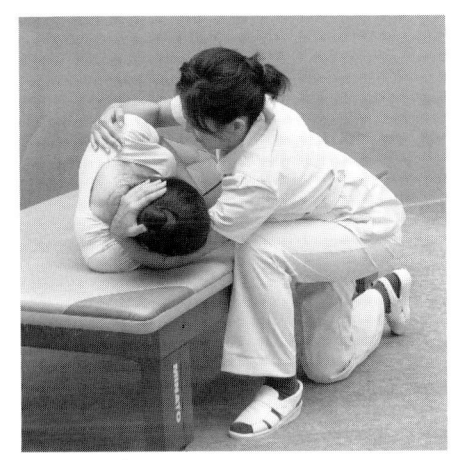

(図6-21)　　　　　　　　　　　(図6-22)

●寝返り動作のポイント
1．健側へ寝返ることを原則とする。
　患側への寝返りはマヒ側の上下肢が体幹の下になるため，痛みを引き起こしやすい。また，次の動作への継続性も失われる。

2．できる動作は指示をして自分で行ってもらう。
　頭部を上げる動作（頸の屈曲）や肩を持ち上げる動作など，できる動作はなるべく自分で行ってもらうと訓練効果が得られる。

3．自立パターンで用いた下肢の交叉の利用。
　図3-8，3-9に示したように健側の下肢を患側の下に入れ，さらに健側方向に軽く移動させておくと容易に寝返らせることができる。

## 3 その他の寝返りのパターン

### 1) 膝窩を持ち上げる技法 (DVD) [ 28 ]

#### 技法
❶介助者は患側の下肢の付近に位置し，患側の膝窩部（膝の裏）に前腕を差し込み，健側の大腿部に手を置く。(図6-23，6-24)

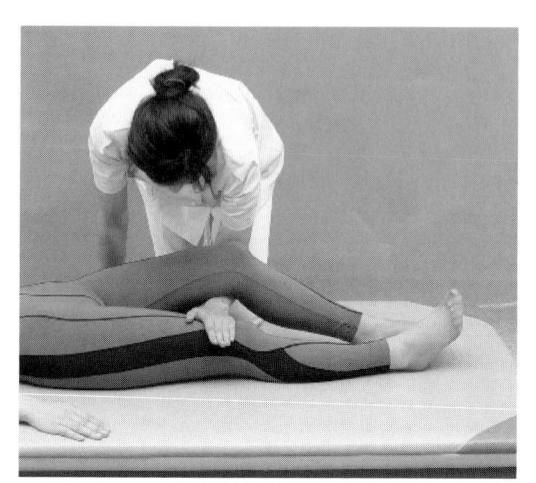

(図6-23) 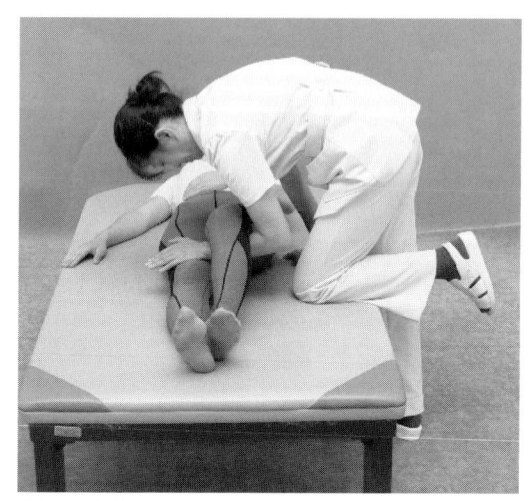　　　　　　　　　　　　(図6-24)

●介助上の注意点
　大腿に置く介助者の手は，膝蓋骨より上に当てる。膝関節の過伸展を防ぐため，膝関節の真上に手を置いてはならない。

❷介助者の左手は手を軸として,前腕部で対象者の膝を上方へ回旋するように持ち上げる。介助者の右手は対象者の腰に当て,左手の動きとあわせて同時に腰を持ち上げる。(図6-25)

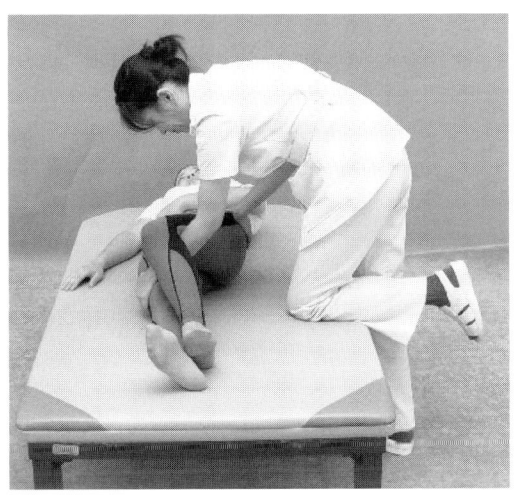

(図6-25)

❸そのまま側臥位まで転がす。(図6-26)

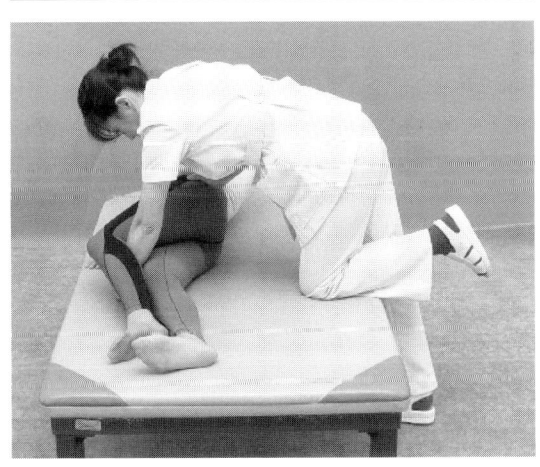

(図6-26)

3 その他の寝返りのパターン

●ポイント
　この技法は更衣やおむつ交換など起き上がる必要がなく，2人の介助者がベッドの両側からアプローチできる際には便利なパターンである。しかし1人の介助では，介助者とは反対側へ向いてしまう技法なので次の動作への移行が困難であり，起き上がりを前提とした動作としては利用しにくいパターンである。

## 2）股関節の内転・内旋を用いた技法（誤った例）
　この技法は，1）と似ているが，行ってはならない技法の例として掲載した。

### 技法
❶患側の膝を立て，内側に押し込む。（股関節の内転・内旋）（図6-27，6-28）

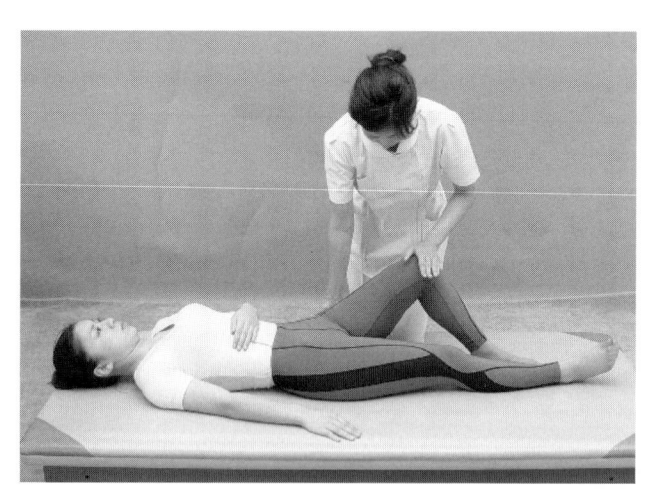

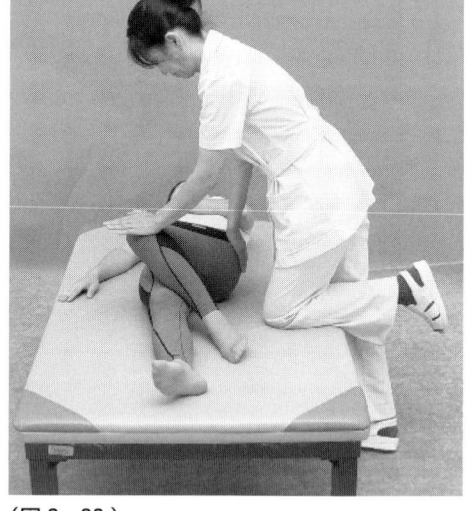

（図6-27）　　　　　　　　　　　　　　（図6-28）

❷腰が上がったら、そのまま押し込みながら寝返らせる。(図6-29, 6-30)

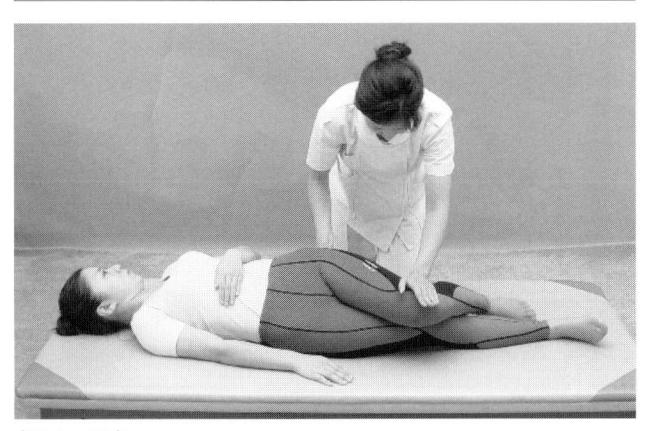

(図6-29)

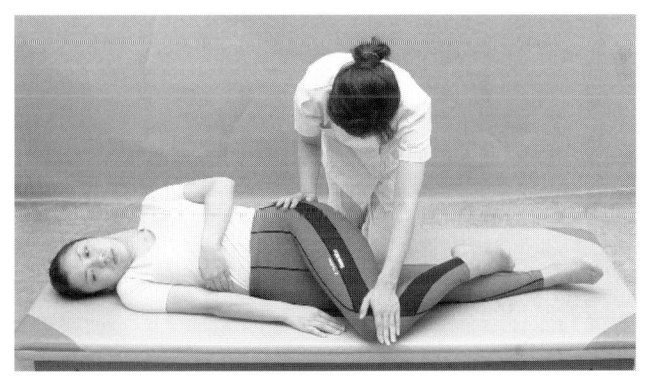

(図6-30)

◉ポイント
　この技法は、股関節の内転・内旋制限がある対象者では股関節に痛みを起こし、最悪の場合には骨折などの事故を起こす可能性もある。また、人工股関節の手術の既往がある対象者では股関節の屈曲・内転・内旋は、脱臼肢位として禁忌とされているので、絶対に避けなければならない。

## 4 布団での寝返りのパターン

❓介助による寝返りのパターン［背臥位→側臥位］(124頁) で説明した介助パターンをそのまま用いることができる。このとき介助者は図6-31〜36のように、左足を立てて片膝立ち位となって行うと動きやすく、腰への負担も少ない。(図6-31〜36)

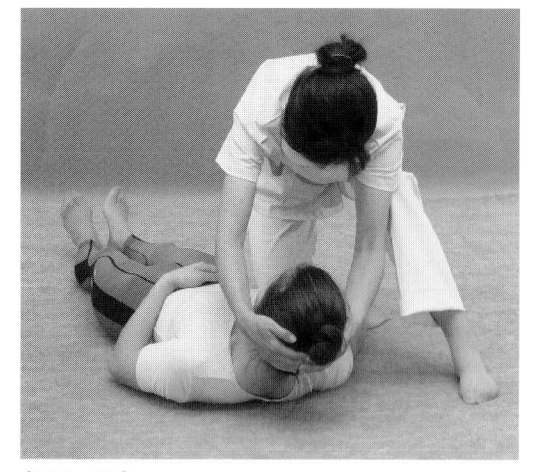

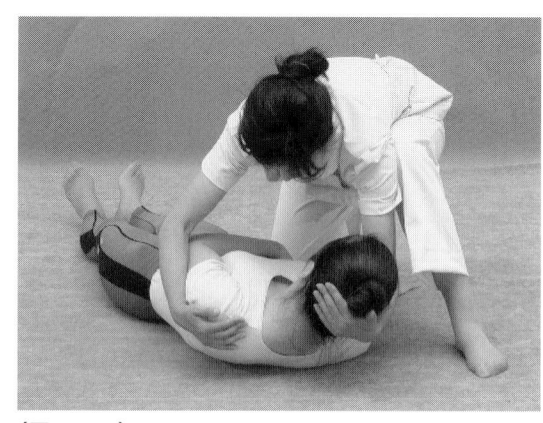

(図 6 - 31)

(図 6 - 32)

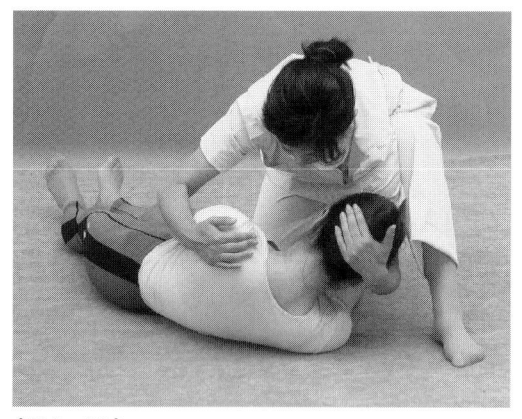

(図 6 - 33)

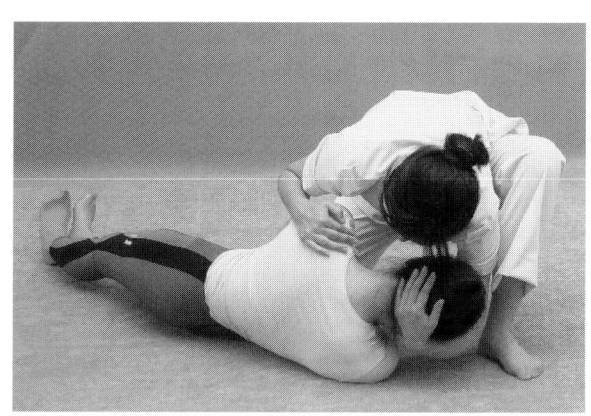

(図 6 - 34)

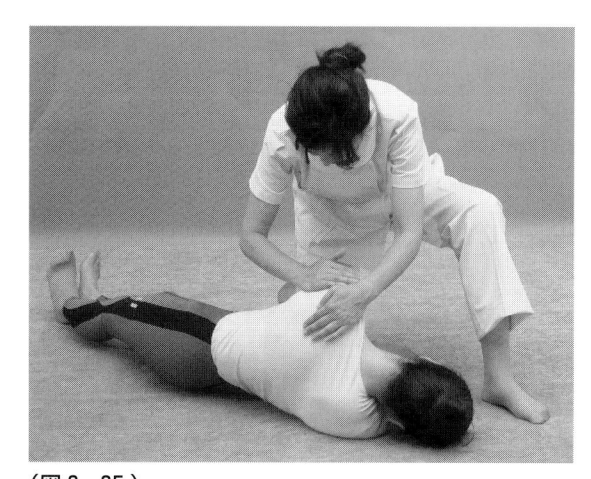

(図 6 - 35)

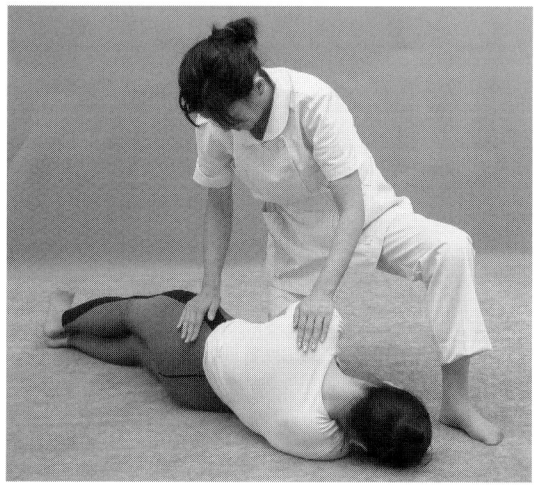

(図 6 - 36)

134　Ⅵ. 寝返り　Roll over

# VII. 起き上がり　Sit up

　ベッド上で長坐位まで起き上がる方法と，側臥位から端坐位になる方法とがある。

　背臥位から長坐位に起き上がる方法は，自立のパターンとしては最も困難であり，介助で行う際も介助者，対象者ともに，負担が大きい動作である。

　以前は，図7-1のように，足側のベッド柵に紐を巻き付け，対象者に引かせていたが，これは効率が悪く，この方法で起き上がれる方は，ほかの楽な技法を用いて自力で十分に起き上がりが可能である。(図7-1)

　またこの動作は，車いすへのトランスファーの前提となることが多いので，介助者は，起き上がった後も介助しやすい体勢を確保できるような技法が望ましい。

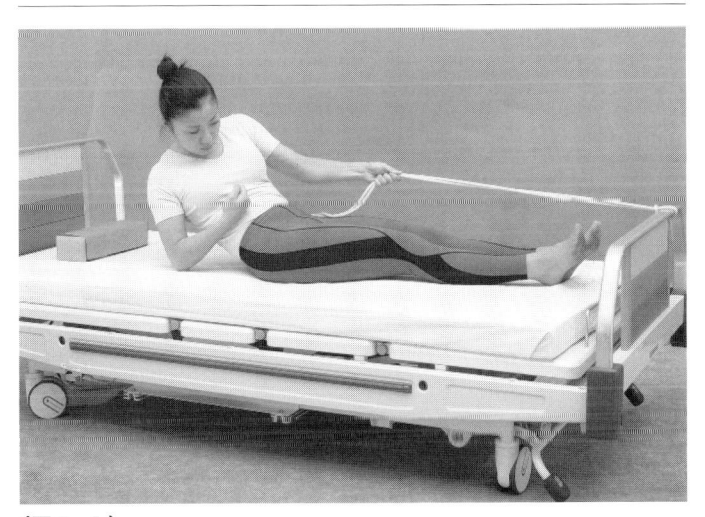

(図7-1)

● ベッドの高さ

　ベッドの高さは原則として，端坐位で膝関節が約90度屈曲し，両足の踵が床につくような高さに設定する。ただし，筋力の低下した対象者では，ベッドをやや高めに設定したほうが立ち上がりやすい場合もある。しかし，マットの堅さやベッド柵の形状によっては滑り落ちることも考えられ，特にエアマットを使用している場合には，十分な注意が必要である。

## 1 ベッド上での起き上がりのパターン

### 1) 自立での起き上がりの技法（側臥位→長坐位）

　ベッド上で長坐位をとることができる対象者に限られる。

技法
❶寝返りをして側臥位となる。(図7-2)

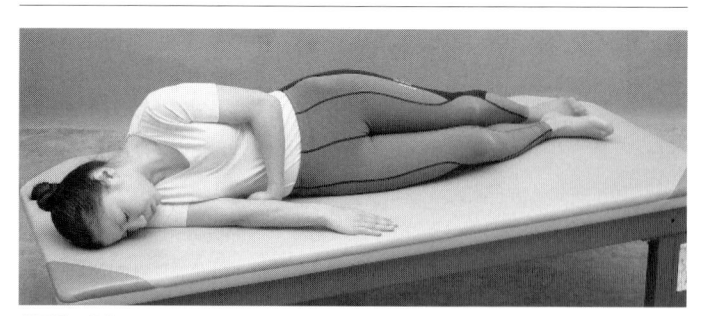

(図7-2)

❷健側の肘を立てるようにして起き上がり，On Elbow（片肘立て背臥位）となる。(図7-3, 7-4)
　このとき，患側の肩が後方に残ると後方に倒れる（背臥位に戻ってしまう）ので，肩や腕の位置に注意する。

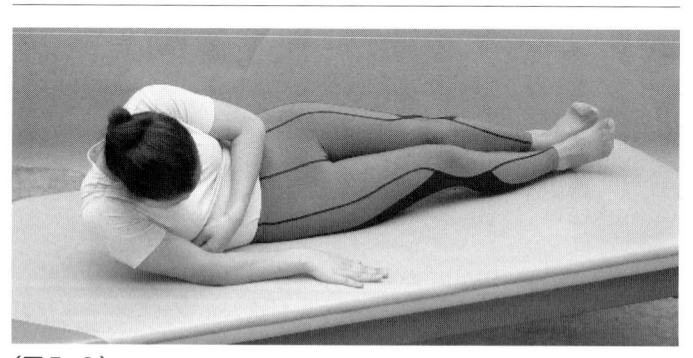

(図7-3)

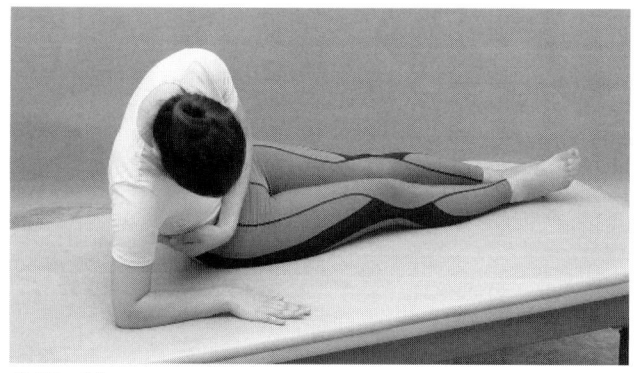

(図7-4)

❸手で床面を押して体幹を起こす。（図7-5，7-6）

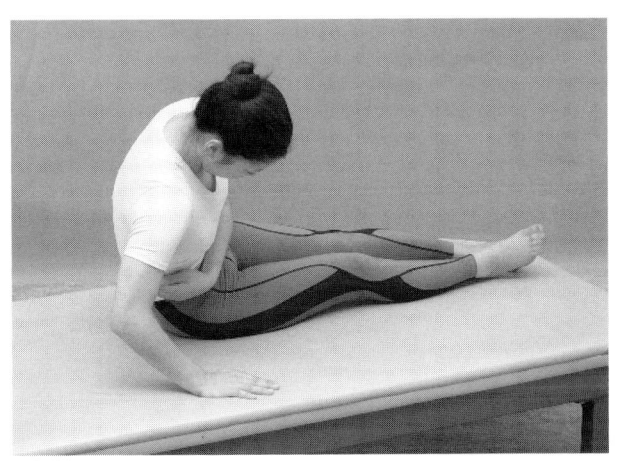

（図7-5）

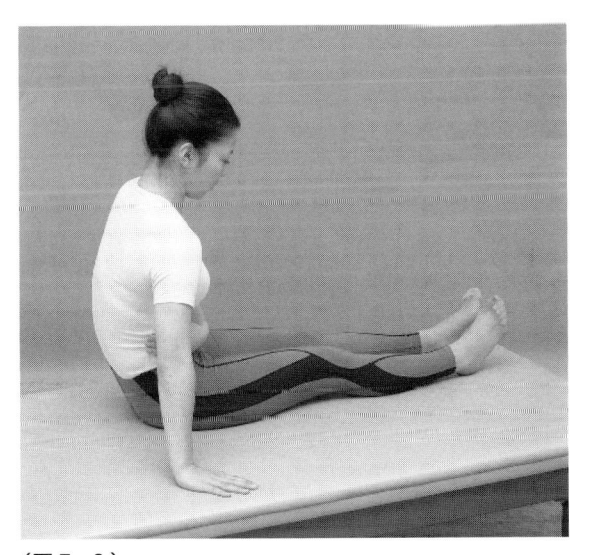

（図7-6）

◉ポイント
　股関節の可動域が低下した対象者にとって，長坐位は必ずしも安楽な姿勢ではない。起き上がった後もバランスを崩しやすいので，注意を要する。

2）介助による起き上がりの技法（側臥位→端坐位）　[29]
　車いすへのトランスファーなどを目的として起き上がるときに広く用いられる。自立している対象者でも，このパターンを利用すると動作が容易である。

技法
❶介助者は対象者の体幹の前に立ち，上側（左）の肩をベッドに押しつけるようにして固定する。（図7-7）

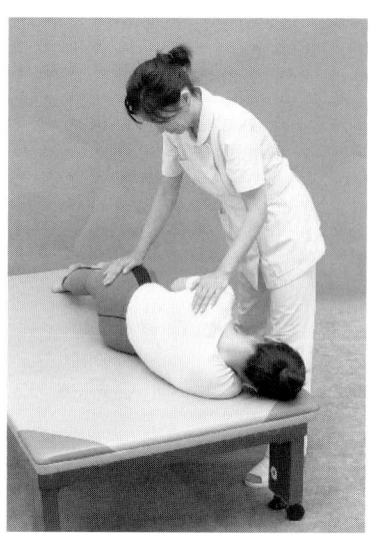

（図7-7）

❷両下腿をベッドサイドに降ろす。その際は必ず下側（右）の下腿より降ろす。（図7-8，7-9）

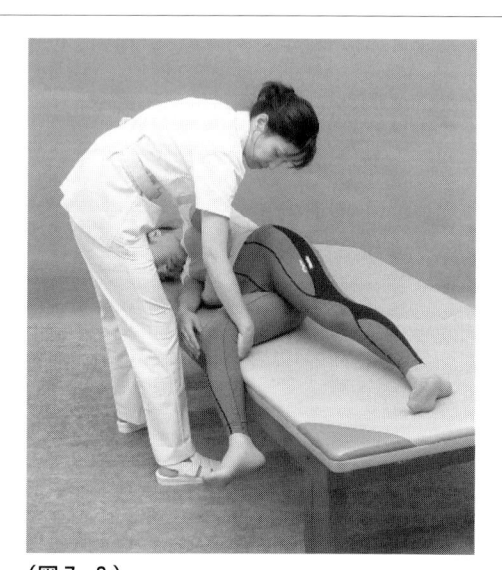

（図7-8） 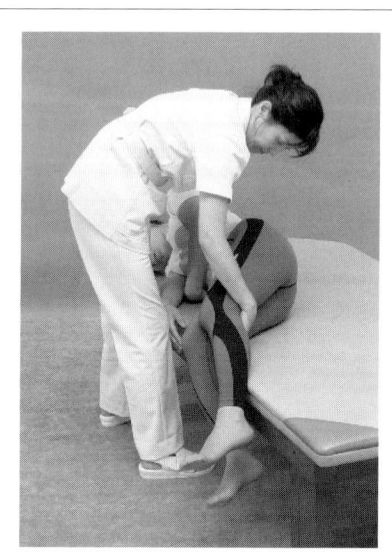　　　　　　　　　　　　　（図7-9）

●介助上の注意点
1．肩を押さえている左手は離さないで，右手のみで介助を行う。
2．介助者がベッドから離れて立つと対象者が手前に転落する可能性がある。
3．上側の下腿より降ろすと，バランスを失い，一気に転落する危険がある。
4．太っていたり身長の高い対象者では，坐位をとったときに，腰の位置が浅めになり，ずり落ちやすい。下腿を浅めに降ろすと，起き上がったときに深く座ることができる。上側（左）の下腿を降ろす目安は，下腿中央程度までとする。
❸右手で頭部をすくい上げ，左前腕部（肘関節の直下）を対象者の頸部に当てる。
　介助者の左手は，対象者の両肩甲骨の中央に置く。**(図7-10，7-11)**

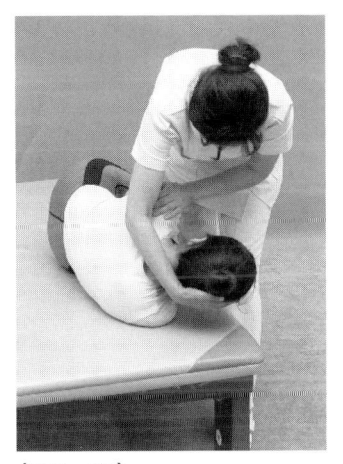

（図7-10） 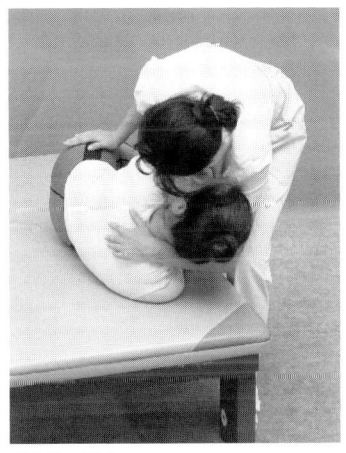　　　　　（図7-11）

❹介助者の右手で骨盤を斜め後方に転がすように押しながら,左手で体を引き起こす。(図 7-12〜14)

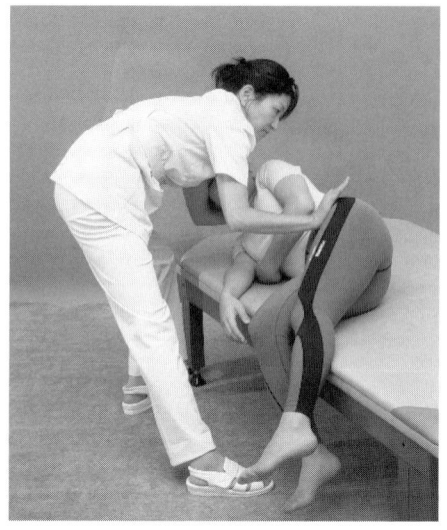

(図7-12)

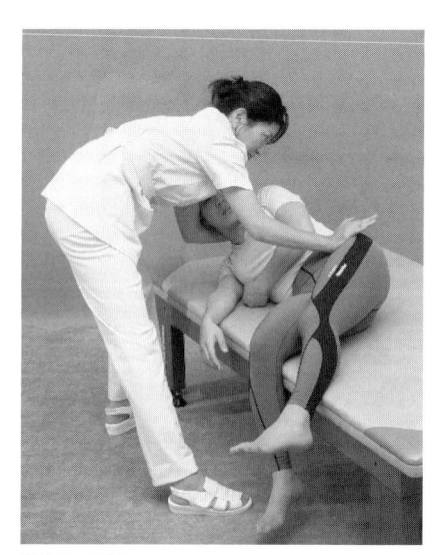

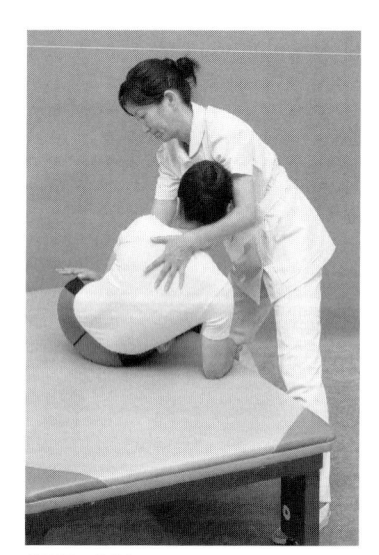

(図7-13)　　　　　　　　　(図7-14)

●介助上の注意点
1．骨盤が回旋し,上体が軽くなるのを確認してから体を引き起こす。
2．頭部のみの介助で上体を起こすと,頸を痛める危険性がある。

140　Ⅶ．起き上がり　Sit up

❺端坐位になる直前に，右手を膝に当て，ベッドに対して直角に座れるように調節する。
（図 7 - 15）

●介助上の注意点
　坐位バランスが不十分な対象者では，坐位をとらせた後も対象者の両肩に手を添えて倒れないように注意する。

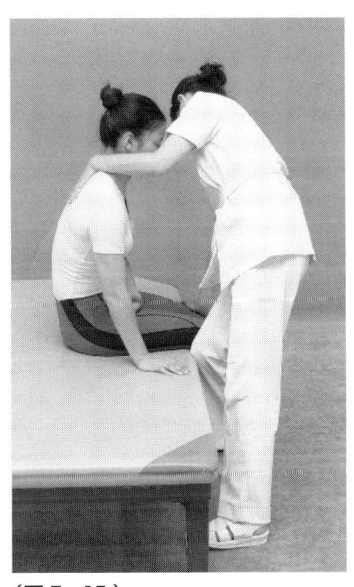

（図 7 - 15）

## 2 布団での起き上がりのパターン ⓓ [ 30 ]

　布団での生活を希望される方もいるが，介助を必要とする方の場合は，介助者の動きが制限されるため介助の負担が大きい。

◉ポイント
1．基本的にはベッド上のパターンとほぼ同じである。
2．長坐位をとったときに後方へ倒れやすいので，介助者は素早く後方に回り込んで膝立ちとなり，大腿で対象者の背中を支える必要がある。
3．股関節の可動域に制限がある場合は，長坐位は痛みを起こす可能性があり，慎重に行うべきである。
4．礼を失するため布団に上がってはならないとする意見もあるが，介助の安全と容易さを優先し，必要があれば布団に上がる技法をとるべきである。

### 1）自立での起き上がりの技法
　ベッド上での自立パターンと全く同様に行う。

## 2) 介助による起き上がりの技法［側臥位→片肘立て背臥位（On Elbow）→長坐位］

背臥位から側臥位までは，ベッド上の動作と同様に行う。

**技法**

❶側臥位で左前腕部（肘関節の直下）を頸部に当て，手は対象者の両肩甲骨の中央に置く。（図7-16）

対象者の左肩甲部が後方に引けないように右手で左肩を前方へ引き出す。

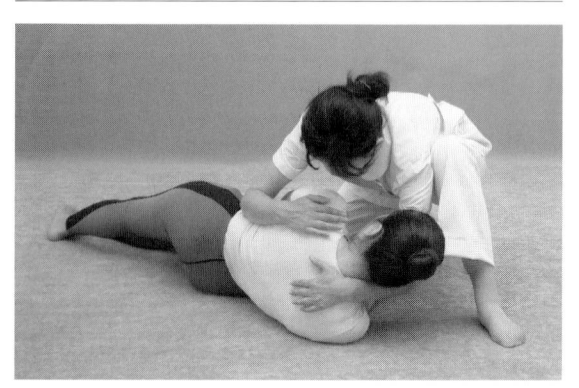

（図7-16）

❷左手で体を引き起こす。（図7-17，7-18）

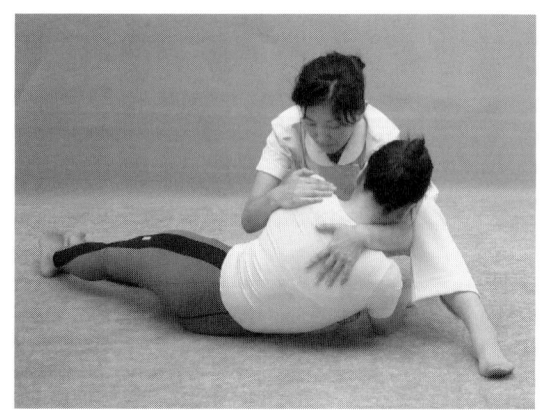

（図7-17） 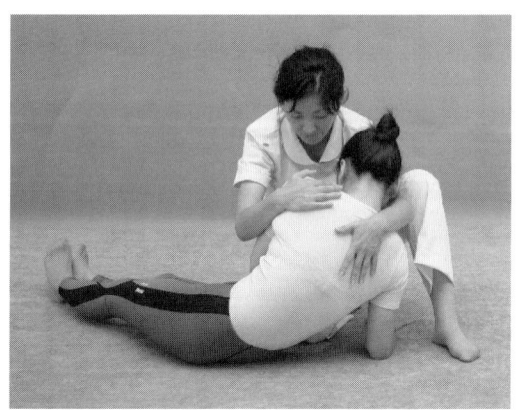　　　　（図7-18）

このとき，対象者が右肘や手で床を押して体を起こすことができる場合は行ってもらう。

●介助上の注意点
　対象者の肘で体幹を支える姿勢（On Elbow）を過ぎても，体幹の回旋はそのまま維持する。体幹が正面を向いて回旋がなくなると，最初の姿勢（背臥位）に倒れてしまいやすいので，右手で患側の左肩をしっかりと押さえ，体幹を斜めに回旋したままの状態で起こすようにする。
❸肘が床を離れたら，対象者の背中に当てられた介助者の左手で対象者の上体を起こす。
❹対象者の体を起こしながら，介助者は後方に回り込む。（図7-19）

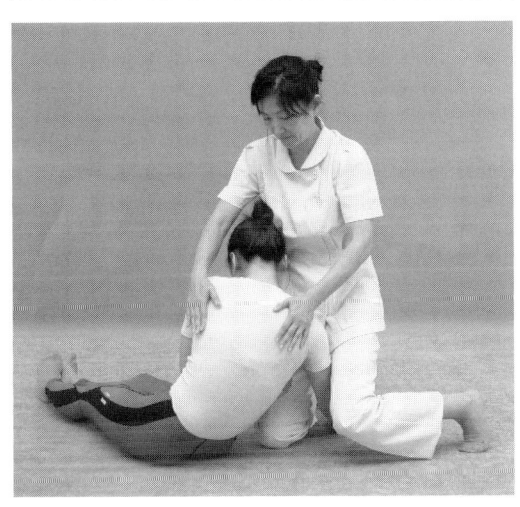

（図7-19）

●介助上の注意点
1．長坐位をとったときに後方へ倒れやすいので，介助者は素早く後方に回り込んで膝立ちとなり，大腿で対象者の背中を支えるようにする。
2．介助者が後ろへ回るとき，床についた対象者の手を介助者の膝で踏まないように注意する。

❺介助者の大腿で背中を支える。(図 7 - 20 )

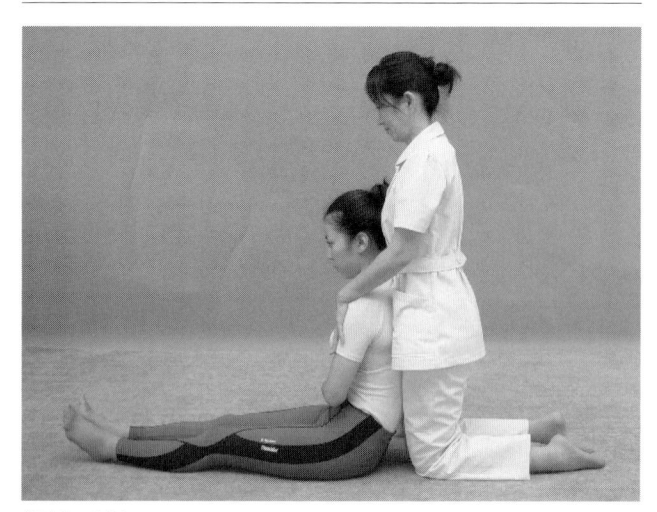

(図 7 - 20 )

# VIII. 立ち上がり　Stand up

　立ち上がり動作は，坐位から立位へと重心を上に持ち上げる動作である。その動作の一部はトランスファーの際にも用いられており，トランスファーの介助を困難にしている中心的な動作ともいえる。しかし，立ってしまえば立位を保持できるにもかかわらず，立ち上がり動作を自立して行うことができない対象者が多い。従来の介助では，このような対象者を持ち上げていたため介助負担を増大させていた。これらの問題を解決するには，正常人および高齢者の立ち上がり動作のメカニズムと特徴や，対象者の機能を理解したうえで介助することが必要である。（メカニズムについてはⅢ章14頁およびⅨ章166頁参照）
　また，立ち上がり動作の介助は，いずれも立位を保持できる支持性（筋力）を有する方が対象となる。

## 1 立ち上がり動作のポイント

1）前傾相・前進相の動作を先に行って足に重心を乗せ，対象者の伸展相の能力を十分に引き出す。そのためには，斜め前方へ上に凸のカーブを描きながら引き出すようにする。
2）一側の下肢に障害があるときには，健側へ重心を乗せ，健側のみで立ち上がれるようにする。
3）介助者は体を固定して構え，腕で対象者の体を引き上げるのではなく，体全体を大きく動かして対象者を誘導する。対象者に視覚的な刺激を加える効果も期待できる。
　また，支持基底面を広く維持するためにも，対象者からはなるべく離れて介助を行うようにする。
4）膝関節のロックについて。
　伸展相の能力が一側でも残されている対象者では，膝をロックしてはならない。
　動作時に介助の刺激が加わると両膝を屈曲して崩れてしまうような対象者や，膝関節に障害のある対象者では，膝をロックする方法も困難である。

## 2 両手腋窩パターン　[31]

　最も一般的な方法で，幅広く利用されるパターンである。

**適応**
　屈曲相のなかでも，特に前進相ができない型の対象者で，支持できる下肢は一側でも可能。

**方法**

❶口頭で「お辞儀をして下さい」と指示しながら，頭を後方から誘導するようにして体幹をゆっくり前傾させる。(図8-1)

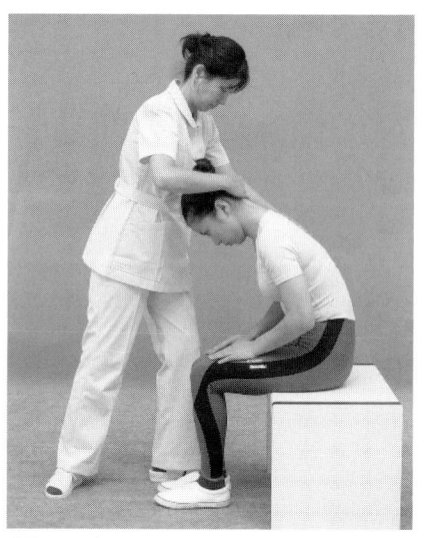

(図8-1)

❷両腋窩に手を差込む。(図8-2，8-3)

　介助者の四指が背に掛かると体幹に伸展方向の力が働いてしまう。母指の背側を腋窩に当てるだけで，ほかの四指は背側をつかまないように浅く差し込む。

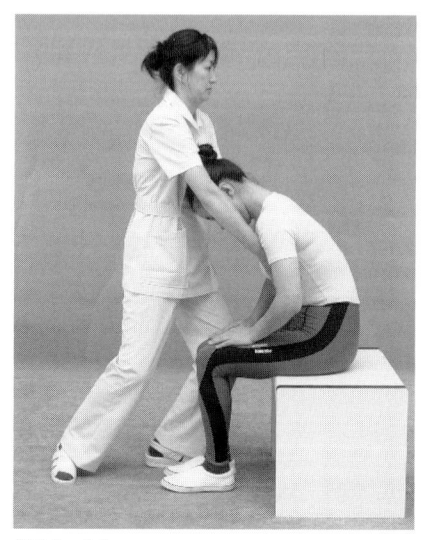

(図8-2) 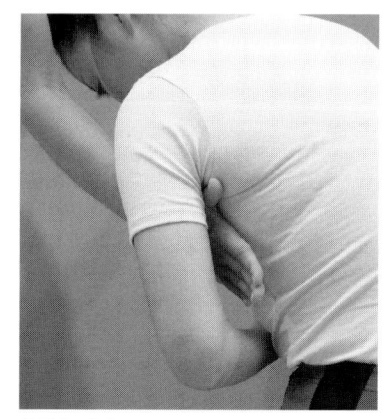　　　(図8-3)

❸体幹が十分に前傾したら，上に凸のカーブを描くように斜め前方に引き出す。引き出すラインは，体幹のカーブを延長した方向が基本的な方向である。
　このとき，膝が同時に前へ引き出されてくる。(**図8-4，8-5**)

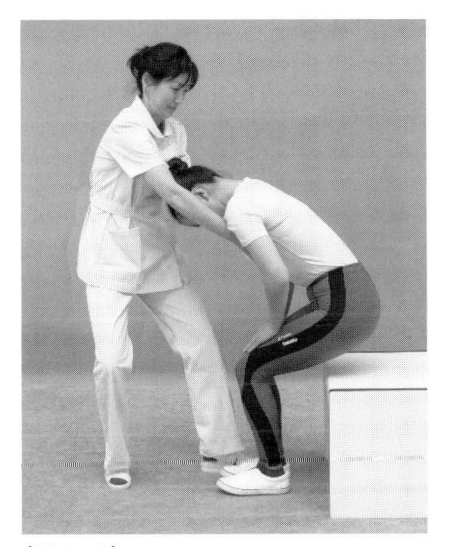

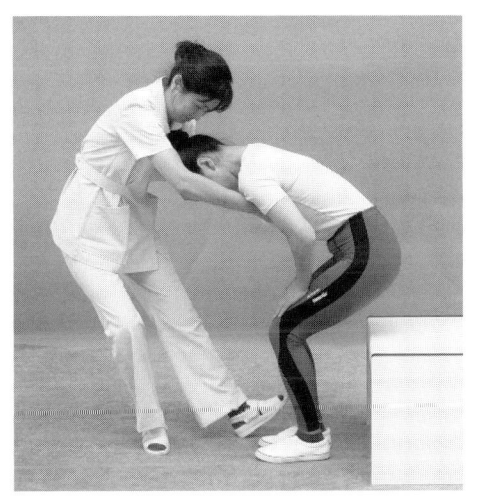

（図8-4）　　　　　　　　　　　（図8-5）

❹体重が下肢に十分に移動して腰が持ち上がったら，上方に誘導する。(**図8-6，8-7**)

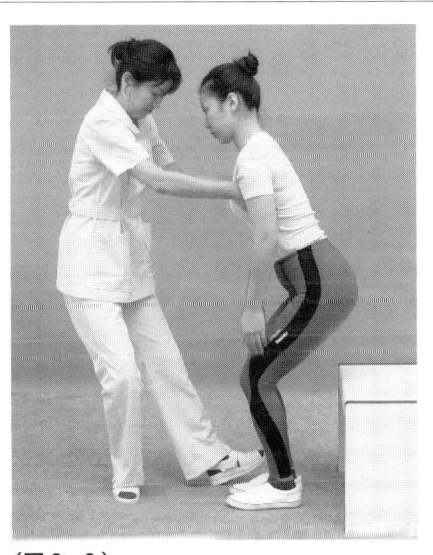

（図8-6） 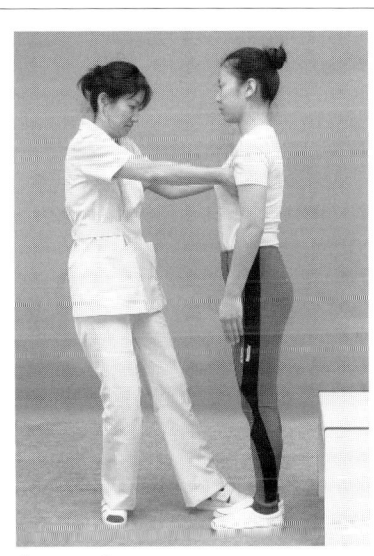　　　　　　　　　　　（図8-7）

❷両手腋窩パターン　　147

●介助上の注意点

　介助者はなるべく肘を曲げないようにし，膝を使って腰を移動しながら体全体で対象者の体を前方へ引き出す。そのため，介助者は**図8-8**のように，開いて構えるようにする。特に後方の足は横に開くようにする。

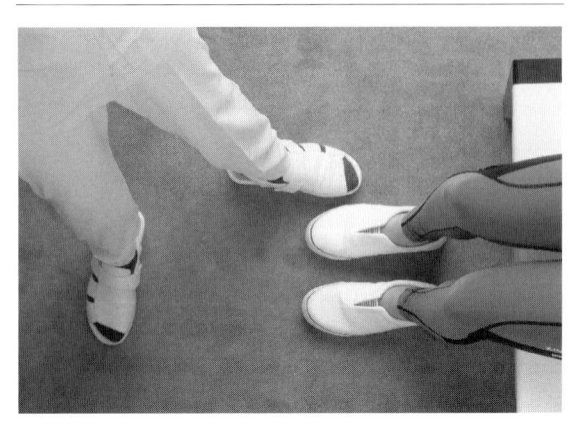

（図8-8）

# 3 両手肩甲パターン [32]

### 適応

　動作の開始初期から体幹が後方に伸びてしまう型の対象者。

### 本技法の特徴

　認知症やパーキンソン病を代表とするこれらの対象者では，図8-9の①②のように，重心が十分に前へ移動しないうちに立ち上がろうとしたり，または重心を前へ全く移動しないでいきなり伸展相の力を出して立ち上がってしまい，立ち上がりを完成できずに後方にバランスを崩すことが多い。（斜め後方に向かって立ち上がる）。本技法の特徴は立位をとるまで常に両肩甲部を前方に引いて，重心が足に移動するまで前に引き続けることである。（**図8-9**）

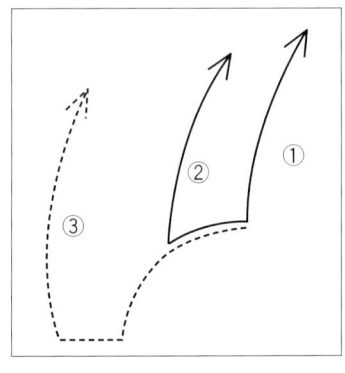

（図8-9）

### 方法

❶介助者は両側の肩甲部（肩甲骨棘下部）に手を置き，対象者を前方に引き出して後方へ倒れるのを防ぎながら重心を足に移す。（**図8-10**）

　肩甲部の手を置く位置は第Ⅳ章（**図4-124，4-125，73頁**）を参照されたい。

148　Ⅷ．立ち上がり　Stand up

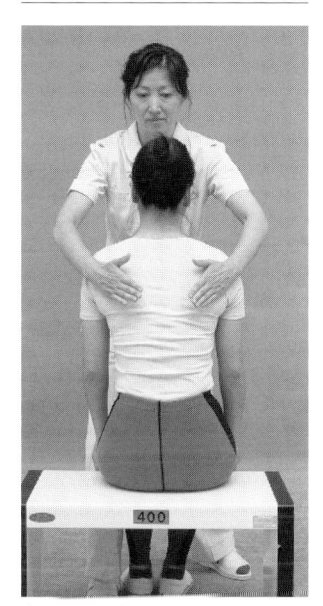

(図8-10)

❷足に重心が乗ったら立ち上がってもらう。このとき肩甲部を常に前方に引き続け後方へ倒れるのを防ぐ。(図8-11)

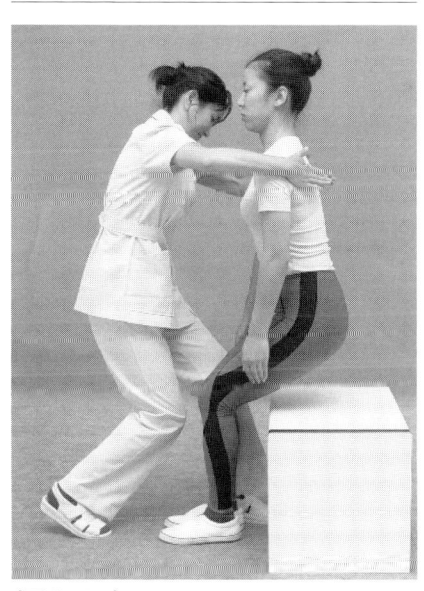

(図8-11)

❸両手肩甲パターン

❸重心が足に十分に移動し腰が上がってから，立位まで誘導する。(図 8 - 12 )

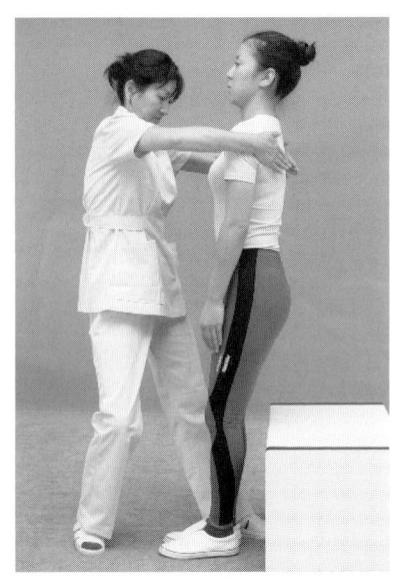

(図 8 - 12 )

## 4 床からの立ち上がりパターン

[ベッドと布団, どちらが良いか？＝ ADL と QOL の関係]

　　日本人の特徴として畳の生活があり，特に在宅の対象者では就寝には布団を，また，冬季では暖房にコタツを使用している家庭も多いと思われる。そこで従来の生活習慣を維持するためには，床からの立ち上がりが必要となる。

　　いずれの方法も大変に困難な動作であり，体力が低下した対象者などは床に降りず，ベッドやいすを利用した生活に変更するほうが容易で安全性も高いことは否めない。

　　しかし，施設においてもベッドからの転落事故が問題となっており，最近の傾向では抑制することを避けるため，このような対象者に対してベッドのマットのみを床に敷いて寝かせる施設が増えている。この場合には床からの立ち上がり動作が必要となるため，今後は床からの立ち上がり動作の介助に対するニーズが高まると予測される。

### 1 ）膝立ち位を使用して立ち上がる技法

適応

　　健側下肢の支持性が残されており，膝関節の障害がない型の対象者。

技法

A．自立パターン

❶テーブル・コタツ・タンスの引き出しの二段目など，手をついて支えることができるような台となるものに近づく。

❷台と平行する位置に健側がくるように横座りになる。(**図8-13**)
　健側の手をついた横座りが原則である。

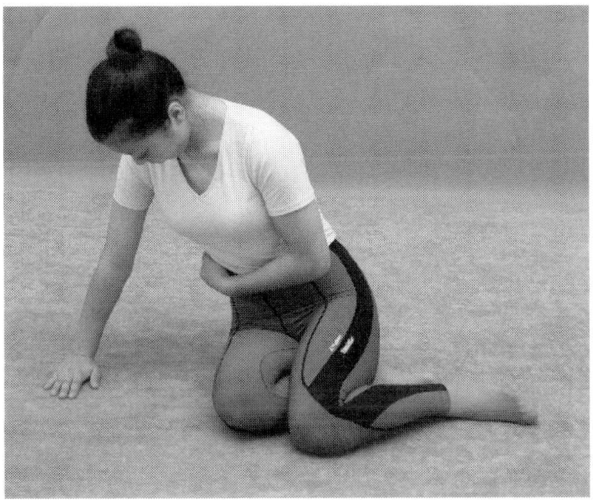

(図8-13)

◉ポイント
　横座りをするときは**図8-14**のように，床についた手と同側の下肢の股関節と膝が正三角形となるように座り，手のひらは大腿と平行に置く。そして，大腿と下腿はそれぞれ離れたり交叉したりせず，平行になるようにする。

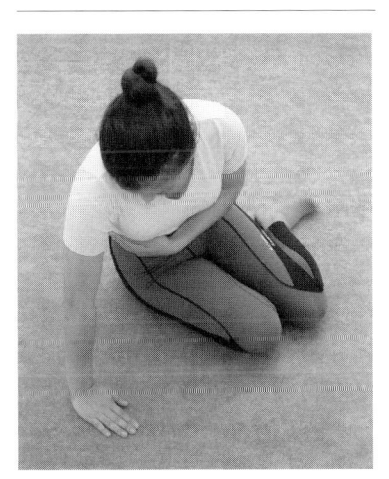

(図8-14)

❸右手を床についたまま，腰を持ち上げた後に，台と平行に膝立ちとなり，健側の手を台に置いて支える。（図8-15, 8-16）

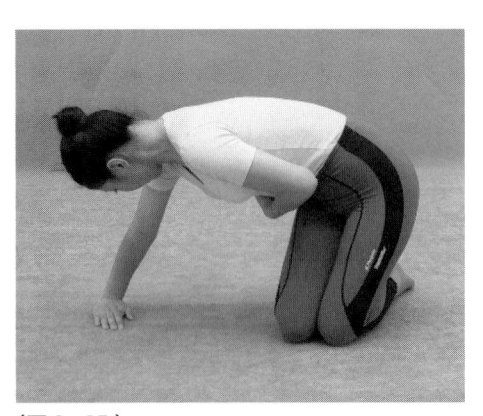

（図8-15） 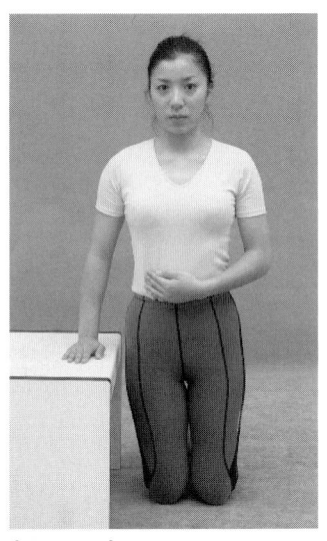　　　　　　　　　　　　　（図8-16）

❹膝立ちから健側を立てた片膝立ちとなる。(8-17)

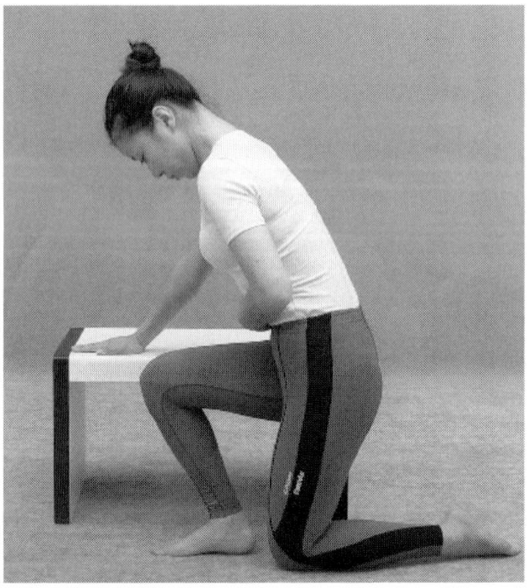

（図8-17）

●注意点
1．健側下肢を前に振り出しているときは患側の下肢一側で体重を支えるため，後方にバランスを崩さないように注意する。
2．体重をかけても動かないような台を選択する。

❺健側の手を台について体重を支え，体幹を前傾させながら，健側の足で立ち上がる。(図8-18，8-19)

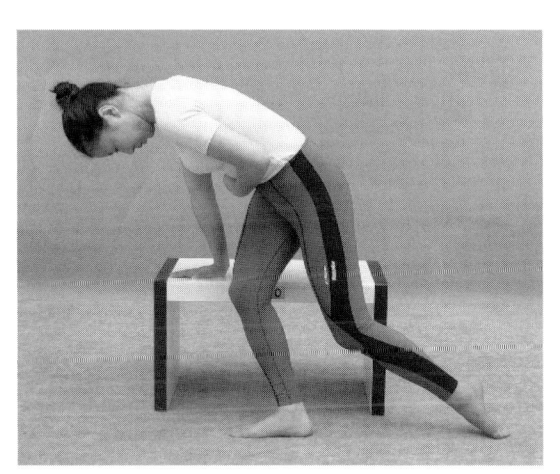

(図8-18) 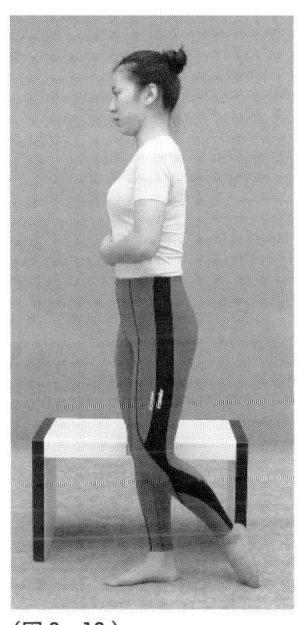　　　(図8-19)

B．介助パターン（自立パターンと同様で，介助の方法を示す）
❶テーブル・コタツなどに手をついて支え，さらには座ることができるような台となるものに近づく。
❷台と平行する位置に健側がくるように横座りとなる。(図8-20)

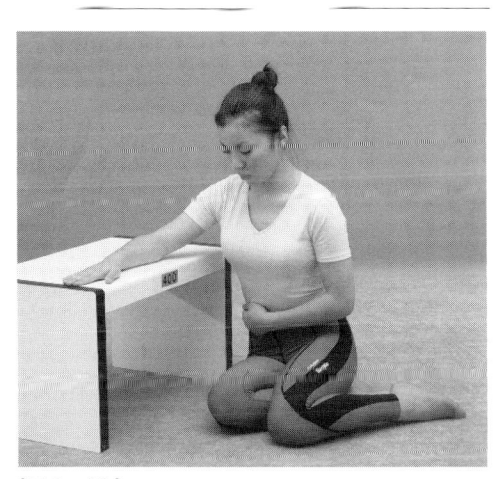

(図8-20)

❸介助者は後方に位置して左膝を立て，介助者の左手は腋窩において体幹を支え，右手は腰を患側へ押して回し込みながら持ち上げる。(図8-21，8-22)

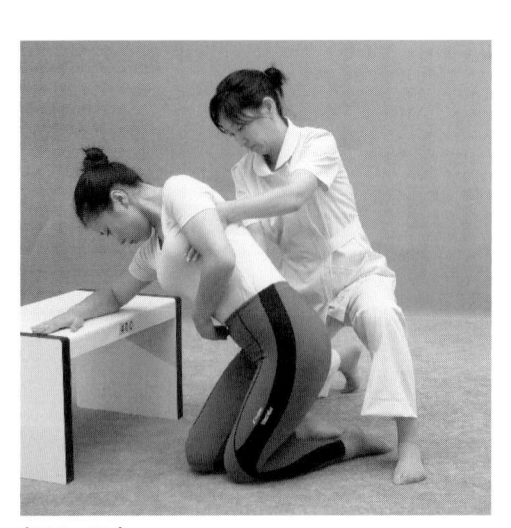

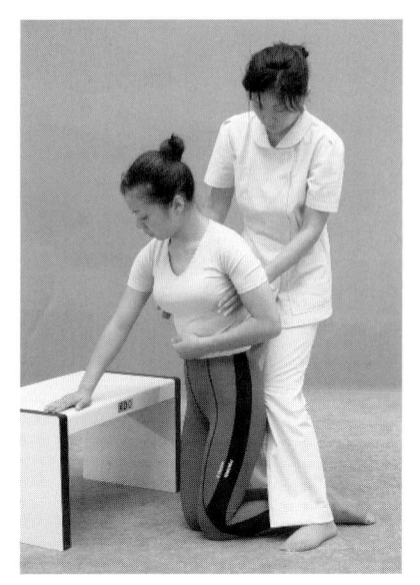

（図8-21）

（図8-22）

❹台と平行に膝立ちとなり，健側の手を台に置いて支える。体幹を起こしながら殿部を介助者の膝で押す。これにより，支持性のない対象者でも十分に姿勢を保持することができる。(図8-23)

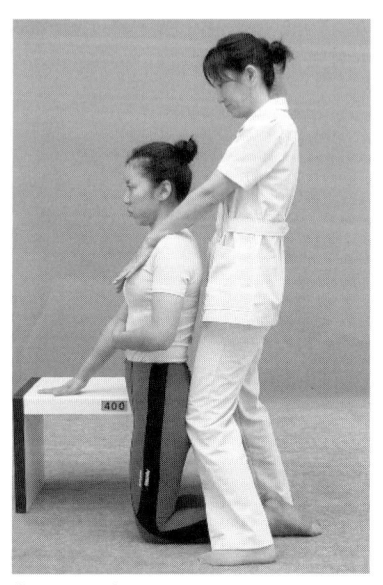

（図8-23）

●介助上の注意点
1．支持性が低下している患側に体重が掛かることから，腰が後方に崩れやすい。一度崩れると元の姿勢に立て直すことは不可能に近いので，介助者の膝で対象者の殿部を十分に前に押し出すことが必要である。
2．半面，体幹は前方へ倒れることが多い。図8-23のように，胸部に手を当てて前方へ倒れ込まないように注意する。
❺膝立ちから健側を立てた片膝立ちとなる。後方より対象者の体幹を起こしながら患側の殿部を前方に押して支え，健側の足を立てさせる。(図8-24)

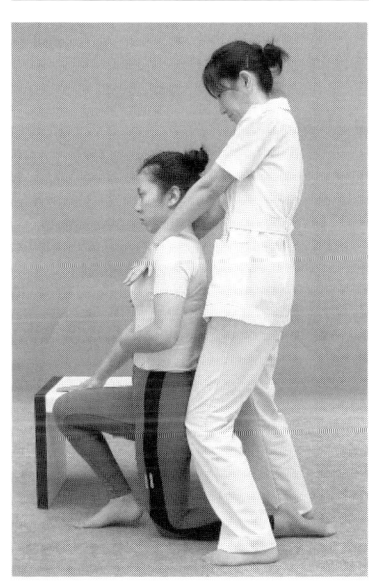

(図8-24)

4 床からの立ち上がりパターン　155

❻健側の手を台について体重を支え，体幹を前傾させながら，健側の足で立ち上がる。このとき介助者は対象者の腰を持ち上げるようにして台に腰掛けさせる。（図8-25〜27）

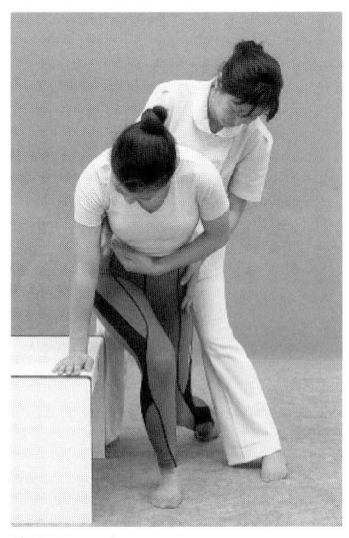

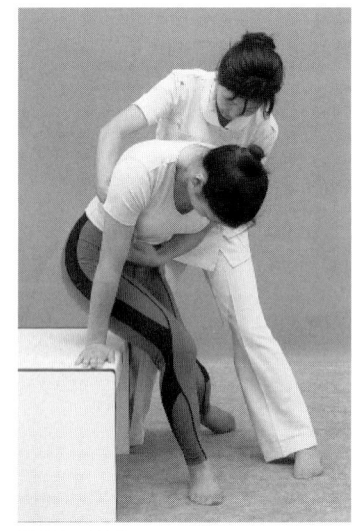

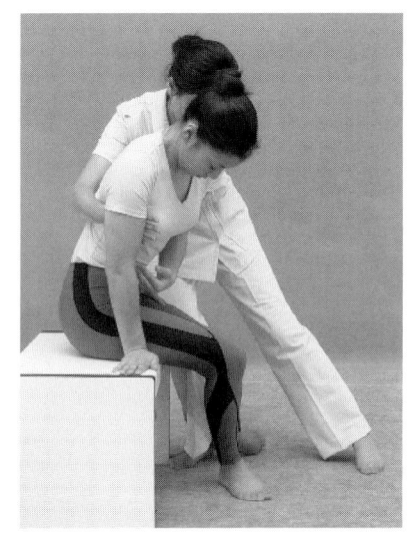

（図8-25）　（図8-26）　（図8-27）

❼その後立ち上がる。

## 2）膝立ち位を使用して座る技法

基本的には立ち上がりと逆の方法で行う。

技法

A．自立パターン

❶健側下肢と台が平行になるように立ち，健側の手を台につく。（図8-28）
健側の下肢はやや後方に引いておく。

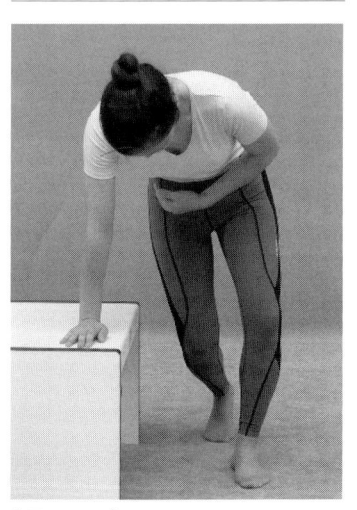

（図8-28）

❷患側を立てた片膝立ちとなる。(図8-29)
　健側を後方に引いてつま先を立てたまま膝を徐々に降ろして床につく。

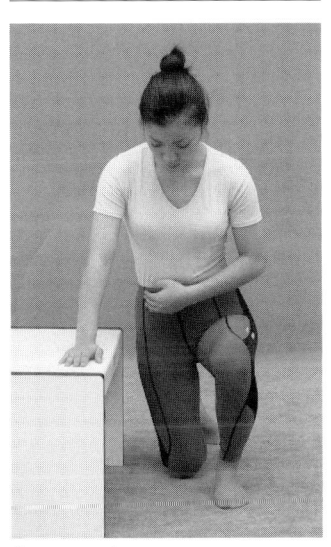

(図8-29)

❸膝立ちとなる。(図8-30, 8-31)
　対象者の多くは患側の足を引いて膝を降ろすことは困難なので，台の正面に体を向けるように体を回転させながら患側の膝をつくと容易に行える。

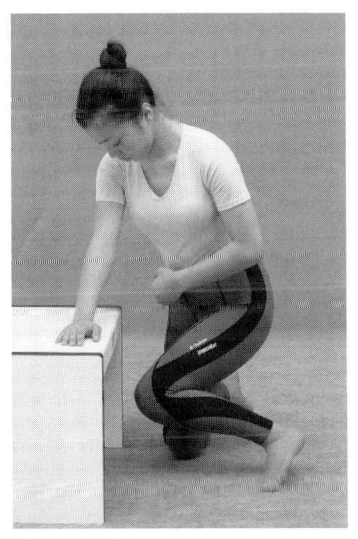

(図8-30) 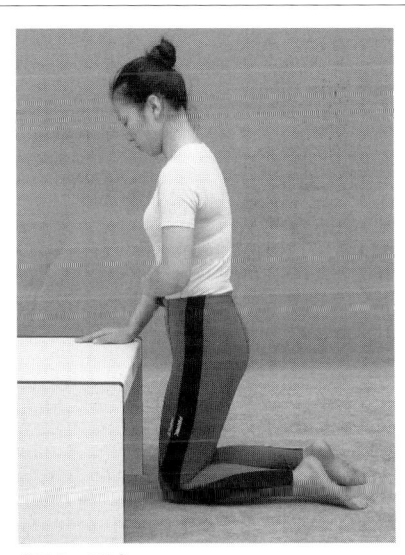　　　(図8-31)

❹横座りとなる。

●注意点
　このとき，後方へバランスを崩すと正坐位になってしまい，膝を痛める可能性があるので注意する。

B．介助パターン
❶介助を必要とする対象者の場合は，台に腰を掛けてから床に降りる。
❷介助者は前方に位置して片膝立ちとなり，患側の膝が開かないように外側から介助者の膝で押さえ，一方の手で体幹のバランスを保ちながら，健側の下肢を膝が床につくまで後方に引かせる。できない場合は介助する。
（図8-32，8-33）

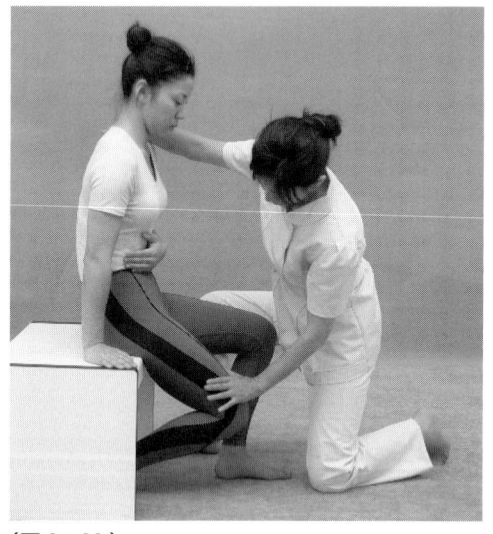

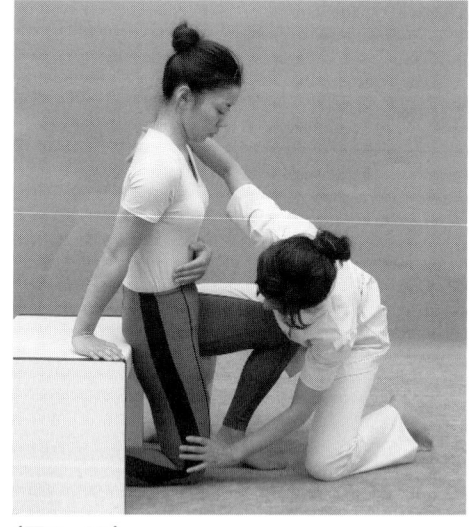

（図8-32）　　　　　　　　　　　　　（図8-33）

●介助上の注意点
　膝を後方に引いて床につく際は十分に後方へ引くことが重要である。不十分な場合は後方へ倒れ込む可能性がある。
❸介助者は対象者の後方に回り体幹を支えて健側方向に回転しながら膝立ちとなる。（図8-34，8-35）
　膝立ちとなったら，介助者の膝で対象者の殿部を押し，後方へ座り込まないように抑える。

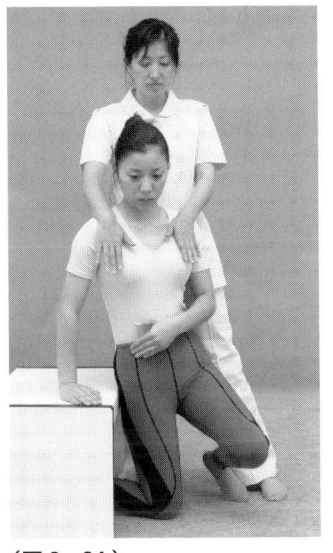

(図 8 - 34) 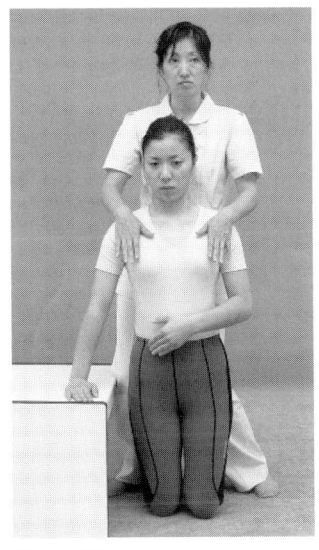　　　　　　　　　(図 8 - 35)

❹横座りとさせる。台に手をついたまま行うほうが体幹を支えやすいため安全である。(図8 - 36，8 - 37)

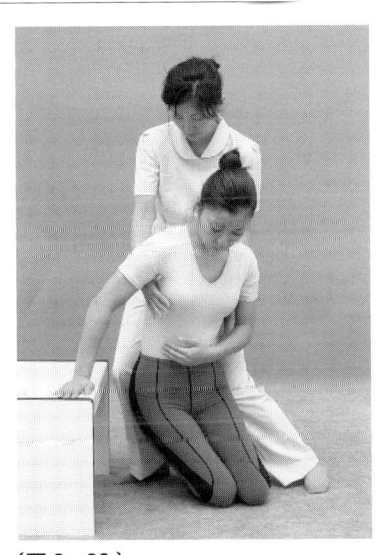

(図 8 - 36) 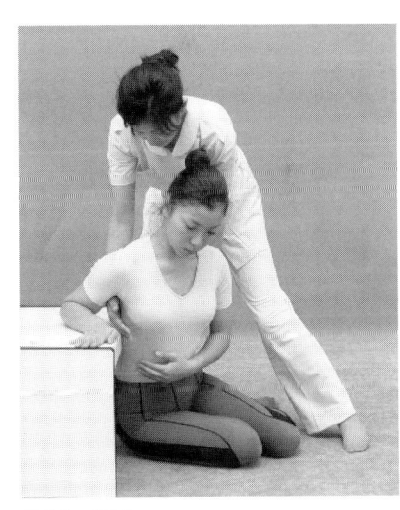　　　　　　　　　(図 8 - 37)

3) そのほかの立ち上がる技法：自立パターン

技法

図8 - 38のように患側の膝を立てて座る。この姿勢をとったときに患側の膝が左右に倒れない方のみが可能な方法である。また，健側の手で体重の多くを支えるため，手関節に痛

❹ 床からの立ち上がりパターン　159

みがある方は避けなければならない。

❶患側の膝を立てて座る。（図 8 - 38 ）

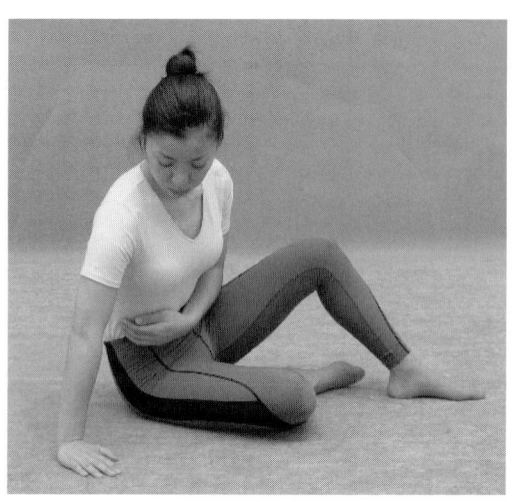

（図 8 - 38 ）

❷健側の手と患側の足で支えながら，健側の膝を後方に引いて片膝立ちとなる。（図 8 - 39 ）

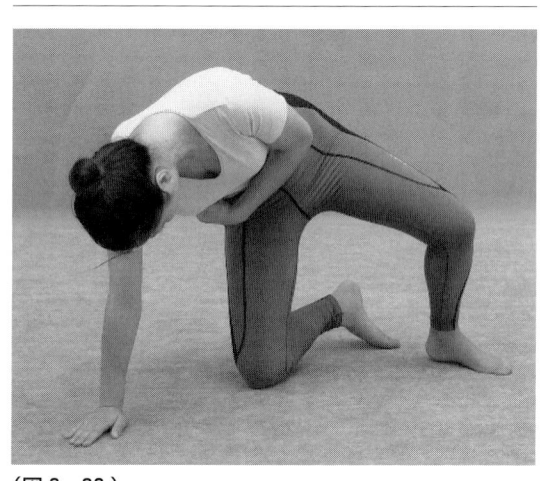

（図 8 - 39 ）

　　手は健側の膝の側方ではなく，なるべく膝の前方につくようにする。膝を上げたとき，手と両足がほぼ正三角形となるような位置がよい。（図 8 - 40 ）

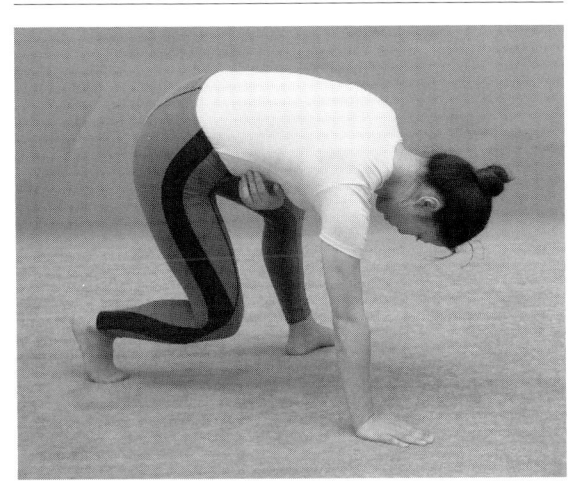

（図8-40）

❸健側のつま先を立てる。（図8-41）

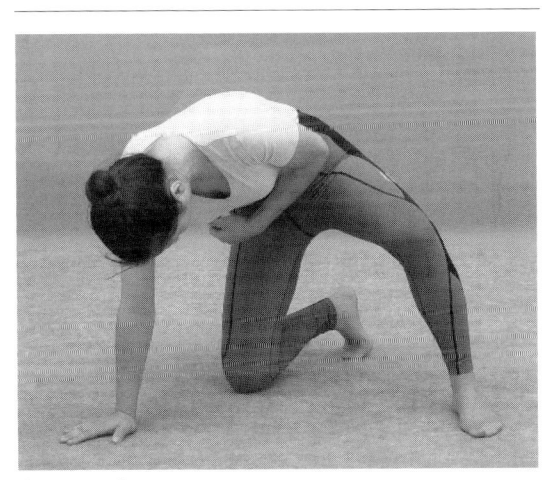

（図8-41）

❹腰を上げるようにして健側で立ち上がる。手を徐々に後方に滑らせながら立ち上がるが，足の位置は動かさないようにする。（図8-42）

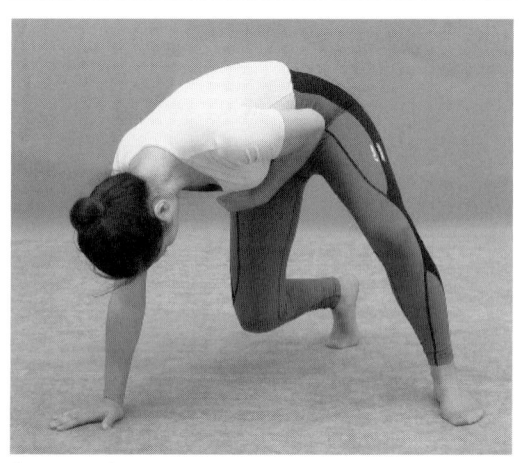

（図8-42）

❺腰が上がりきったら，手を離して立ち上がる。（図8-43～46）

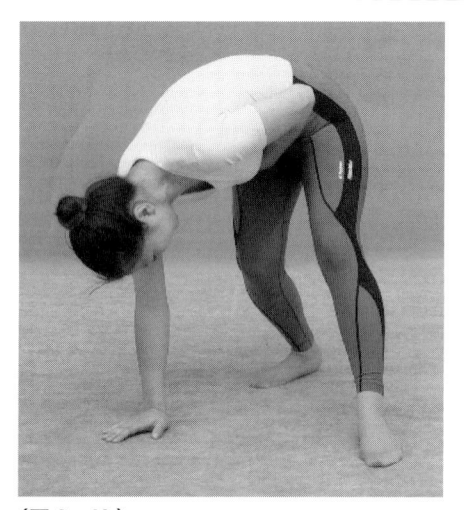

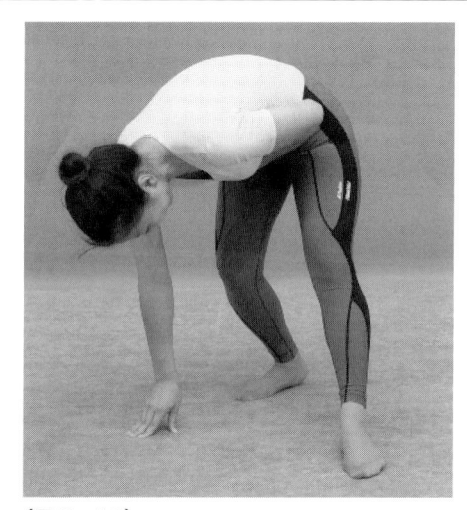

（図8-43）　　　　　　　　　　　　（図8-44）

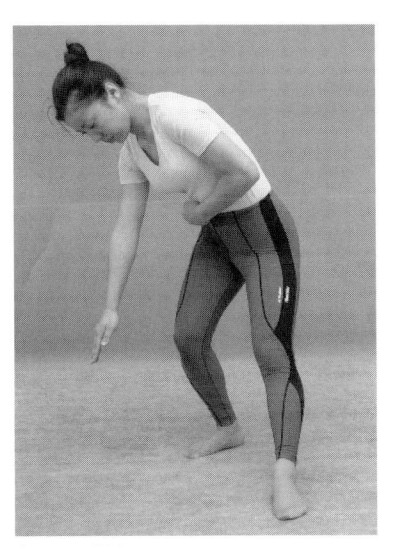

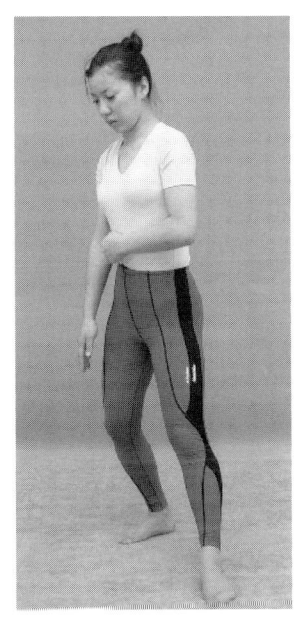

（図 8 - 45）　　　　　　　　　　　（図 8 - 46）

### 4）そのほかの座る技法：自立パターン

技法

基本的には 3）のそのほかの立ち上がる方法と逆の方法で行う。

❶両足を肩幅よりやや広めに開く。（図 8 - 47）

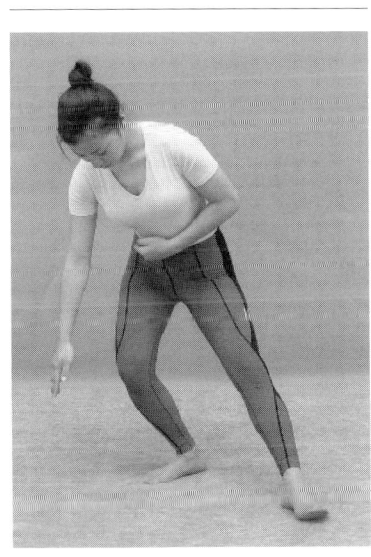

（図 8 - 47）

❷健側で体重を支え,健側下肢の斜め前方に手をつく。(図 8 - 48 )

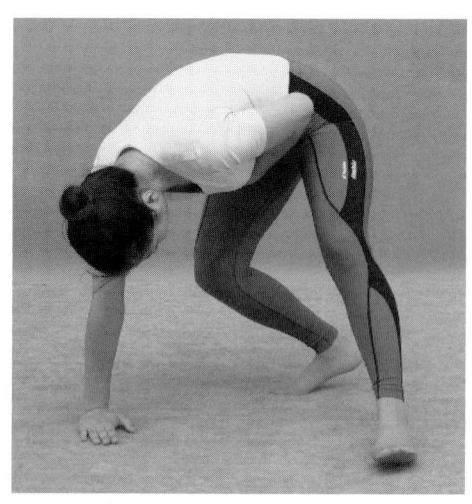

(図 8 - 48 )

❸健側の膝をつく。(図 8 - 49 )

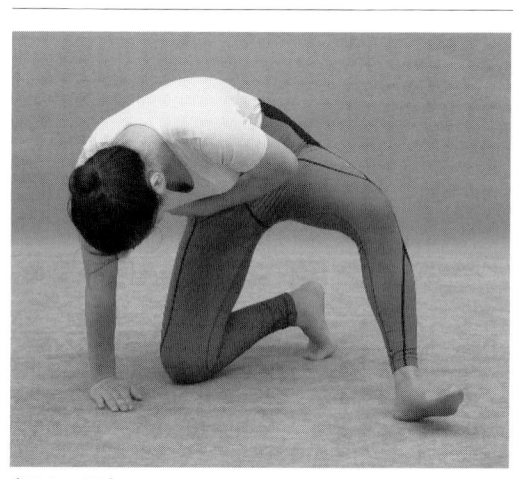

(図 8 - 49 )

❹腰を回しながら，手の横に腰を降ろす。(図8-50，8-51)

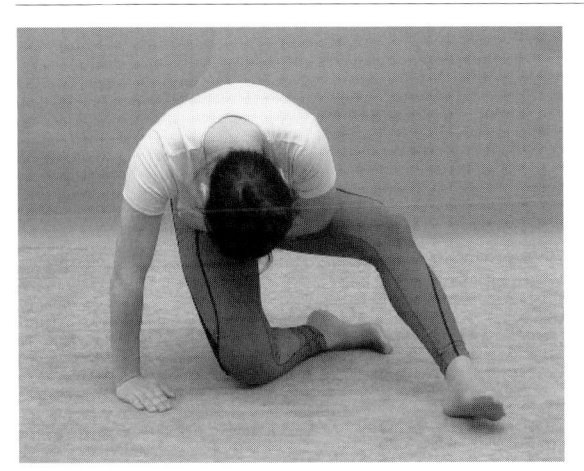

(図8-50)

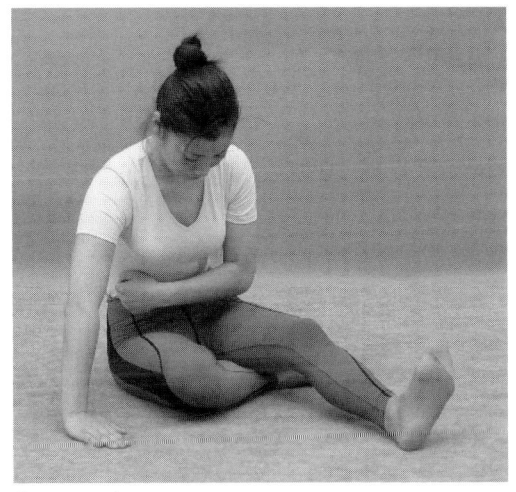

(図8-51)

# IX. エビデンスへの取り組み

## 1 はじめに [33]

　現在，さまざまな介助方法が研究されているが，対象者の身体状態や介助者の体躯や技術さらには環境条件など多くの因子が関与するために絶対といえる方法は存在しない。対象の身体状況に合わせてある程度のパターン化はできるが，臨床ではさまざまな応用を用いて介助を行っている。現場で応用した介助を行うためには，ある程度の臨床経験や運動学的知識が必要だが，本章が少しでも学習の助けになれば幸いである。エビデンスを求めるためには，筋電図や重心動揺・床反力など，複数の検証が必要だが，イメージをつくる方法としては，三次元動作による軌跡が適していると思われる。本章では，介助を要する大きな原因の1つである起立動作を中心に，本書で紹介している各種介助方法に対して行った三次元動作解析

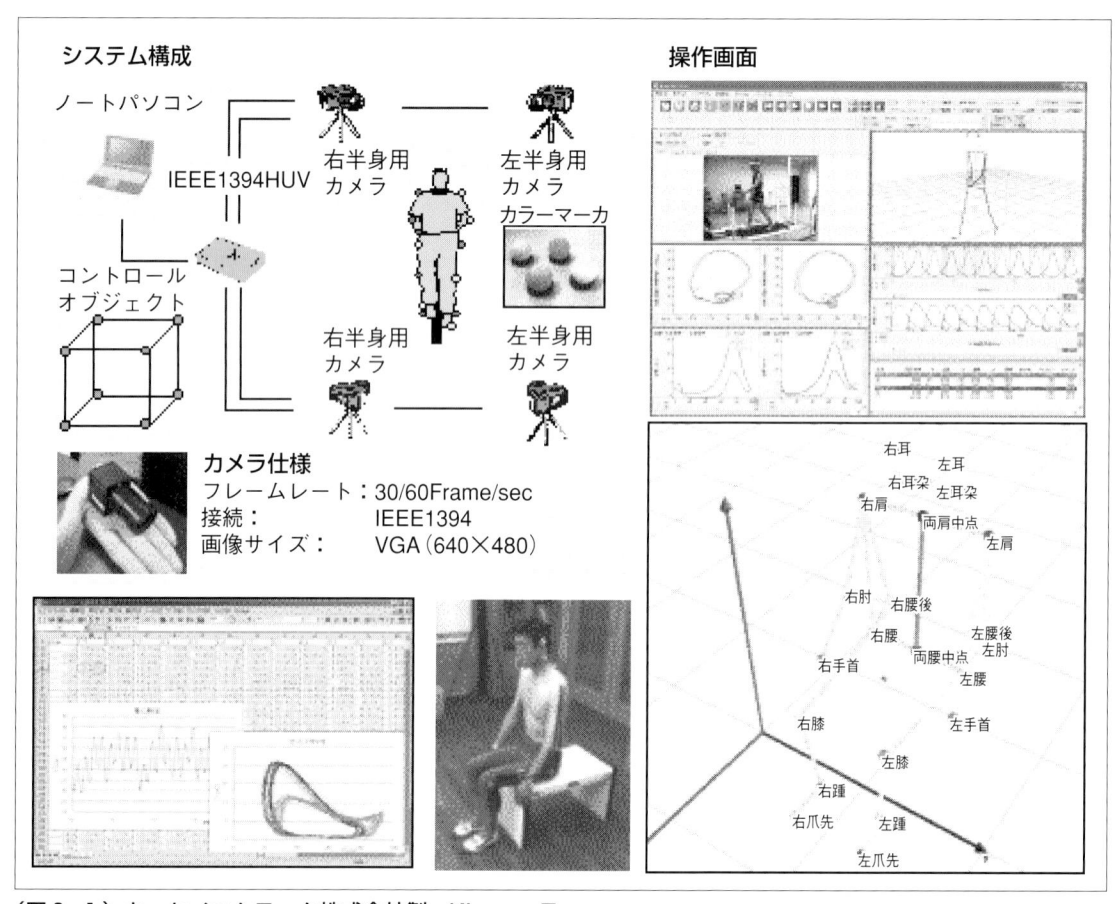

(図9-1) キッセイコムテック株式会社製　Kinema Tracer

を紹介する。

三次元動作解析にはキッセイコムテック社製 Kinema Tracer（図9-1）および Perk Performance Technologies Inc 社製三次元動作解析システム Peak Motus（図9-2, 9-3）を使用した。Kinema Tracer は対象者の任意の位置にマーカーを設置し，4方向からカメラで画像を取り込み，位置座標を計算して分析を行う。今回マーカーは，耳・耳梁・肩峰・肘頭・茎状突起・腸骨稜・大転子・膝・外果・足尖部を基本に設置し，30 Frame/sec にて動作解析を行った。

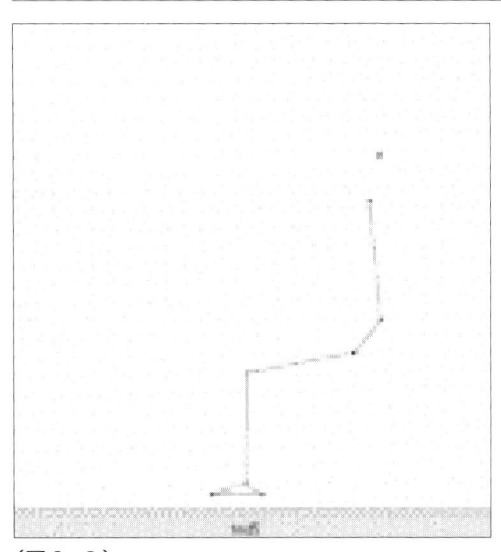

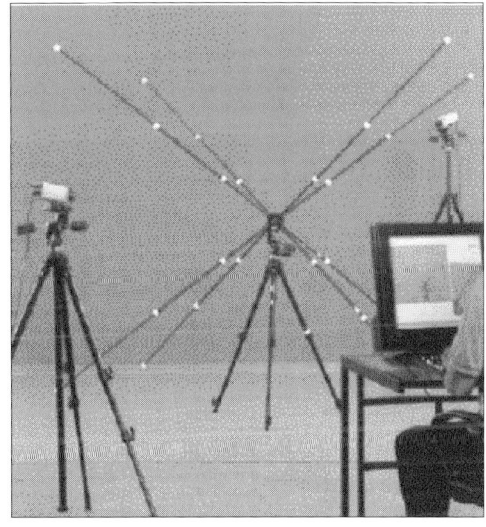

（図9-2）　　　　　　　　　　　　　　　（図9-3）
Perk Performance Technologies Inc 社製三次元動作解析システム Peak Motus

## 2 立位姿勢の安定性

安定性とは平衡状態からの変位に対する物体の抵抗と定義される。物体の平衡状態を維持しようとする性質を安定性という。立位静止状態は力学的平衡状態ということができる。外力が加わり平衡状態が破られても，元の状態に復元させるため，人体にはさまざまなメカニズムが存在する（表9-1）。

（表9-1）　立位保持に及ぼすさまざまな因子

| 重心の高さ | 重心の位置が低いほど安定性はよい |
|---|---|
| 支持基底面の広さ | 支持基底面とは2足で起立したときには，両足底とその間の部分を合計した面積。支持基底面が大きいほど安定性はよい |
| 支持基底面と重心線の関係 | 支持基底面内の中心に近いほど安定性はよい。重心線の位置が辺縁に近いと，わずかな外力で転倒する |

※上記以外にも質量や摩擦・心理的要因・生理学的要因などが関与する。

人体は頭部・体幹・四肢と複雑な分節構造であり，各分節ごとの質量の違いや各分節の重

心線が一致していないなど，簡単に安定性を求めることはできない．分節構造物のほうが単一構造物より安定性は悪い．分節構造物が平衡を保つためには，
　①上位分節の重心線が下位分節との接触面内にあること
　②全体の重心線が最下位分節の支持基底面内にあること
が必要である．各分節の重心線が一致していると，構造物全体の安定性がよいといえる．
　したがって，足底・坐骨で支持基底面を構成する端坐位姿勢から，両足底間で支持基底面を構成する立位姿勢になる立ち上がり動作は，支持基底面の狭小化とともに，重心をその範囲内に維持しながら上方へ移動させなければならない動作であるといえる．

## 3 従来の方法との違い

　**図9-4**は従来の方法と本書で紹介している方法の違いの一例である．支持基底面の広さは変わらないが，支持基底面と重心線との関係の違いは明確である．従来の方法では，膝をロックするために膝が前方へ移動できず，また介助者との距離が近くなり，重心線が支持基底面上に移動しにくい．したがって安定性が悪く，介助者がそれを補わなければならない．膝屈曲位で体重を支えられない対象者の場合には，膝を固定することでテコの原理を使用できるので，対象者を持ち上げることに関しては有効であると考えられるが，膝伸展筋力に問題のない対象者に用いるのは，本人の残存機能を活かすといった意味で適切な選択であるか疑問が残る．

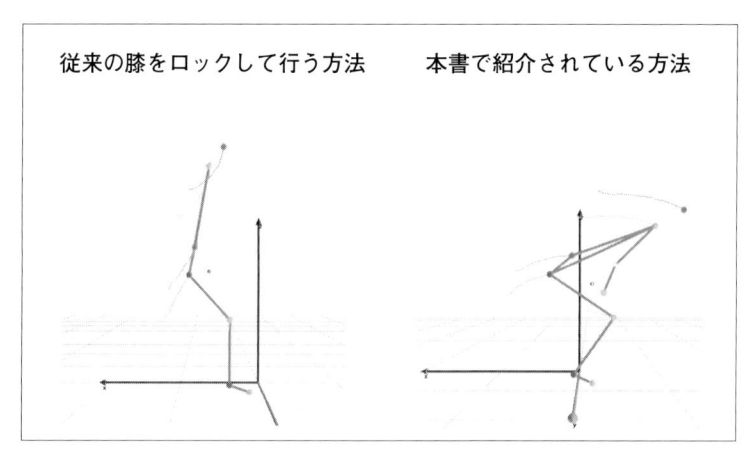

（図9-4）従来の方法と本書での方法の比較

　また，車いすのアームレストを対象者の手で把持させることは，支持基底面の増大を図ることとなるが，介助者の首に手を回してもらうことは，単純に担ぎやすくするためである．
　このことも，自身で体重を支えることのできない対象者を持ち上げるという観点からは必ずしも間違いでないが，介助者には腰部を支点として首に大きな力が加わり，それに抗するための背筋の筋収縮が求められ，腰部の骨や筋に大きな負担となる．移乗動作の介助は持ち上げるということに関して重点が置かれて考えられやすいが，その後に方向転換をし座らせるという一連の動作介助であり，介助者の腰部に大きな負担が掛かっている状態でそれら一連の動作を行うことは，腰痛予防の観点からは必ずしも推奨できる方法ではない．

## 4 立ち上がり動作

　立ち上がり動作は屈曲相と伸展相に分かれ，屈曲相は前傾相と前進相に細分される。**図9-5**では一般的ないすの高さの40cmの台を使用し，健常者が普通に立ち上がったときの軌跡を示した。健常者の立ち上がり動作においては，各相が相互に重なり，スムーズな動作が行われている。また，屈曲相は重心を足部へ移動するために行われる。

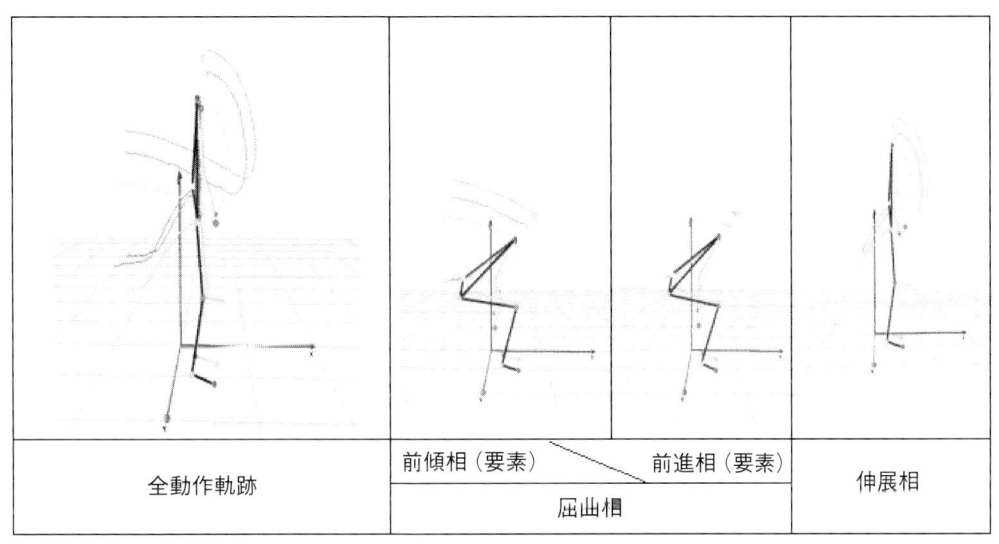

| 全動作軌跡 | 前傾相（要素） | 前進相（要素） | 伸展相 |
|---|---|---|---|
|  | 屈曲相 |  |  |

（図9-5）各マーカー軌跡のスティックピクチャー

　図9-6は体幹を前傾させたときの足部への荷重の変化を示している。野澤らは患者群24名77.8±10.2歳　健常者群27名31±8.1歳を対象に，深く腰掛けて坐骨と大腿が座面に接している大腿支持時と，浅く腰掛けて坐骨のみが座面に接している坐骨支持時において，体幹最大前傾時の足部荷重を測定している。（**図9-7**）

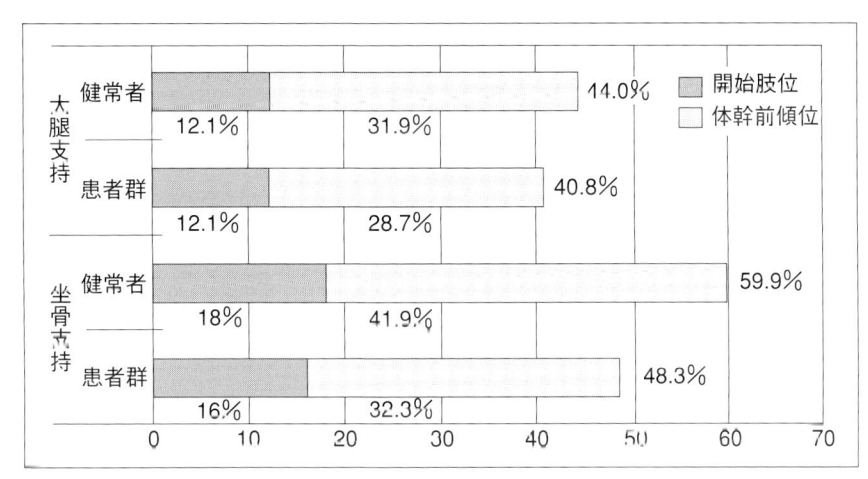

（図9-6）体幹前傾における足部への荷重の変化

開始姿位で深く腰掛けた場合は約12％・浅く腰掛けた場合は16〜18％の荷重が足部に加わっている。下肢の重さは体重に対して18.5％であり，浅く腰掛けた場合にはほぼ下肢の重さが足部に加わっている。深く腰掛けた場合には大腿部の重さが免荷されていると考えられる。浅く腰掛けたときの健常者の体幹最大前傾位でも体重の41.9％の荷重が足部に負荷されるのみで，足部の重さを加えても59.9％と体重の約6割の荷重しか足部に移動できていない。すなわち，体幹前傾のみでは足部に十分な重心移動を行うことが困難で，前進相の要素が残り4割の重心移動をまかなっていると考えられる。

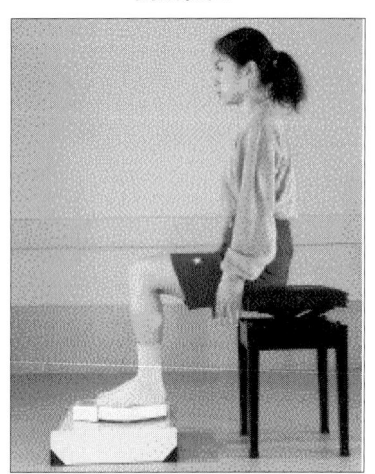

（図9-7）足部荷重の測定

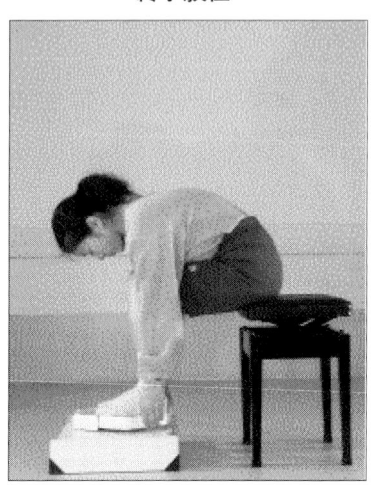

　図9-8は一般的ないすの高さの40 cmの台を使用し，健常者が普通に立ち上がったときの側面から見た軌跡を示した図である。屈曲相における前傾と前進の要素は重心を足部支持基底面上に移動するために行われる。便座の前方にスペースのない狭いトイレで，立ち上が

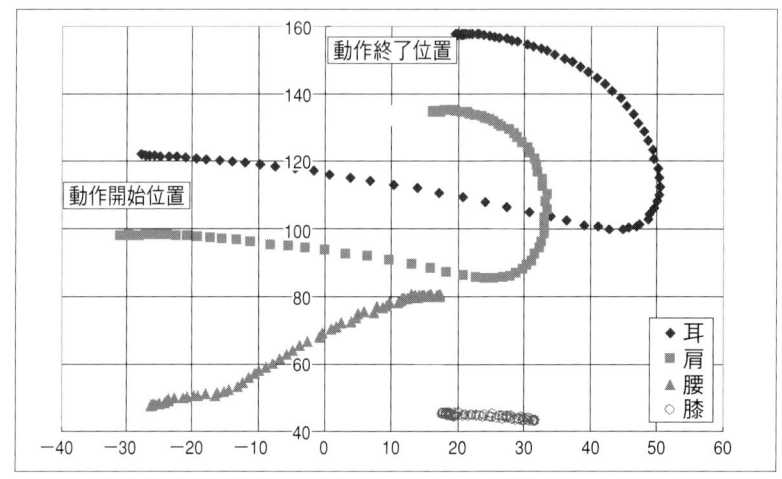

（図9-8）立ち上がり動作における各マーカーの軌跡

るときに困難さを感じることは日常経験されたことがあると思うが，それは屈曲相のなかの前進の要素が十分にまかなえないため，重心を足部へ移動できないことに起因する現象である。

　伸展相は重心を足部支持基底面上より外れないように，上方へ移動させる相である。そのためには，体幹伸展と股・膝関節の伸展を各部が協調的な動作で行わなければならない。そのためには十分な筋力と協調運動が行えることが必要であり，感覚麻痺や運動麻痺による姿勢調節障害などにより困難な動作となる。立ち上がろうとして，後方にふらついたり，中腰からゆっくりと体を起こすのは，バランスをとりながら素早い動作を行うことが困難であるためである。また，登攀性起立様に上肢を使用して筋力を補ったり，バランスを補ったりすることもある。不安定な床面で，中腰でバランスをとろうとするのは足部支持基底面に対して重心を低く位置させ，バランスの向上を図るためであり，健常者でも観察される。

　また注目すべきは膝の前後運動であり，10 cm以上前後に移動する。右肩下がりの軌跡は，足関節を回転中心とした，足関節の背屈を伴う運動軌跡のためである。下腿長は変化しないため，Y軸の上下動は下腿の床面に対する傾きにより生じている。また，散布図では見にくいが，屈曲相でグラフ右方向に移動し，伸展相で再び左方向へ元に戻っている。詳細は付属のDVDを参照されたい。

　図9-9，9-10は手摺を引きながら立ち上がる動作と，手摺を押しながら立ち上がったときの軌跡である。手摺もその用い方によって立ち上がり方が異なる。手摺を引きながら立ち上がった場合，支持基底面上から重心が後方にはずれていても，手摺を牽引することにより立位姿勢を保持することはできるが，この場合は握力や麻痺などによる左右差などに留意する必要がある。手摺を押しながら立ち上がった場合，支持基底面が両足部と上肢で手摺を把持している部分を結ぶ面となり，安定性が向上する。いずれの場合にも手摺との距離や高さなどにより軌跡は異なる。

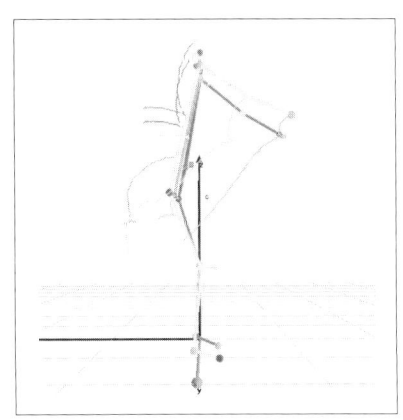

（図9-9）手摺を引きながら立ち上がる動作の軌跡

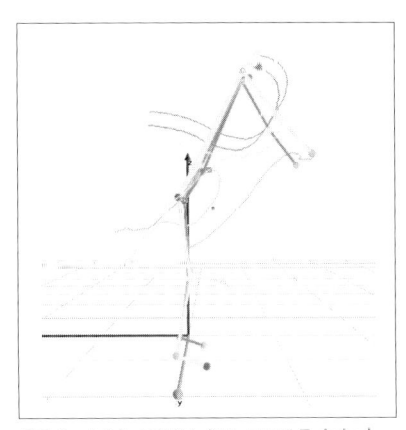

（図9-10）手摺を押しながら立ち上がる動作の軌跡

## 5 立ち上がり動作速度の違いによる軌跡の変化

図9-11は40cmの高さから・ゆっくり（SLOW）・普通に（NORMAL）・素早く（HIGE）の指示を被験者に与えて立ち上がったときの、肩と腰の軌跡である。

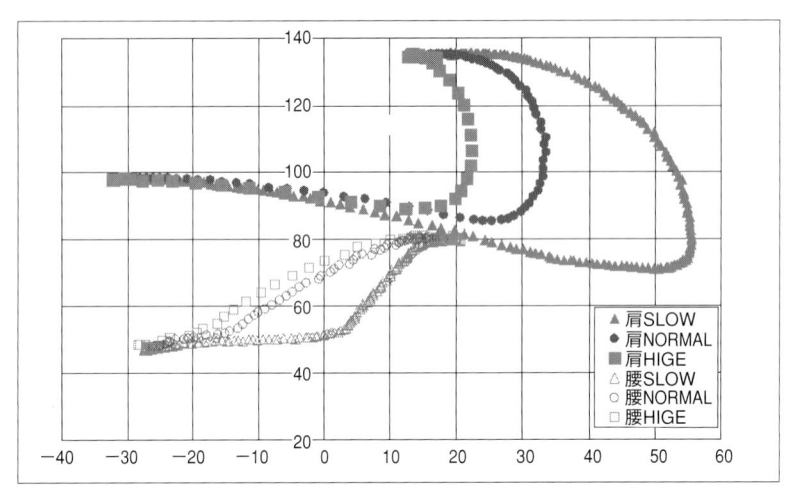

（図9-11）立ち上がりスピードの違いによる肩と腰の軌跡の変化

動作速度が遅い場合、肩の軌跡は、体幹の前傾によりX軸前方に大きく変化し、前方へ十分な重心の移動を行ってから伸展相へ移行している。腰の軌跡では、骨盤の後傾が起きあがることで若干のY軸上方への軌跡変化を認めるが、X軸前方への移動を十分に行ったうえで、Y軸上方への移動が行われ、飛行機が離陸するような軌跡を呈する。

動作速度が速い場合では、肩の軌跡は体幹の前傾によるX軸前方への軌跡の移動が少なく、早期に伸展相への移行が行われている。腰の軌跡ではX軸前方への移動と同時にY軸上方への変位が認められ、ヘリコプターが離陸するような軌跡を呈する。

普通の動作速度では、肩の軌跡では、速い動作と遅い動作の中間の値が認められ、腰の軌跡では、速い動作に類似した軌跡を呈した。

足部基底面直上へ重心移動が行われないと、立ち上がることはできないが、速い動作で早期に伸展相へ移行しているのは、体幹屈曲の加速度により、体幹重心を中心に生じた回転モーメントが生じ、それにより腰部の前方移動と同時に腰部を上方へ持ち上げることが可能となることから、体幹屈曲による重心移動が少ないことを補い動作を遂行することができると考えられる。加速度を利用した合理的な動作方法といえる。（図9-12）

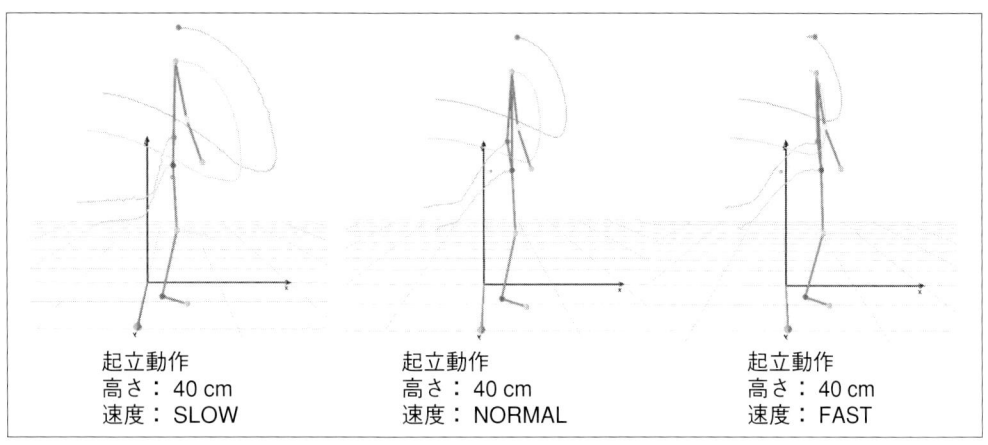

起立動作
高さ：40 cm
速度：SLOW

起立動作
高さ：40 cm
速度：NORMAL

起立動作
高さ：40 cm
速度：FAST

（図9-12）起立動作の立ち上がりスピードの差による軌跡の違い

5 立ち上がり動作速度の違いによる軌跡の変化

## 6 座面の高さの違いによる軌跡の変化

　図9-13は50cmと30cmの座面からの立ち上がり動作時の肩・腰・膝の軌跡である。動作軌跡の形態はどちらの高さも類似しているが，注目すべき点は膝の前方移動の大きさである。30cmからの立ち上がりでは，50cmと比較して大きく前方への移動が行われている。これは床面に対して足関節背屈を伴って下腿を傾斜させているということである。これは，動作開始時の姿勢の違いにより，体幹前傾だけでは十分に重心を前方に移動できないため，足関節背屈を伴って下腿を大きく前傾させ，重心移動をより大きく行っているということである。この動作を行うためには，坐骨部に加わる荷重と摩擦を軽減させなくてはならず，下肢伸展筋群に大きな筋力を発揮していわゆる「空気いす」状態を生じさせなければならない。また，完全に重心移動がされて，伸展相に移行するときにも，いわゆる深いスクワット姿勢のために低い位置からの立ち上がりには大きな筋力を要する。（図9-14）

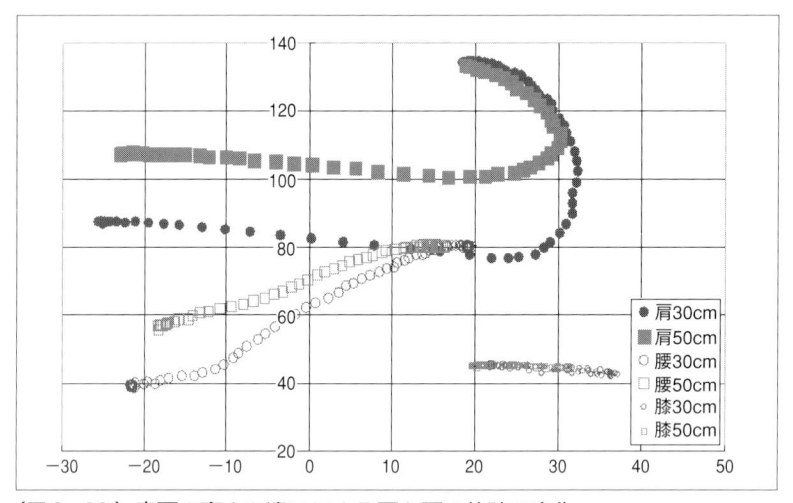

（図9-13）座面の高さの違いによる肩と腰の軌跡の変化

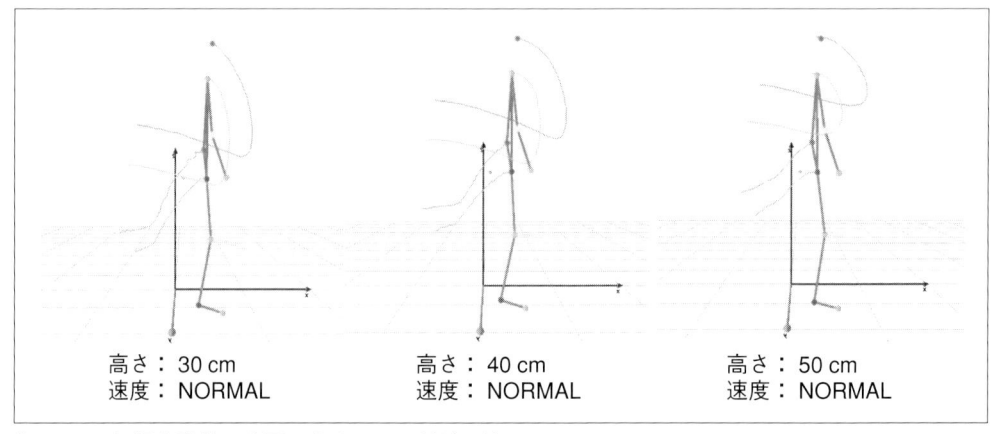

（図9-14）起立動作の座面の高さによる軌跡の違い

## 7 座面の高さの違いによる各関節角度の変化

　図9-15は30 cm，40 cm，50 cmで立ち上がり動作を行ったときの各関節角度の変化を表示したものである。軌跡の変化からもわかるように，低い位置からの立ち上がり動作には大きな関節可動域を要する傾向がある。いずれかの関節可動域に制限がある場合，他の関節で代償を行わなくてはならない。病院・施設を問わず「移乗動作の自立・維持」は介助を要する対象者の目標とされることが多い。このような研究は数多く報告されているので，動作に必要な可動域の参考となる。

　足関節の可動域においても動作遂行にあたり13〜19度の背屈角度が必要であることを示している。立ち上がり動作においては，足底は床面に接しているため，足関節を回転の軸として，膝・下腿が前方へ移動することにある。

　介助を要する疾患の1つに脳血管障害が挙げられるが，下腿三頭筋の痙性や，それに起因する足関節の可動域制限は，立ち上がり動作の妨げとなることが考えられる。可動域制限を呈する対象者は，いわゆるつま先立ちで荷重を受けるため，支持基底面の減少となり，姿勢の安定性が低下する。

　このように対象者の関節可動域の状態を把握することは，動作を阻害している原因の一部を把握することであり，より適切な介助を選択するための指標となる。

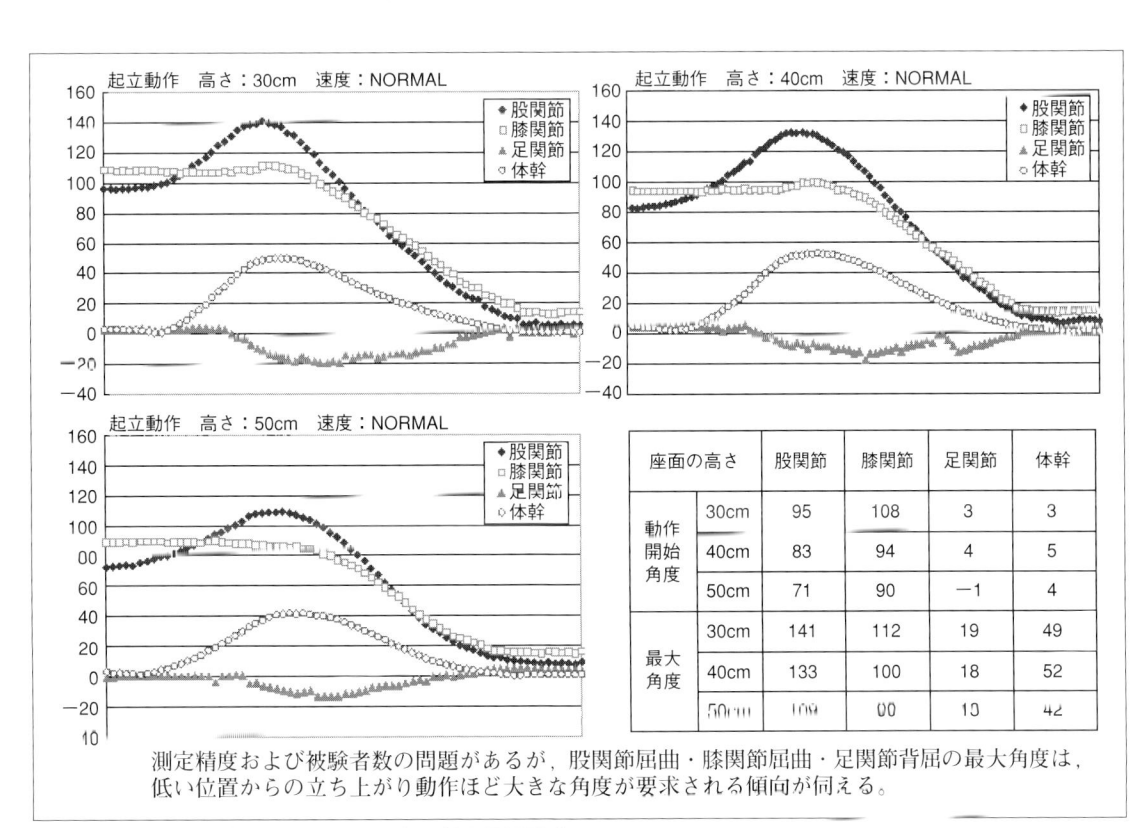

| 座面の高さ | | 股関節 | 膝関節 | 足関節 | 体幹 |
|---|---|---|---|---|---|
| 動作開始角度 | 30cm | 95 | 108 | 3 | 3 |
| | 40cm | 83 | 94 | 4 | 5 |
| | 50cm | 71 | 90 | −1 | 4 |
| 最大角度 | 30cm | 141 | 112 | 19 | 49 |
| | 40cm | 133 | 100 | 18 | 52 |
| | 50cm | 109 | 90 | 13 | 42 |

測定精度および被験者数の問題があるが，股関節屈曲・膝関節屈曲・足関節背屈の最大角度は，低い位置からの立ち上がり動作ほど大きな角度が要求される傾向が伺える。

（図9-15）座面の高さの違いによる各関節角度の変化

## 8 立ち上がり動作と着座動作の軌跡の違い

図9-16は40cmの高さで起立と着座動作を行ったときの肩と腰の軌跡である。

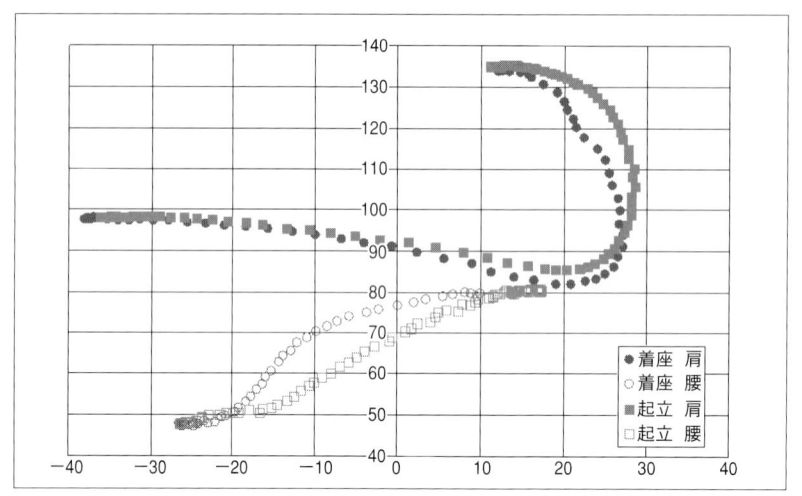

（図9-16）起立時と着座時の肩と腰の軌跡の違い

　肩の軌跡では着座動作時により大きくY軸下方へ変位し，体幹を深く屈曲している様子がうかがえる。腰の軌跡ではやや上に凸の軌跡を呈して動作を行っている。このことは，着座動作時に膝を深く曲げた姿位から後方へ移動するのではなく，体幹の前傾によりバランスをとりながら腰を後方へ移動し，その後に膝を屈曲して重心を下方へ移動する動作であり，膝を深く曲げて姿勢を保持する時間を短くするためと考えられる。**(図9-17)**

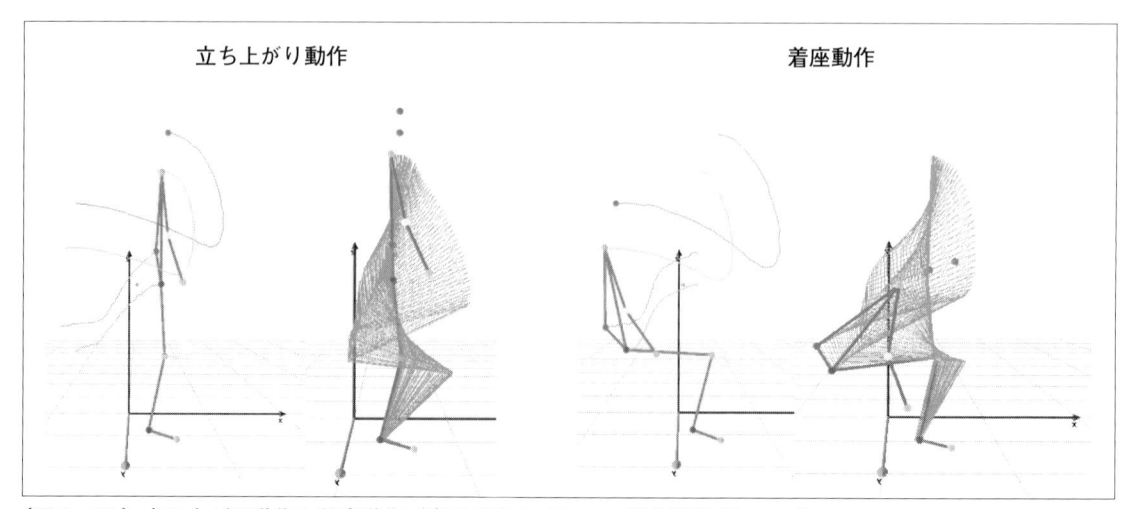

（図9-17）立ち上がり動作と着座動作（座面の高さ40cm　動作速度Normal）

## 9 本書が紹介している技法の特徴

### 1）両手腋窩法による引き出しの特徴

　　図9-18は左麻痺を想定したケースの介助軌跡である。介助者と対象者がほぼ並行に，一定の距離を保ちながら移動している。また，引き出す方向が右斜め前方に向かっており，右足部基底面上に重心を誘導していることがわかる。側方からは丸い弧を描く肩の軌跡が観察されるが，その軌跡は時計の12時から3時ではなく，11時から1時の軌跡で前方へ大き

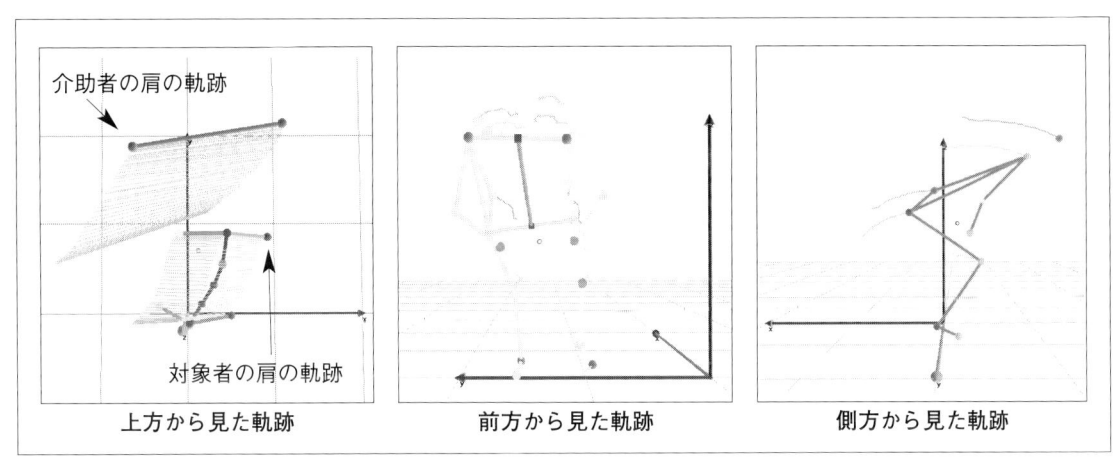

（図9-18）両手腋窩による引き出しの特徴

く移動することが特徴といえる。すなわち，立ち上がりにおける屈曲相の中でも前進相に注目した誘導方向であると考えられる。また，側方から見た軌跡は通常の立ち上がり動作の軌跡に類似し，下肢の筋力発揮を誘導しやすい。

### 2）両手腋窩法による回転の軌跡の特徴

　　本書に紹介している方法では，介助者が対象者を中心に大きく弧を描いて回転している（図9-19）。そのため，対象者は足を踏み直す必要が最小限ですみ，足の踏み直しができない対象者でも，踵や前足部を軸にして回転することができる。従来の方法では，介助者を中心に対象者が回転しているため，対象者は自分の体重を支持することが困難であり，上体に引きずられるように下肢がついて行く場合も少なくない。

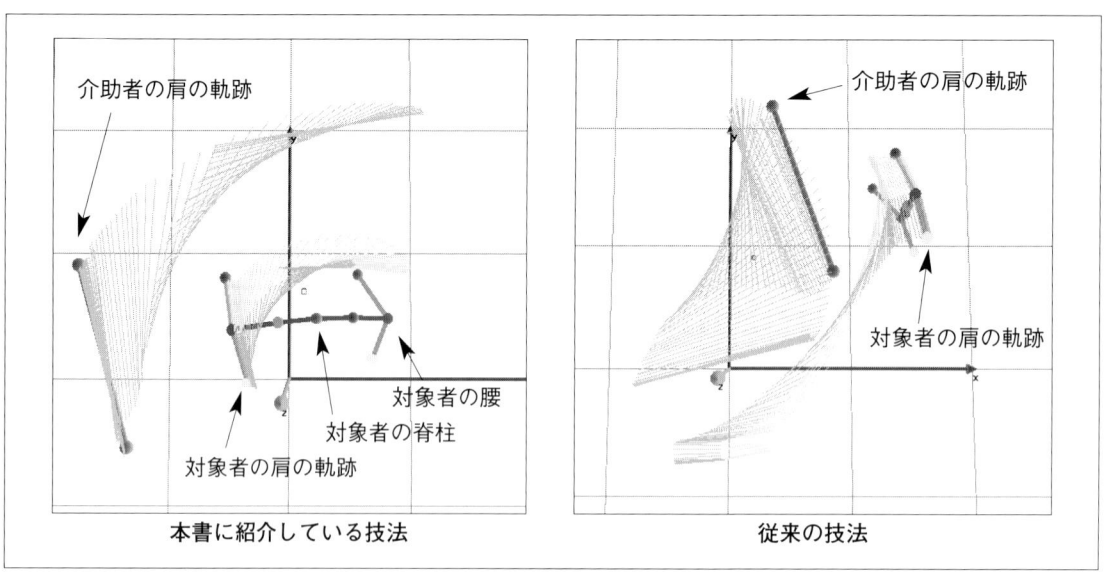

(図9-19) 両手腋窩による回転の特徴（上方から見た軌跡）

## 3) 両手腋窩法による着座の軌跡の特徴

　　　　対象者のなかには，動作を完遂させたい焦りやバランスの障害などにより，介助者もろとも後方に倒れ込むような座り方をすることがある。
　本書で紹介している技法では介助者の左足を対象者の右足外側に位置させ，介助者が前後に大きく足広げることで，対象者に引っ張り込まれることなく，双方が一定の距離を保った着座動作に移行することができる。**図9-20**の右図で観察されるように，着座動作は体幹の屈曲と同時に，膝を屈曲し殿部を突き出して前後のバランスをとりながら重心位置を下げていくのが特徴である。

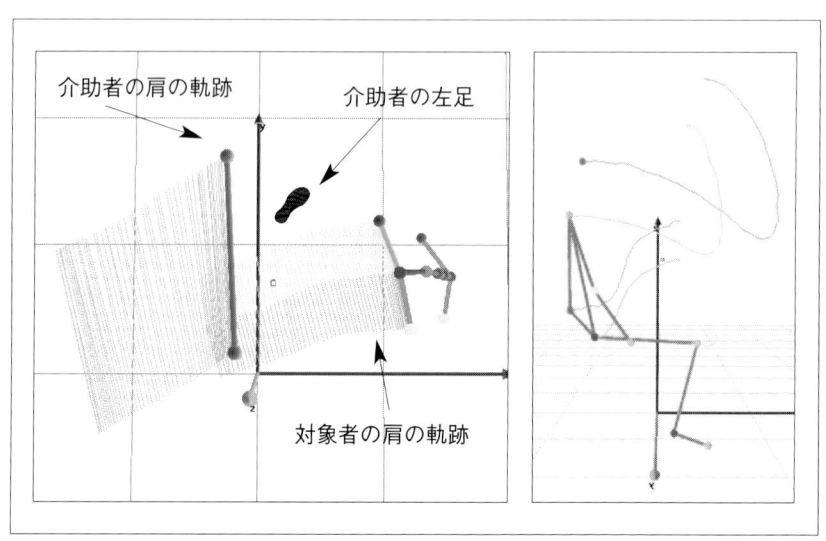

(図9-20) 両手腋窩法による着座の軌跡

## 10 坐位姿勢を修正するときの特徴

　図9-21はずり落ちた姿勢で車いすに座っている対象者を，座り直させるときの各マーカーの軌跡と腰のマーカーの軌跡である。よく見かける姿勢修正の技法と本書で紹介されている技法を比較すると，腰のマーカーで特徴的な軌跡を呈した。本書で紹介されている技法では下に凸の軌跡で，腰の位置が介助者に接近してから上方への持ち上げるため，介助者への負担が軽減されていることがわかる。

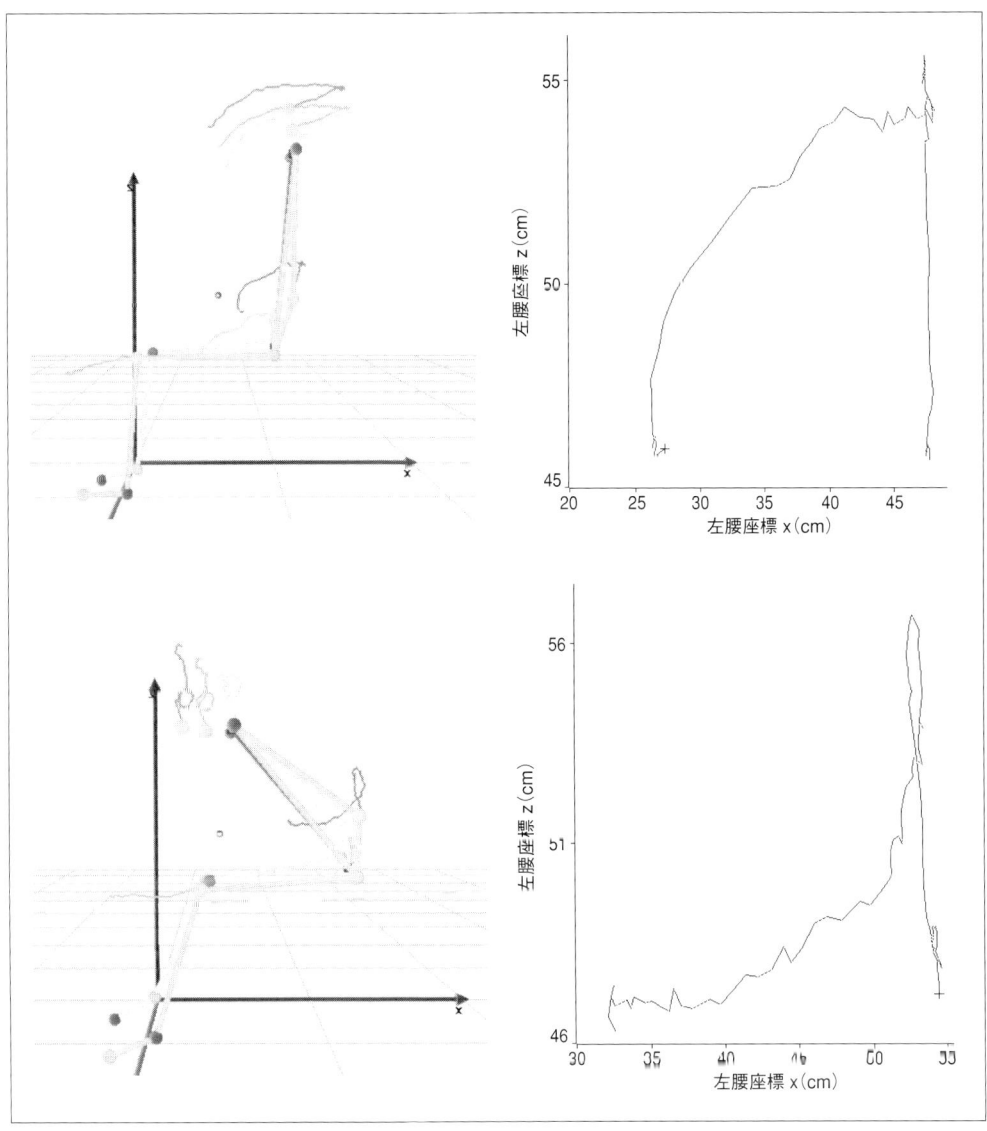

（図9-21）車いすの姿勢修正の特徴

## 11 資料：各種動作軌跡の比較（図9-22 ①②）

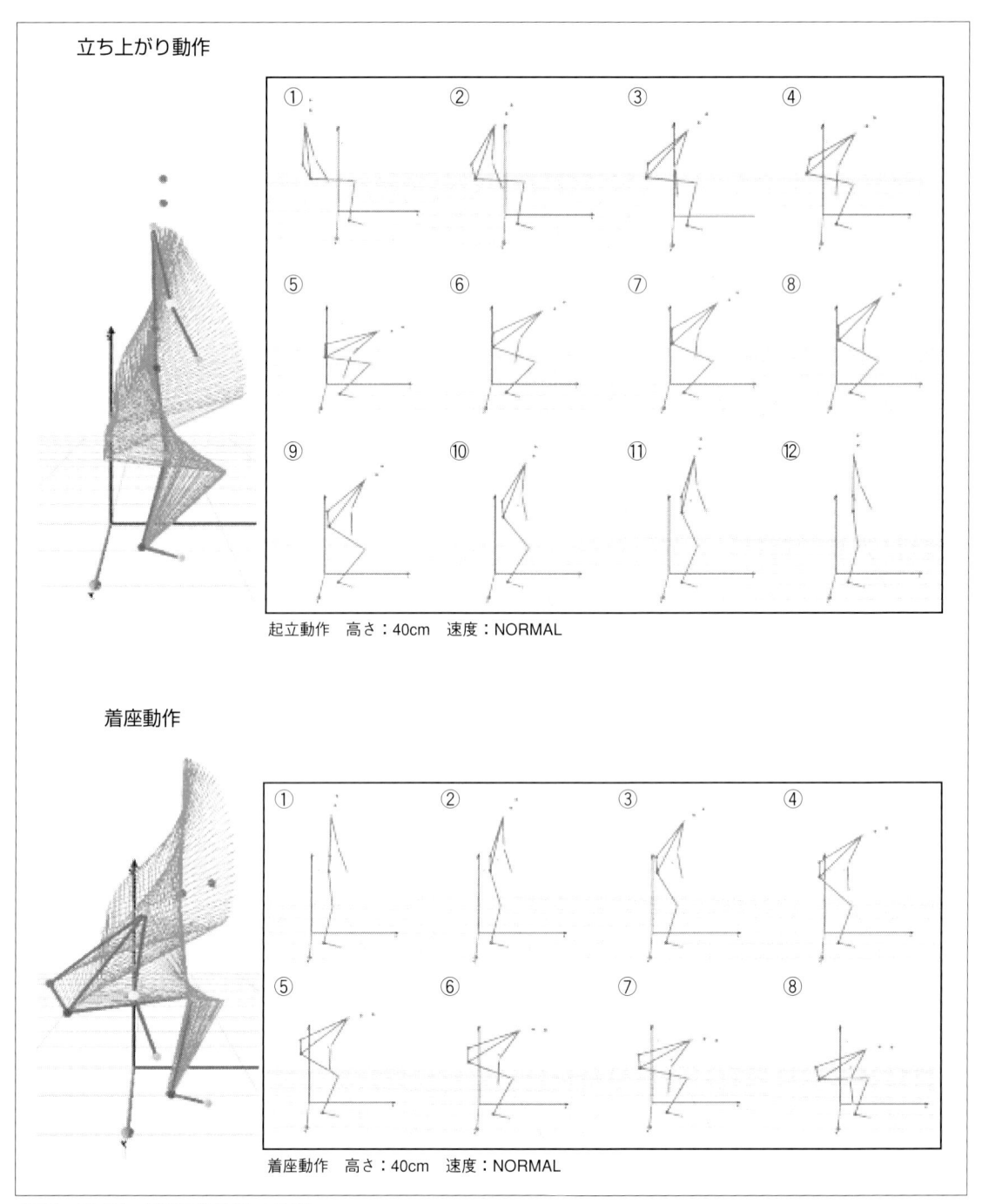

立ち上がり動作

起立動作　高さ：40cm　速度：NORMAL

着座動作

着座動作　高さ：40cm　速度：NORMAL

（図9-22①）各種動作軌跡の比較

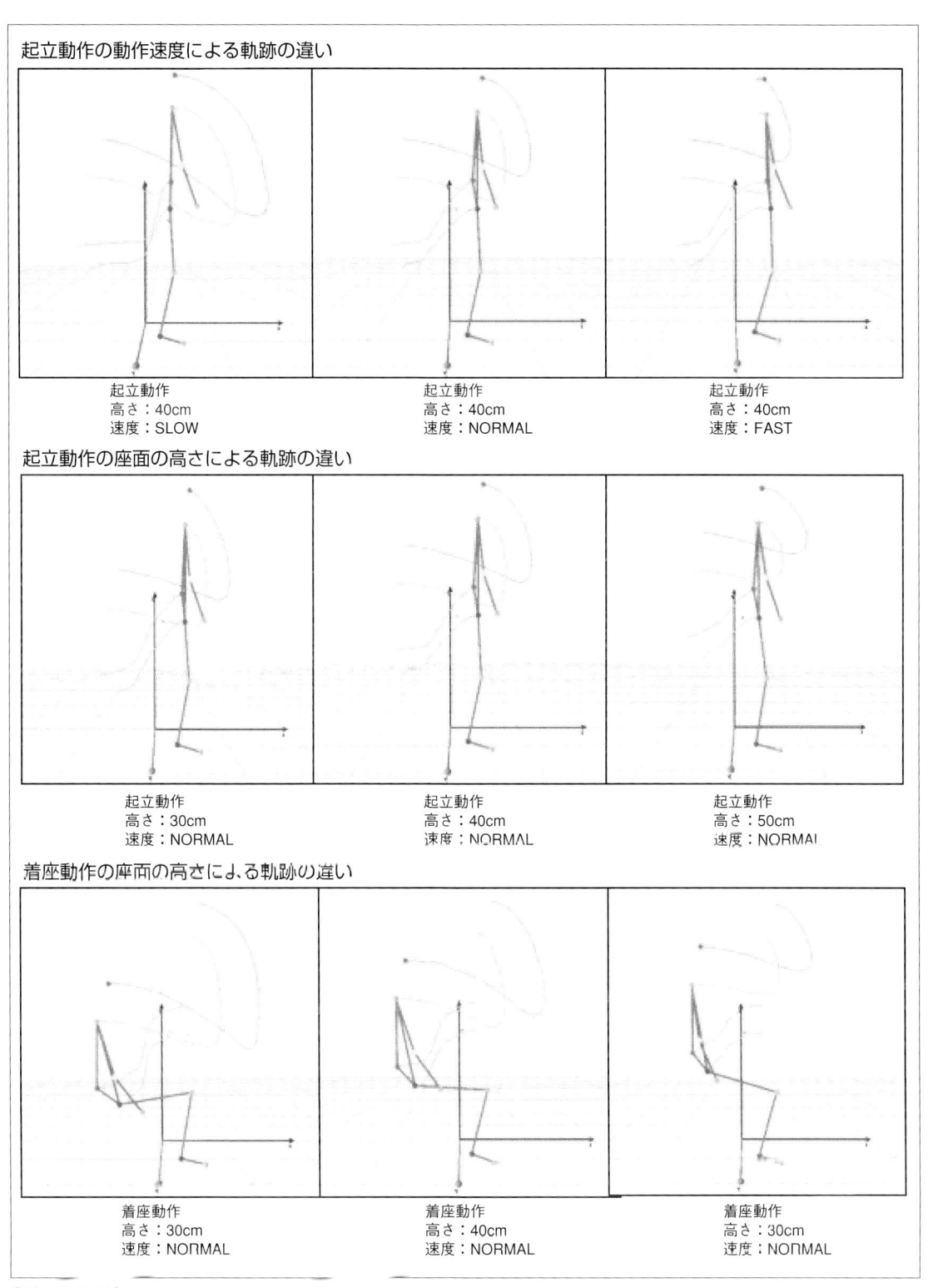

## 起立動作の動作速度による軌跡の違い

起立動作
高さ：40cm
速度：SLOW

起立動作
高さ：40cm
速度：NORMAL

起立動作
高さ：40cm
速度：FAST

## 起立動作の座面の高さによる軌跡の違い

起立動作
高さ：30cm
速度：NORMAL

起立動作
高さ：40cm
速度：NORMAL

起立動作
高さ：50cm
速度：NORMAL

## 着座動作の座面の高さによる軌跡の違い

着座動作
高さ：30cm
速度：NORMAL

着座動作
高さ：40cm
速度：NORMAL

着座動作
高さ：30cm
速度：NORMAL

(図9-22②)

# X. まとめ

　本書で紹介した各種の技法は，動き方・障害の程度や残存能力への対応・理論的背景など，いずれも従来の技法とは大きく異なっている。その特徴を以下にまとめる。

## 1 特徴

　本介助法の特徴として，以下の項目が挙げられる。

### 1）対象者が持っている能力を最大限に引き出し，利用できる技法である
　・対象者が，自然に自分の持っている能力を使用できる。
　・介助者が，できる部分とできない部分を適切に把握できる。
　・対象者のできない要素にのみ介助ができるように，さまざまな技法から選択できる。

### 2）介助者が楽に行える技法である
　・対象者を横方向に移動させるだけで，持ち上げるなどの負担の大きな介助がほとんどないため，介助者が楽に行える。
　・対象者の能力を最大限に引き出せるので，介助量を軽減できる。
　・不要な部分にまで介助を加える必要がない。
　・急激な力を加えずにできる。
　・介助に要する負担が少ないため，頻回な介助も可能となり，介助の質とともに量を拡大することができる。
　以上から，腰への負担を軽減し，腰痛を予防することができる。

### 3）訓練効果が得られる技法であること
　・自立して行える能力を維持できること，または機能や能力の低下を防止して介助量の増加を防ぐことができる。
　・介助を必要としている部分にのみ介助を加えることができるので，対象者の自立性を高めることができる。
　・リハビリによる訓練だけでなく，日常生活のなかでも介助量の増加を防止することができる。

### 4）安全・確実に行える技法であること
　・急激な力やテコの利用による大きな力を加えることがないため，介助する際に骨折などに代表されるさまざまな危険を回避することができる。
　・重心の移動が支持基底面内に保たれるため，倒れ込むなどの危険を回避できる。
　・対象者の身体全体を視認し，動作全体を適切に把握できる。

## 2 成因

本技法を構成している成因として，以下の項目が挙げられる。

### 1）人間の正常な動作パターンを利用している

正常な人間が無意識に行っている動作は，正常な姿勢反応などによってコントロールされ，さらには対角線の方向に体幹の回旋を伴って動くなど，大変滑らかに行われている。これらの正常な人が行っている動作パターンを利用することで，無理な動作を避けて楽に行えるようになったり，自立性を高めることができるようになる。

### 2）重心の移動を中心としている

正常な人の動作の特徴として，重心を適切に移動することが挙げられる。

正常な人では，そのうえで弾みや反動を用いたりして，さらに楽な技法で行っているが，動作能力が低下した対象者が行う場合は，それらの方法を用いることは困難となっている。そのため，動作に必要な要素をより確実に介助することが求められている。

### 3）対象者の軸を中心として回転する

従来のトランスファーでは，介助者が対象者を持ち上げ，介助者の軸（足）を中心として回転していた。そのため，対象者は自分が持っている残された能力，例えば立ち上がる力や立っている力などを使用することが全くできないので全介助となってしまい，介助者・対象者双方の負担が増していた。

本技法では対象者の軸（足）を中心として介助者が回るため，対象者は自分の体重を支えることができ，介助者も対象者を持ち上げる負担を軽減することが可能となる。

### 4）対象者への触れ方や介助者の動き方の特徴

・従来のように肘を中心とした動きではなく，腰や膝など，体全体を大きく動かして滑らかに動作を行う。
・対象者の体を指でつかむことがないので，不快感を与えたり体の一部分に強い力が加わらない。

## 3 効果

本技法を使用することで，以下のような効果が期待できる。

### 1）対象者の苦痛が軽減される

苦痛が軽減されることで離床への意欲が増進し，廃用症候群などの予防にも有効である。さらに，急激な動作介助により対象者に衝撃的な力を加えることがないので，骨折その他の事故を防止できる。

### 2）行動の活性化を図ることができる

離床は ADL（Activity of Daily Living ＝日常生活活動）を活性化させて活動範囲を拡大し，QOL（Quality of Life ＝生活の質）の向上を図ることができる。

### 3）介護者の介護負担が軽減される

・家庭における介護負担の軽減は、主たる介助者のみでなく、すべての家族を介護に対する心身の負担から解放し、対象者をも含めた家族全体の生活環境を安定させることができる。

### 4）介助者の意欲の向上

・楽な介助が可能となるため、介助者の意欲の向上が期待できる。
・施設においても、介護負担の軽減は、職員の介護への意欲を向上させ、より質の高いサービスの提供を図ることができる。

## 4 ADLにおける動作介助の位置付け

### 1）ADLとは？

ADLとは、人が生活するうえで必要な基本的な動作をいう。
ADLは以下の**表10-1**のように、4つに大別される。

（表10-1） ADLの分類（矢谷より，一部改変）

| 身の回り動作 | 起居・移動動作 | コミュニケーション | 生活関連動作 |
|---|---|---|---|
| 1．食事動作<br>2．排泄動作<br>3．更衣動作<br>4．整容動作<br>5．入浴動作 | 1．床上動作<br>2．歩行動作<br>3．車いす動作<br>（トランスファー） | 1．話す<br>2．聞く<br>3．書く<br>4．読む | 1．家事動作<br>・炊事<br>・洗濯<br>・掃除<br>・買い物<br>2．家具・家屋修繕<br>3．裁縫<br>4．その他 |

なかでも身の回り動作は人間が生活するうえで、1日も欠かすことができない動作群をいう。

ADLのなかで起居・移動動作の特徴は、その動作自体が目的として行われるのではないことである。例えば、ベッドから起きて車いすに移乗し食堂へ行って、初めて食事を行うことができるといったように、ほかのさまざまな動作を行う際にその手段として用いられる動作である。本書で紹介した各種の動作介助は起居・移動動作に関する技法で、ADLの自立を促進したり、介助量の軽減を目標としたものである。

### 2）障害とADL

ADLの自立を阻害している要因には、**図10-1**のようなものが挙げられる。
それぞれの対象者が、どのような要因による理由で、ADLが自立できないのかをよく見極めることが、何よりも大切である。

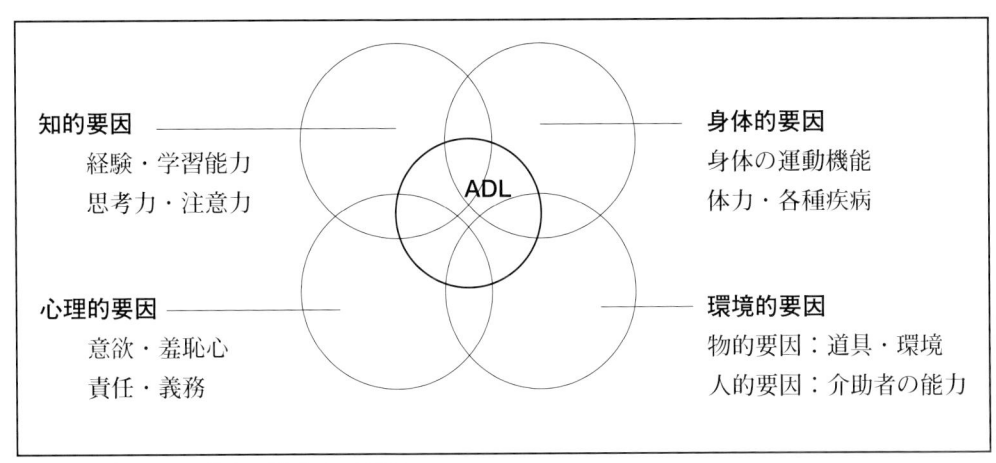

```
┌─────────────────────────────────────────────────────────┐
│  知的要因                          身体的要因              │
│    経験・学習能力                    身体の運動機能         │
│    思考力・注意力      ADL          体力・各種疾病          │
│                                                         │
│  心理的要因                        環境的要因              │
│    意欲・羞恥心                     物的要因：道具・環境    │
│    責任・義務                       人的要因：介助者の能力  │
└─────────────────────────────────────────────────────────┘
```

（図10-1） ADL能力を障害する要因

### 3）ADL改善の方法

- **代償機能の利用**…残存機能を巧みに利用して動作を行うことをいう。右手がマヒしたとき，左手で食べたり書いたりすることなどを指す。
- **技法の工夫**………今までどおりとは違う，別の技法で行うように動作を工夫することをいう。
  服を着るとき「患手→健手」の順で手を通すことや，健側に寝返りしてから起き上がるなどを指す。
- **道具の利用**………自助具などの福祉機器を利用することをいう。障害に応じたさまざまな道具（自助具）が開発されている。箸の代わりにスプーンやフォークを使用したり，歩行を助ける各種の杖や歩行器・車いすなども道具利用の一手法である。
- **環境の改善**………住まいの生活環境を整備することをいう。
  手摺りの設置や段差をスロープに替える工夫，便器を「和式→洋式」，浴槽を「据え置き式→半埋め込み式」に替えたり，寝室を「2階から1階へ移す」ことなどが挙げられる。
  また，介助者が介助法を修得したり，工夫するのも環境要因の1つである。
  今回紹介した動作介助の技法は，技法の工夫や環境への働きかけに当たる。

### 4）ADLとQOLの考え方

　ADLの考え方は，動作を行う能力について評価し対応することで，それぞれの動作ができるかどうかを見ることにある。
　QOLの考え方は，毎日を積極的に楽しく生きている＝活動しているかどうかを見ることにある。
　そこで，動作の遂行をADL的視点とQOL的視点とに分けて見てみると，動作を実際に行うには図10-2のようなのパターンが考えられる。

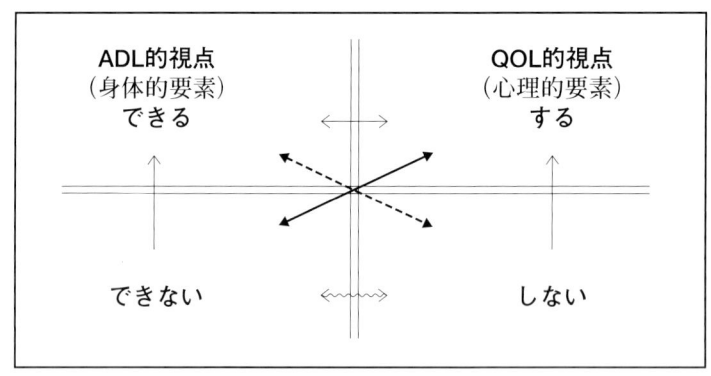

(図10-2) ADL的視点とQOL的視点

- ⟵―――⟶ のパターン …「できる」ので「する」
　　　　　　　　　　　　→通常の場合を指す。
- ⟵- - - -⟶ のパターン …「できる」にもかかわらず「しない」
　　　　　　　　　　　　→意欲面の問題で，やる気がないという評価をされやすい。動作の工夫では改善せず，意欲を向上させるような働きかけが必要となる。
- ⟵―――⟶ のパターン …「できない」にもかかわらず「する」
　　　　　　　　　　　　→意欲的と捉えがちだが，危険な行為に結びつく可能性もあり，注意を要する。この対象者は無謀ともいえ，決して意欲的と捉えてはならない。
- ⟵〜〜〜⟶ のパターン …「できない」ので「しない」
　　　　　　　　　　　　→当然な結果で，することを要求してはならない。

「できない」動作を「できる」ようにアプローチすることが，ADL的な視点と対応で，動作を行う身体的な能力の改善や技法の工夫，自助具の利用，環境の改善などを図る。

「しない」対象者に対して「する」ように働きかけるアプローチが，QOL的な視点と対応で，動作を自分で行う意欲面の改善を図ることが必要である。

対応を誤ると危険にもつながってしまうことから，対象者が「できる」のか「しない」のかを確実に把握することは大変重要なことといえる。

紹介した動作介助法は，「できる方を，自分でやろうと思わせる」，「できない方を，できるようにする」，「できない方も，楽に介助してもらえる」などの効果が期待できるものである。

## 5 最後に

従来の介助法では，対象者への声掛けが何よりも重視されている。しかし，それは動作をすることの説明だけではなく，反動を利用したり一気に動作を行うための掛け声でもあった。つまり，それだけ介助の負担が大きかったことを表しているものといえよう。そしてこの負担は介助者だけでなく，苦痛を伴うため対象者の負担も大きかったのである。また，途中で

「がんばって」などといった声掛けは実際には全く意味をなさないばかりか，介助者の集中力を阻害する可能性さえある．声掛けで頑張ってもらうのではなく，対象者が自然に持っている力（残存能力）を十分に発揮できるような技法を用いることが何よりも重要であると思われる．

さまざまな介助動作では力を必要とすることが多く，すべての動作を技術だけで補えるものではない．一方，日本人の体格は欧米人と比較すると一般的に小さい．介護の分野においてもこれらのハンデを補うためには，どうしても急激な力を加えて一気に動かすといった介助方法を行わなければならなくなっている．

本書に掲載した技法は，いずれの研修会でも紹介しているものだが，研修会で必ず聞かれる声は，「あっ，本当に楽だ」といったものと「理論は分かったが，難しい」との2種類に大別される．そこで多くの方に利用してもらうためには，少しでも分かりやすくするだけでなく，修得しやすいような練習方法を提供することが大きな課題であった．この技法を修得するにあたり，多くの介助者は従来行っていた動作介助の習慣により，寝返り動作では斜めに動かせず真横に転がしてしまう，立ち上がりやトランスファーでは，どうしても前方へ引き出せず，上に持ち上げてしまったりする．立ち上がりやトランスファーで，人を横へ移動させるということは少なくとも感覚的には自然な動きに反する動作なのであろう．そこでいわゆる「頭では分かっても，体がいうことを聞かない」といった現象が起こるのだが，「この問題＝感覚」を断ち切っていかなければ，これらの技法を利用することはなかなか難しいと思われる．これからのトランスファーとは，上に持ち上げる（Lifting）技法から横方向へ移動させる（Shifting）技法へと進化しなければならない．

日本人による介護は世界一すばらしいといわれており，そのきめ細かな介護は世界に誇れるものであろう．しかしその介護が，腰痛などに代表される介助者自身の負担によって成し遂げられているとするならば，高齢社会を迎えた日本の介護の環境は悪化するのではないだろうか．

近年，某自動車メーカーのロボットに代表される機械工学の発展の歴史は，17世紀に端を発する．1769年にイギリスのジェームス・ワットによって蒸気機関が発明されて以来，人間は機械の「作業効率」や「性能」を競い合った．その結果，現代社会の大きな問題となっている環境破壊をもたらした．産業革命から200年以上ものときを経て，エアコンや自動車のエンジンなど，「環境にやさしい」というキーワードを中心にさまざまなエコロジー商品が登場しているが，これらは今までの反省を基に「作業効率」「性能」と「環境」を両立させようとしている結果である．

最近のロボットの移動を見ると，以前のようなロボット特有の動き方ではなく，人の歩行と同じ動作を指向していることが分かる．これは人の正常歩行の理論を研究して正しく応用している結果であろう．危険な仕事や負担の大きな仕事などから人を解放することは，ロボット工学の大きな目標の1つであり，いずれは介護ロボットも実現するといわれている．しかし，プログラムが従来のようなナニの原理で組み立てられてしまったら，介助者の苦痛が解放されるだけで，対象者の苦痛は相変わらず救われないであろう．介助者・対象者双方が楽な介助法の理論と技法がプログラミングの基本とならなければならない．人の優しさと温かさを備えた介護ロボットの出現，そんな時代の訪れも決して夢の世界ではないだろう．

本書は多くの技法を網羅するのではなく，幅広い障害に対応できる基本的な技法を厳選し，

起こしやすい間違いや練習方法に至るまで詳細な説明を加えて，本当に使えることを目指した。対象者と介助者の双方が楽に動作を行えるようになること，そして紹介した数々の技法が介護に携わる1人でも多くの方に用いられること，それが本書の願いである。

# あとがき

　「腰痛を防ぐらくらく動作介助マニュアル」を上梓して3年に満たないのですが，以来多くの方々にお伝えする機会が増え，さまざまなご意見を伺うことができました。
　そこで必ずといってよいほど聞かれたのは，「目からうろこ」そして「分かるけど難しい」という2つの言葉でした。従来行っている方法とは全く異なるため，理論は分かっても身体がついていかないという問題がいつも立ちふさがっていました。この抵抗感とは感覚の問題でもあり，以前から私たちの重大なテーマでした。
　多くの研修会を経験するなかで，さまざまな工夫がなされていきました。前書で紹介した多くの技法をすべて伝えるのではなく，汎用性の高い技法のみを徹底的に伝えるほうがよいこと，細かなことを省いて簡単に伝えながら少しずつ修正していくほうがよいこと，対象者役の力の入れ方で大きな差が出ることなども分かってきました。一方，前書に添付されたCD-ROMについてはナレーションによる説明が欲しいこと，実際に対象者に用いた映像が欲しいなどの意見も寄せられました。
　本書では，これらのニーズを踏まえて，さまざまなタイプの障害に幅広く用いることができるような技法を厳選すること，各研修会などで用いた練習方法や対象者役の力の入れ方など，実際に用いることができることを目指して，きめ細かな解説を加えました。
　多くの技法のなかで，特にスライド法やHold & Cover法は，さまざまな障害の方に用いることができる一方，特別な知識や経験がない方でも簡単にできる方法なので，一般の介護者にも幅広く利用してほしいと考えています。ただ，本書の編集方針は，看護師・介護福祉士・ヘルパー・理学療法士・作業療法士など，病院や施設の専門職員を対象としていますので，在宅で介護されている一般の介護者が読んで用いる場合には多少難しい可能性もあります。できれば専門職員の方から指導を受けて行ってもらいたいと考えています。

　看護や介護に携わる多くの専門職員が腰痛に悩まされている現状を解決すること，そして介助する方だけでなく介助される方にとっても楽な方法を開発し紹介していくことは，専門家を自負しているわれわれの責務であると考えています。初めてご覧になった方には，とまどいとともにさまざまなご批判を頂戴することもやむを得ないと感じていますが，現場で看護や介護に毎日奮闘されている1人でも多くの方に体験して頂き，ご意見を賜りたいと祈念しております。
　本書の執筆にあたって多くの方々から励ましや協力を頂きました。三次元動作解析に関するデータの収集に快く人員や機材を提供して頂いたキッセイコムテック株式会社，研修会の開催だけでなく実際に応用して各技法の問題点をチェックするなど，熱心なご協力を頂いた青森県立保健大学健康科学部の教員の皆様，一日も早い発刊を願い，写真やビデオの撮影と編集，さらには校正に至るまで，徹夜を厭わずさまざまな協力を頂いた東京天使病院のリハビリテーション科スタッフ，江戸川医療専門学校の学生諸君，そしてDVDの編集を快く引き受けてくれた後藤隆太朗君をはじめとする動作介助研究会の会員諸子らの熱心な協力がなければ発刊にこぎ着けることはできませんでした。また，新しい技法に共感して，改訂ではなく新たに書き下ろしを勧めていただき，原稿を文字通り隅々まで目を通して随所に読む側の立場でアドバイスを頂きました，医学書院の大野学氏，安藤光男氏，遠藤紀之氏に御礼申し上げます。さらに，動作介助研究会の発足以来，終止励まし続けて頂いている，株式会社ユダメディカルの青木豊氏，鈴木伸夫氏，株式会社ミドリの吉田茂氏，有限会社トーワシステムの須川雅文氏のお力添えに

感謝いたします。そして，ご協力やご援助を頂いた多くの皆様に，ここで改めて御礼を申し上げます。

　最後になりましたが，私たちの技法に共感していただき，以来，さまざまな形でお力添えやアドバイスを頂くとともに，今回は新たに監修という面倒なお願いを快くお聞き届け頂いた，青森県立保健大学健康科学部学部長中村惠子先生に心より感謝申し上げます。

　2005年3月

著者を代表して　山本康稔

# DVD について

　本書に添付されている［動画 DVD］は，新しい動作介助法の開発や普及を目的として活動している「動作介助研究会」（後出）が制作したビデオをもとに，新たに撮影したものである．

　本書に掲載されている写真や動画はすべて今回新たに撮り直した．原稿およびシナリオの作成，ビデオカメラ・照明用ライト・コンピュータ・編集ソフトなどの撮影・編集機材など，「腰痛を防ぐらくらく動作介助マニュアル」のビデオを作成した経験からさまざまな工夫や新しい機材は追加したものの，すべて家庭用の機材であり，これが限界ともいえよう．

　今回はナレーションやテロップなども随時挿入し，教育用ビデオとしての利用を念頭に置いた．三次元動作解析の動画も時間の許す限り挿入した．またいくつかの技法では，病院のリハビリテーション室において実際に対象者に技法を用いている映像も収録され，全体で約50分にまとめられている．DVDの仕様についての詳細は，DVD 仕様書を参照されたい．

撮影データ類，協力スタッフは下記の通り

　　ビデオ機器　　　　：　GR DV2000（日本ビクター株式会社製）
　　使用ベッド　　　　：　KA-5031（パラマウントベッド株式会社製）
　　使用車イス　　　　：　NB-12AL（日進医療器株式会社製）
　　三次元解析装置　　：　Kinema Tracer（キッセイコムテック株式会社製）
　　コンピュータ　　　：　VGC-RA50（ソニー株式会社製）
　　撮影日時　　　　　：　2004 年 8 月 21 日
　　撮影場所　　　　　：　東京天使病院　リハビリテーションセンター
　　撮影協力者　　　　：　有馬　真一・大原　弘・樫原　浩子・川井　城樹・川崎　雅代・後藤　隆太朗・小林　真生子・齊藤　大輔・佐々木　良・田中　涼・高塚　琴絵・野澤　雅美・宮崎　弘子・望月　慶子・森　園絵・森嶋　信博・山崎　沙耶香・山崎　卓磨・山本　康稔
　　　　　　　　　　　　　東京天使病院リハビリテーション科スタッフ一同
　　映像編集　　　　　：　後藤　隆太朗，佐々木　良
　　ナレーター　　　　：　佐々木　なおみ
　　BGM・効果音　　　：　細山　美貴
　　　　　　　　　　　　　（いずれも五十音順）

## 「動作介助研究会」のご案内

・本研究会は，新しい動作介助の技法の開発と紹介を目的として，1997年4月に発足しました。
・定期的な研修会や短期集中三日間研修会などの開催，バリアフリー展や国際福祉機器展などへの出展をしています。
・会員数は現在約80名以上が参加しています。
・参加資格は特にありません。
・入会は随時可能ですが，年間単位での活動となっていますので，4月が最適です。
・医師・看護師・保健師・介護福祉士・ヘルパー・ケアマネージャー・理学療法士・作業療法士・言語聴覚士など，医療・福祉の現場で働く多くの職種の方々が参加しています。
・現在，宮城県に動作研究会が発足し活動しております。
・問い合わせなどは，下記の事務局までお願いします。

動作介助研究会：(株)トーワシステム
　　　　　　　　会長：齊竹　一子
　　　　　　　　事務局長：野澤　雅美
　　　　　　　　〒136-0073　東京都江東区北砂4-34-19
　　　　　　　　TEL：03-5665-5753　FAX：03-3646-7097
　　　　　　　　HP：www.dousa.info
　　　　　　　　E-mail：mail@dousa.info

ひとに優しい動作研究会（宮城県）
　　　　　　　　代　表　浅倉恵子
　　　　　　　　事務局　医療法人清山会　介護老人保険施設さくらの杜（内）
　　　　　　　　〒989-1224　宮城県柴田郡大河原町金ケ瀬字薬師31
　　　　　　　　TEL：0224-51-4655（浅倉・鈴木）
　　　　　　　　E-mail：subaru@r3.dion.ne.jp（担当：鈴木）